褥瘡ガイドブック 第3版

褥瘡予防・管理ガイドライン（第5版）準拠

［編集］一般社団法人 日本褥瘡学会

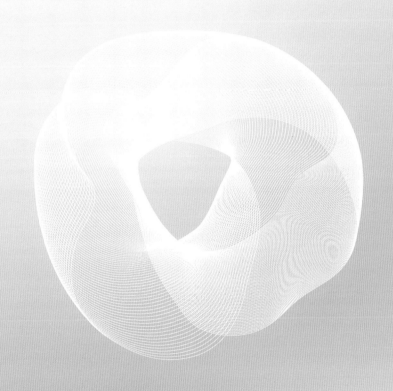

照林社

序

　このたび、『褥瘡ガイドブック 第3版』が出版される運びとなりました。前回の第2版の発刊が2015年ですから、8年ぶりの改訂となります。『褥瘡ガイドブック』は、『褥瘡予防・管理ガイドライン』の内容を臨床現場で活用しやすいよう図やイラストを多用してわかりやすく解説することを目的として刊行されております。そしてこの第3版は、2022年に第5版が刊行された『褥瘡予防・管理ガイドライン』の内容を反映したものになっています。また、DESIGN-R®2020の意義についても第1章の「褥瘡の概要」でわかりやすく解説されています。

　このようなガイドブックの改訂版は、前版から大きな変更はないことも多いのですが、今回はまったく別物の新しい本に生まれ変わっています。特に、栄養とリハビリテーションの充実ぶりには目を見張るものがあります。さらに特筆すべき点は、第2版では褥瘡の治療と褥瘡のケアで章が分けられていましたが、第3版では「褥瘡予防・治療・ケア　クリニカルガイド」としてまとめられ、どの職種の方々にも全体像がつかみやすくなっています。すなわち、これからの医療のタスクシフト時代を先取りした内容となっています。

　いままで褥瘡になじみのなかった医療職や学生の方々には、序章・褥瘡の概要部分をお読みいただければ、褥瘡の全体像の把握が可能です。また、実際にケア・治療に当たっておられる方々は、第3章のクリニカルガイドをご覧いただければ、すぐに実践に生かせる内容となっています。さらに、褥瘡治療のエキスパートで、第5版の褥瘡予防・管理ガイドラインに精通されている方々におかれても、知識の再確認の意味でも目を通されることをお勧めします。

　このガイドブックの改訂にご尽力された執筆者の方々、編集の労をお取りになられた茂木精一郎先生、田中マキ子先生、そして石澤美保子先生に心からの謝意を表します。

2023年4月

一般社団法人 日本褥瘡学会

理事長　館　正弘

序の言葉

　今、皆様が手にされている『褥瘡ガイドブック 第3版』は、2022年に改訂された『褥瘡予防・管理ガイドライン 第5版』を元にして、図や表を多く追加し、より実践的に詳しく解説したものになります。『褥瘡予防・管理ガイドライン 第5版』は「Minds診療ガイドライン作成マニュアル2017」に準拠して作成したため、前回の第4版に比べてクリニカルクエスチョンの数が減少していますが、クリニカルクエスチョンに関連する事項以外で、その知識や技術が広く臨床現場に浸透し、その是非について十分なコンセンサスが得られている事項についても、本ガイドブックで詳しく解説しました。

　本書は、褥瘡の予防から治療・ケアのすべての過程にわたって網羅した内容になっています。褥瘡予防については、褥瘡の発生リスクの評価を行い、予防ケア、発生予防全身管理（スキンケア、体位変換・ポジショニング、体圧分散マットレス、栄養補充、リハビリテーション）の計画を立案・実施すること、褥瘡発生後は、ケアと全身管理（栄養補充、リハビリテーション、体位変換、体圧分散マットレス、QOL・疼痛管理）に加えて、保存的治療（外用薬、ドレッシング材）や外科的治療について計画を立案し実施すること、全過程にわたっての患者教育とアウトカムマネジメントを含めたすべての褥瘡管理について詳しく解説しました。

　医師、看護師、栄養士、薬剤師、理学療法士・作業療法士など多職種で議論を重ねて策定された内容であるため、褥瘡にかかわるあらゆる職種の皆様に理解しやすく、活用しやすい内容になっています。ぜひ皆様が実際に直面する褥瘡の臨床現場において、この『褥瘡ガイドブック 第3版』ならびに『褥瘡予防・管理ガイドライン 第5版』を参考にしていただき、患者・家族・介護者にとって最もよいと思われる「アウトカム」を実現していただきたいと思います。

　最後に、ガイドラインおよびこのガイドブックの改訂にご尽力いただいた田中マキ子先生と門野岳史先生をはじめとしたガイドライン委員会の皆様全員に感謝致します。

一般社団法人 日本褥瘡学会

ガイドライン委員会委員長　茂木　精一郎

CONTENTS

序 …………………………………………………………………………………… i

序の言葉 ……………………………………………………………………………… iii

日本褥瘡学会編集ガイドライン策定委員の推移 ……………………………………… viii

褥瘡予防・管理ガイドライン（第5版）クリニカルクエスチョン（CQ）と推奨一覧 …… xii

序 章

褥瘡ガイドラインの歩みと最新ガイドライン策定の経緯・概要 ……………………… 2

『褥瘡予防・管理ガイドライン』と『褥瘡ガイドブック』の関係 …………………… 5

第1章　褥瘡の概要

褥瘡の定義と疫学 …………………………………………………………………… 8

褥瘡予防・治療・ケアの全体像 …………………………………………………… 20

褥瘡状態評価スケールDESIGN-R®2020の概要 ………………………………… 23

褥瘡予防・管理アルゴリズム ……………………………………………………… 29

第2章　クリニカルクエスチョン(CQ)と推奨　サマリー

外用薬（CQ1）……………………………………………………………………… 34

ドレッシング材（CQ2）…………………………………………………………… 36

外科的治療（CQ3、4）…………………………………………………………… 37

リハビリテーション（CQ5、6、7）……………………………………………… 40

栄養（CQ8）………………………………………………………………………… 43

スキンケア（CQ9、10、11）……………………………………………………… 44

体位変換（CQ12、13）…………………………………………………………… 47

体圧分散用具（CQ14-1、2、3）………………………………………………… 49

第3章 褥瘡予防・治療・ケア クリニカルガイド

第 1 節 外用薬 ………………………………………………………………… 53

褥瘡に用いる外用薬の概要 ………………………………………………… 54

創部の状況に応じた外用薬の使い方 …………………………………… 58

褥瘡の消毒・洗浄 …………………………………………………………… 76

第 2 節 ドレッシング材 ……………………………………………………… 80

ドレッシング材の概要（ドレッシング材選択基準）………………… 81

ドレッシング材の使い方 ………………………………………………… 90

第 3 節 外科的治療 …………………………………………………………… 102

外科的治療の概要 ………………………………………………………… 103

デブリードマン …………………………………………………………… 105

外科的再建術 ……………………………………………………………… 111

陰圧閉鎖療法 ……………………………………………………………… 120

第 4 節 栄養 …………………………………………………………………… 123

栄養管理の進め方 ………………………………………………………… 124

褥瘡発生の危険因子となる低栄養状態を確認する指標 …………… 125

低栄養患者の褥瘡予防に対する栄養介入 …………………………… 130

経口摂取が不可能な患者の栄養補給（褥瘡発生前）……………… 134

褥瘡患者に対する栄養評価 ……………………………………………… 137

褥瘡患者に対する特定の栄養素の補給 ……………………………… 138

褥瘡患者に対する栄養の専門職およびチームの介入 ……………… 141

第 5 節 リハビリテーション ……………………………………………… 142

シーティング ……………………………………………………………… 143

運動療法 …………………………………………………………………… 149

物理療法 …………………………………………………………………… 151

脊髄損傷者の褥瘡 ………………………………………………………… 156

禁忌とされる事項 ………………………………………………………… 158

第 6 節　**発生予測** ·· 160

　褥瘡発生要因とリスクアセスメントスケール ···················· 161

　発生予測 ·· 163

第 7 節　**皮膚観察** ·· 172

　褥瘡の深達度のアセスメント（d1、DTI疑い） ················· 173

第 8 節　**スキンケア** ·· 177

　スキンケアの概要 ·· 178

　褥瘡ならびに周囲皮膚の洗浄 ·· 179

　尿・便失禁がある場合のスキンケア（湿潤に関するスキンケア含む） ·········· 180

　高齢者の褥瘡発生予防のためのスキンケア（摩擦・ずれ、スキン-テア含む） ········ 182

　集中治療中の患者の褥瘡発生予防のためのスキンケア（MDRPU含む） ············· 185

第 9 節　**体位変換** ·· 187

　体位変換とポジショニング ·· 188

　スモールチェンジの考え方・行い方 ···································· 192

　褥瘡発生リスクのある高齢者に対する褥瘡の発生予防のための体位変換の間隔
　（頻度）と角度 ·· 194

　骨突出が著明な患者における体位変換・ポジショニング ··············· 196

　関節拘縮を有する患者における体位変換・ポジショニング ············· 197

　体位変換が困難となる疼痛や呼吸困難を有する患者の体位変換・ポジショニング ···· 199

　重症集中ケアを必要とする患者の体位変換・ポジショニング ··········· 201

　手術室におけるポジショニング ·· 203

　褥瘡を有する患者の体位変換・ポジショニング ······················· 205

第 10 節　**体圧分散マットレス** ·· 207

　体圧分散マットレスの種類と特徴 ······································ 208

　褥瘡予防・治療における体圧分散マットレスの必要性 ················· 213

　対象者別の体圧分散マットレスの選択

　　①自力体位変換できない人の体圧分散マットレスの選択 ············· 215

　　②クリティカルケア領域の体圧分散マットレスの選択 ··············· 217

　　③周術期の人の体圧分散マットレスの選択 ························· 219

④終末期の人の体圧分散マットレスの選択 ……………………………… 221

⑤在宅療養中の人の体圧分散マットレスの選択 ……………………… 224

寝心地・快適性を考慮した体圧分散マットレスの選択 ……………………… 226

体圧分散マットレスの管理

①ウレタンフォームマットレスの管理上の注意点 …………………… 228

②体圧分散マットレス整備のポイント ………………………………… 230

第11節　**患者教育** ……………………………………………………… 232

褥瘡の予防や改善のための患者や家族（介護者）への指導・教育 ……… 233

第12節　**アウトカムマネジメント** …………………………………… 236

アウトカムマネジメント ………………………………………………… 237

第13節　**QOL、疼痛** …………………………………………………… 242

褥瘡保有者のQOLの評価 ………………………………………………… 243

褥瘡保有者の痛みの評価 ………………………………………………… 245

褥瘡の痛み緩和のための治療・ケア ……………………………………… 248

索引 ……………………………………………………………………………… 249

装丁：大下賢一郎

本文イラストレーション：上田英津子、今崎和広

本文DTP：明昌堂

日本褥瘡学会編集ガイドライン策定委員の推移 (敬称略)

■「科学的根拠に基づく褥瘡局所治療ガイドライン-第1版」(2005年)

日本褥瘡学会 褥瘡局所治療ガイドライン策定委員会

宮地良樹(委員長)、真田弘美(副委員長)

須釜淳子、立花隆夫、福井基成、古田勝経、貝谷敏子、德永恵子、中條俊夫、美濃良夫、大浦武彦、岡 博昭、館 正弘、藤井 徹、森口隆彦、中山健夫、長瀬 敬、杉元雅晴、日髙正巳

■「褥瘡予防・管理ガイドライン-第2版」(2009年)

日本褥瘡学会 学術教育委員会ガイドライン策定委員会

古江増隆(委員長)、真田弘美(副委員長)

立花隆夫、門野岳史、貝谷敏子、岡 博昭、長瀬 敬、館 正弘、中山健夫、田中マキ子、大桑麻由美、須釜淳子、松井典子、北山幸枝、德永恵子、足立香代子、岡田晋吾、日髙正巳、廣瀬秀行、紺家千津子

■「褥瘡予防・管理ガイドライン-第3版」(2012年)

日本褥瘡学会 学術教育委員会ガイドライン策定作業部会ガイドライン改訂委員

坪井良治(委員長)、田中マキ子(副委員長)

[治療班] 門野岳史、永井弥生、古田勝経、野田康弘、関根祐介、貝谷敏子、片岡ひとみ、中川ひろみ、岩本 拓、栗田昌和、木下幹雄、倉繁祐太、仲上豪二朗、柿崎祥子、日髙正巳、廣瀬秀行、杉元雅晴

[予防・管理班] 宮嶋正子、野口まどか、大桑麻由美、石澤美保子、木下幸子、祖父江正代、室岡陽子、松井優子

[協力] 大浦智子

[顧問] 紺家千津子、市岡 滋、須釜淳子、田中秀子、足立香代子、中山健夫

■「褥瘡予防・管理ガイドライン-第4版」(2015年)

日本褥瘡学会 教育委員会

尹 浩信(委員長)、井上雄二(副委員長)、立花隆夫(アドバイザー)、須釜淳子(アドバイザー)

日本褥瘡学会 教育委員会ガイドライン改訂委員会

[全体代表者] 門野岳史

[外用薬、ラップ] 古田勝経(代表者)、永井弥生、加納宏行、関根祐介、野田康弘、溝神文博

[ドレッシング材] 片岡ひとみ(代表者)、中川ひろみ

[外科的治療・物理療法] 田中克己(代表者)、大安剛裕

[全身療法] 門野岳史（代表者）、仲上豪二朗、倉繁祐太

[栄養管理] 真壁　昇（代表者）、関根里恵、髙﨑美幸、芳野憲司、遠藤隆之

[発生予測・皮膚の観察、DESIGN] 大桑麻由美（代表者）、宮嶋正子、野口まどか

[体圧分散寝具・体位変換] 祖父江正代（代表者/共同）、木下幸子（代表者/共同）、松井優子（代表者/共同）

[リハビリテーション] 日高正巳（代表者/予防的介入）、前重伯壮（物理療法の治療的介入）、窪田浩平（脊髄損傷）、森田智之（車椅子クッション）

[スキンケア・患者教育] 室岡陽子（代表者）、石田陽子

[Outcome management] 松井優子（代表者）

[QOL・疼痛] 祖父江正代（代表者）

■「褥瘡予防・管理ガイドライン-第5版」（2022年）

[委員長]

門野岳史（聖マリアンナ医科大学皮膚科）

[外用薬]

倉繁祐太（倉繁皮ふ科医院）

古田勝経（医療法人愛生館小林記念病院褥瘡ケアセンター）

廣瀬香織（東京医科大学八王子医療センター 薬剤部）

[ドレッシング材]

片岡ひとみ（山形大学医学部看護学科基礎看護学）

仲上豪二朗（東京大学大学院医学系研究科老年看護学/創傷看護学分野）

中川ひろみ（宝塚大学看護学部成熟看護学講座）

麦田裕子（東京大学大学院医学系研究科老年看護学/創傷看護学分野）

[外科治療]

大安剛裕（独立行政法人地域医療機能推進機構宮崎江南病院形成外科）

田中克己（長崎大学大学院医歯薬学総合研究科形成再建外科学）

[リハビリテーション]

森田智之（神奈川リハビリテーション病院理学療法科）

植村弥希子（関西福祉科学大学保健医療学部リハビリテーション学科）

前重伯壮（神戸大学大学院保健学研究科リハビリテーション科学領域）

馬場孝浩（鹿教湯三才山リハビリテーションセンター介護療養型老人保健施設いずみの）

[栄養]

芳野憲司（東海学園大学健康栄養学部管理栄養学科）

真壁　昇（関西電力病院疾患栄養治療センター）

遠藤隆之（関西電力病院疾患栄養治療センター）

岡田有司（大手前栄養学院専門学校栄養学科）

柿崎祥子（地域医療機能推進機構東京城東病院栄養管理室）

[発生予測・皮膚観察（総説部分）]

大桑麻由美（金沢大学医薬保健研究域保健学系）

野口まどか（神戸大学医学部附属病院看護部）

[スキンケア]

室岡陽子（東京慈恵会医科大学医学部看護学科成人看護学/クリティカルケア看護学分野）

石田陽子（山形大学医学部看護学科基礎看護学）

三浦奈都子（岩手県立大学看護学部基礎看護学）

[体位変換]

木下幸子（金沢医科大学看護学部成人看護学）

上田映美（公立小松大学保健医療学部看護学科基礎看護学）

帶刀朋代（東京医科大学病院看護部）

松井優子（公立小松大学保健医療学部看護学科基礎看護学）

[体圧分散]

祖父江正代（JA愛知厚生連江南厚生病院看護部）

間宮直子（大阪府済生会吹田病院看護部）

貝谷敏子（札幌市立大学看護学部老年看護学領域）

酒井透江（杏林大学保健学部看護学科看護学専攻）

＊所属は『褥瘡予防・管理ガイドライン-第5版』作成時（2022年）のもの

■■■『褥瘡ガイドブック-第3版』（2023年）

茂木精一郎（群馬大学大学院医学系研究科皮膚科学）

田中マキ子（山口県立大学）

石澤美保子（奈良県立医科大学医学部看護学科成人急性期看護学）

[外用薬]

倉繁祐太（倉繁皮ふ科医院）

[ドレッシング材]

片岡ひとみ（山形大学医学部看護学科基礎看護学）

[外科的治療]

大安剛裕（独立行政法人地域医療機能推進機構宮崎江南病院形成外科）

宮内律子（山口県立総合医療センター形成外科）

池野屋慎太郎（松江赤十字病院形成外科）

[栄養]

芳野憲司（東海学園大学健康栄養学部管理栄養学科）

中西　将（東邦大学医療センター大森病院栄養部）

藤谷朝実（淑徳大学看護栄養学部栄養学科）

遠藤隆之（関西電力病院疾患栄養治療センター）

岡田有司（東大阪短期大学実践食物学科）

[リハビリテーション]

森田智之（神奈川リハビリテーション病院理学療法科）

馬場孝浩（鹿教湯三才山リハビリテーションセンター介護療養型老人保健施設いずみの）

前重伯壮（神戸大学大学院保健学研究科リハビリテーション科学領域）

植村弥希子（関西福祉科学大学保健医療学部リハビリテーション学科）

[発生予測]

大桑麻由美（金沢大学医薬保健研究域保健学系）

野口まどか（神戸大学医学部附属病院看護部）

[皮膚観察]

大桑麻由美（金沢大学医薬保健研究域保健学系）

[スキンケア]

室岡陽子（東京情報大学看護学部看護学科成育・成人看護分野）

荒谷亜希子（岩手県立一戸病院在宅医療科）

[体位変換]

木下幸子（中部学院大学看護リハビリテーション学部看護学科）

田中マキ子（山口県立大学）

帶刀朋代（東京医科大学病院看護部）

[体圧分散マットレス]

祖父江正代（JA愛知厚生連江南厚生病院看護部）

高木良重（福岡国際医療福祉大学看護学部看護学科基礎看護学）

酒井透江（杏林大学保健学部看護学科看護学専攻）

青木未来（福井大学医学系部門看護学領域看護学講座）

[患者教育]

室岡陽子（東京情報大学看護学部看護学科成育・成人看護分野）

[アウトカムマネジメント]

松井優子（公立小松大学保健医療学部看護学科基礎看護学）

[QOL・疼痛]

松井優子（公立小松大学保健医療学部看護学科基礎看護学）

*所属は『褥瘡ガイドブック-第3版』作成時（2023年3月時点）のもの

褥瘡予防・管理ガイドライン－第5版
クリニカルクエスチョン（CQ）と推奨一覧

推奨の強さ	
行うことを推奨する（強い推奨）	1
行うことを提案する（弱い推奨）	2
行わないことを提案する（弱い推奨）	2
行わないことを推奨する（強い推奨）	1
推奨なし	

エビデンス総体のエビデンスの確実性（強さ）	
A（強）	効果の推定値が推奨を支持する適切さに強く確信がある
B（中）	効果の推定値が推奨を支持する適切さに中等度の確信がある
C（弱）	効果の推定値が推奨を支持する適切さに対する確信は限定的である
D（とても弱い）	効果の推定値が推奨を支持する適切さにほとんど確信できない

外用薬

CQ1　褥瘡の大きさを縮小させるための外用薬として皮膚潰瘍治療薬は有用か？

【推奨文】褥瘡の大きさを縮小させるための外用薬として皮膚潰瘍治療薬を推奨する。　　推奨の強さ ▶ **1B**

ドレッシング材

CQ2　感染を有する褥瘡に銀含有ドレッシング材は有用か？

【推奨文】感染を有する褥瘡に対して、銀含有ドレッシング材の使用を提案する。　　推奨の強さ ▶ **2D**

外科治療

CQ3　褥瘡に対して外科的再建術は有用か？

【推奨文】褥瘡に対して外科的再建術を提案する。　　推奨の強さ ▶ **2D**

CQ4　褥瘡に対して陰圧閉鎖療法は有用か？

【推奨文】褥瘡に対して陰圧閉鎖療法を提案する。　　推奨の強さ ▶ **2B〜C**

リハビリテーション

CQ5　褥瘡に対して電気刺激療法は有用か？

【推奨文】褥瘡の治癒促進に対して、電気刺激療法を行うことを推奨する。　　推奨の強さ ▶ **1A**

CQ6　車椅子利用者に対して褥瘡の発生予防に車椅子用クッションが有用か？

【推奨文】車椅子利用者に対して褥瘡の発生予防に車椅子用クッションを推奨する。　　推奨の強さ ▶ **1B**

CQ7　車椅子利用者に対して褥瘡の治癒促進に車椅子用クッションは有用か？

【推奨文】車椅子利用者に対して褥瘡の治癒促進に車椅子用クッションを提案する。　　推奨の強さ ▶ **2C**

栄養

| CQ8 | 褥瘡の治療に高エネルギー・高蛋白質の栄養補給は有用か？ |

| 【推奨文】 褥瘡の治療に高エネルギー・高蛋白質の栄養補給を提案する。 | 推奨の強さ ▶ **2C** |

スキンケア

| CQ9 | 褥瘡の発生予防にシリコーン系等の粘着剤を使用したポリウレタンフォームドレッシング（以下、シリコーンフォームドレッシング）の使用は有用か？ |

| 【推奨文】 褥瘡の発生予防にシリコーンフォームドレッシングの使用を推奨する。 | 推奨の強さ ▶ **1B** |

| CQ10 | 褥瘡の発生予防にポリウレタンフィルムの使用は有用か？ |

| 【推奨文】 褥瘡の発生予防にポリウレタンフィルムの使用を提案する。 | 推奨の強さ ▶ **2C** |

| CQ11 | 褥瘡の発生予防にハイドロコロイドの使用は有用か？ |

| 【推奨文】 褥瘡の発生予防にハイドロコロイドの使用を推奨もしくは提案する。 | 推奨の強さ ▶ **1〜2B〜C** |

体位変換

| CQ12 | 高齢者に対する褥瘡の発生予防のために、体圧分散マットレスを使用したうえでの4時間をこえない体位変換間隔は有用か？ |

| 【推奨文】 高齢者に対する褥瘡の発生予防のために、体圧分散マットレスを使用したうえでの4時間をこえない体位変換間隔を提案する。 | 推奨の強さ ▶ **2B** |

| CQ13 | 人工呼吸器を装着した重症集中ケアを受ける患者に対する褥瘡の発生予防のために、体圧分散マットレスを使用したうえでの4時間をこえない体位変換間隔は有用か？ |

| 【推奨文】 人工呼吸器を装着した重症集中ケアを受ける患者に対する褥瘡の発生予防のために、体圧分散マットレスを使用したうえでの4時間をこえない体位変換間隔を提案する。 | 推奨の強さ ▶ **2B** |

体圧分散用具

| CQ14-1 | 高齢者の褥瘡予防のために交換圧切替型/上敷圧切替型多層式エアマットレスの使用は有用か？ |

| 【推奨文】 高齢者の褥瘡予防のために交換圧切替型/上敷圧切替型多層式エアマットレスを推奨する。 | 推奨の強さ ▶ **1B** |

| CQ14-2 | 高齢者の褥瘡予防のために交換静止型フォームマットレスの使用は有用か？ |

| 【推奨文】 高齢者の褥瘡予防のために交換静止型フォームマットレスを提案する。 | 推奨の強さ ▶ **2B** |

| CQ14-3 | 高齢者の褥瘡予防のために上敷圧切替型単層式/静止型エアマットレスの使用は有用か？ |

| 【推奨文】 高齢者の褥瘡予防のために上敷圧切替型単層式/静止型エアマットレスを提案する。 | 推奨の強さ ▶ **2B** |

序 章

褥瘡ガイドラインの歩みと
最新ガイドライン策定の経緯・概要

これまでの褥瘡対策の歩み

　日本褥瘡学会は、わが国の褥瘡予防、治療、管理、ケアを進歩させるためのたゆみない
挑戦と積極的な活動を継続してきた。日本褥瘡学会を中心とした活動によって、湿潤閉鎖
環境の治療への変換、さまざまな外用薬、ドレッシング材の開発と普及、体圧分散用具等
機器の開発などの目覚ましい進化を遂げた。以前は、「褥瘡はできてしまったら治せない」
という意識があったが、「治せる」と変化させたことは重要な成果である。さらに褥瘡の
メカニズムの解明にも注力し、「圧迫と応力」や「ずれ力」が重要な要素であることを明
らかにし、これらを改善させることが予防と治療につながり、商品開発まで導いた。

　さらに、日本褥瘡学会の取り組みで特筆すべきは、褥瘡の管理とケアを国の政策にも反
映させたことである。「褥瘡対策未実施減算」や「褥瘡患者管理加算」、「褥瘡ハイリスク
患者ケア加算」、「在宅患者訪問褥瘡管理指導料」が設定され、わが国の保険診療における
褥瘡治療の重要性が評価されることとなった。

　また、褥瘡の重症度を分類し治療過程を数量化することのできる褥瘡状態判定スケール
DESIGN®を2002年に発表し、その後、2008年には、重みづけを可能としたDESIGN-R®ス
ケールを発表、2020年には「深部損傷褥瘡（deep tissue injury：DTI）疑い」と「臨界的
定着疑い」を項目として追加したDESIGN-R®2020を発表した。このように、信頼性や妥
当性に耐えるスケールとしてその精度を上げるなど、より高いレベルを目指したブラッシ
ュアップが行われてきた。

　わが国の褥瘡対策は、世界的な潮流・動向とともに歩んできており、トレンドを取り込
みながら課題解明を続けて、政策へと転化する努力も行ってきた。褥瘡治療・ケアを支え
るためのエビデンス解明にも積極的に取り組み、成果を上げてきている。

褥瘡ガイドラインの歩み

　このような変遷と変革を遂げる褥瘡対策であるが、褥瘡予防・管理の質を向上させ、患
者やその家族・介護者にとって最もよいと思われるアウトカムを実現し、わが国の褥瘡診
療のレベルアップを図ることを目的として、褥瘡ガイドラインの策定が行われてきた。
2005年に『科学的根拠に基づく褥瘡局所治療ガイドライン』を発表し、さらに2009年には、
予防、発生後のケアを追加した『褥瘡予防・管理ガイドライン』を発表した。2012年には
改訂を行い、『褥瘡予防・管理ガイドライン（第3版）』を発表した。第3版の改訂点とし
て、①新しいClinical Question（CQ：臨床上の疑問）を追加、②新しいエビデンスを補充

して、現場の実情に配慮した推奨度、推奨文、解説の記述にすること、③わが国特有のいわゆるラップ療法に関するCQを追加すること、④CQの配列を治療、ケアの順序にすること、⑤アルゴリズムやフローチャートを作成することが挙げられる。2015年には新たなエビデンスを加えて『褥瘡予防・管理ガイドライン（第4版）』を作成した。

最新ガイドライン策定の経緯・概要

　褥瘡ガイドラインは、学術教育委員会が中心となり、前回の改訂以降のエビデンスを収集しまとめたものである。褥瘡管理にかかわるすべての医療者が、それぞれの医療状況において、褥瘡の予防・管理をめぐる臨床決断を行うあらゆる局面で活用するために、現時点で利用可能な裁量のエビデンスに基づいて推奨項目を提示することを目的として作成された。しかし、本ガイドラインで示す推奨は、医療者の知識や経験といった専門性や医療現場で利用可能な資源を考慮し、患者やその家族・介護者にとって最もよいと思われるアウトカムを実現するために、医療者の意思決定を支援するものであり、個々の医療状況を無視して、画一的な適応を求めるものではない。

　本ガイドラインの改訂は、医師、看護師、栄養士、薬剤師、理学療法士・作業療法士など多職種が全国から参加した褥瘡ガイドライン改訂委員会によって、議論と修正を重ねた上で決定された。

　今回の第5版改訂で、これまでのガイドラインと大きく異なる点は、「Minds診療ガイドライン作成マニュアル2017」に準拠して作成を行った点である。改訂委員の中で作成委員（パネリスト）の他にシステマティックレビューを担当するチームを設けて、エビデンスの収集や評価・統合を行った。

　これまでのガイドラインや海外のガイドラインを参考に、褥瘡に関する重要臨床課題を決定しCQを設定した。すべてのCQに関して、1980年1月から2018年12月までの論文について検索した。検索後の文献はシステマティックレビューチームによってスクリーニングされて、採用論文が決定された。研究デザイン（介入研究、観察研究）ごとにバイアスリスクと非直接性を評価し、対象人数を抽出しエビデンス総体を記載した。これらをアウトカム横断的に統合して、エビデンスの確実性（強さ）を設定した。定量的システマティックレビュー（メタアナリシス）と定性的システマティックレビューを行い、システマティックレビューレポートも作成した。その後、それぞれのCQ担当内で検討のうえ、エビデンス総体のエビデンスの確実性（強さ）を決定した。また、望ましい効果（益）と望ましくない効果（害と負担など）のバランスを考慮し、推奨を設定した。さらに、改訂委員会推奨決定会議（パネル会議）において、十分な議論を行い、推奨決定のための投票を行い、推奨度を決定した。推奨の強さは、「行うことを推奨する」と「行わないことを推奨する」を強い推奨として「1」とした。また、「行うことを提案する」と「行わないことを提案する」を弱い推奨として「2」とした。「推奨なし」も含まれる。エビデンス総体のエビデンスの確実性（強さ）は、A（強）、B（中）、C（弱）、D（とても弱い）の4段階で設定されている（**表1**）。

　ガイドライン策定にあたっては、複数の策定委員による執筆と査読、委員会での全員の

合意、理事会での議論と承認を得ている。その過程で、日本褥瘡学会学術集会でのシンポジウムで学会員の意見を聴取した。また、ホームページに公開して広く意見を求めた。

　上記に示す経緯によって、2022年に改訂された『褥瘡予防・管理ガイドライン（第5版）』が発表された（**図1**）。前半には、外用薬、ドレッシング材、外科治療、リハビリテーション、栄養、スキンケア、体位変換、体圧分散用具のそれぞれの項目について、クリニカルクエスチョンと推奨の強さ、解説が記載されている。後半には、クリニカルクエスチョンに関連する事項以外で、その知識や技術が広く臨床現場に浸透し、その是非について十分なコンセンサスが得られている事項について総論として紹介した。

　この最新の褥瘡ガイドラインを、患者や家族・介護者に適切な説明を行うためのツールとして使用し、褥瘡予防・管理の質の向上につなげていただきたい。

表1 推奨の強さの記載

推奨の強さとエビデンス総体のエビデンスの確実性（強さ）からなり、1または2の数字とA～Dのアルファベットの組み合わせで表示

推奨の強さ	
行うことを推奨する（強い推奨）	1
行うことを提案する（弱い推奨）	2
行わないことを提案する（弱い推奨）	2
行わないことを推奨する（強い推奨）	1
推奨なし	

エビデンス総体のエビデンスの確実性（強さ）	
A（強）	効果の推定値が推奨を支持する適切さに強く確信がある
B（中）	効果の推定値が推奨を支持する適切さに中等度の確信がある
C（弱）	効果の推定値が推奨を支持する適切さに対する確信は限定的である
D（とても弱い）	効果の推定値が推奨を支持する適切さにほとんど確信できない

図1 褥瘡予防・管理ガイドライン（第5版）

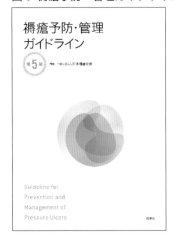

序章

『褥瘡予防・管理ガイドライン』と『褥瘡ガイドブック』の関係

　本書『褥瘡ガイドブック（第3版）』は2022年に改訂された『褥瘡予防・管理ガイドライン（第5版）』を元にして、臨床の現場でも使用しやすいように、図や表を多く用いて、より実践的に詳しく解説したものである。2012年と2015年に褥瘡予防・管理ガイドラインが改訂されて第3版と第4版が発表された際も、同様のコンセプトで『褥瘡ガイドブック』と『褥瘡ガイドブック（第2版）』がそれぞれ出版されている（**図1**）。

　『褥瘡予防・管理ガイドライン（第5版）』は、「Minds診療ガイドライン作成マニュアル 2017」に準拠して作成したため、前回の第4版に比べてClinical Question（CQ）の数が減少しているが、クリニカルクエスチョンに関連する事項以外で、その知識や技術が広く臨床現場に浸透し、その是非について十分なコンセンサスが得られている事項についても、本ガイドブックで詳しく解説した。

　本書は、褥瘡の予防から治療・ケアのすべての過程にわたって網羅した内容になっている。まず、褥瘡予防については、褥瘡の発生リスクの評価（発症予測、皮膚観察、栄養状態・基礎疾患・日常生活動作（ADL）の評価）を行い、予防ケア、発生予防全身管理（スキンケア、体位変換・ポジショニング、体圧分散マットレス、栄養補充、リハビリテーション）の計画を立案・実施すること、そして、褥瘡発生後は、褥瘡発症後のケアと全身管理（栄養補充、リハビリテーション、体位変換、体圧分散マットレス、QOL・疼痛管理）

図1 『褥瘡ガイドブック』と『褥瘡ガイドブック（第2版）』

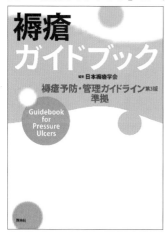
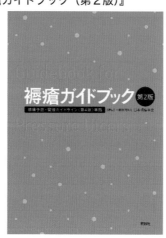

に加えて、保存的治療（外用薬、ドレッシング材）や外科的治療について計画を立案し実施すること、全過程にわたっての患者教育とアウトカムマネジメントを含めたすべての褥瘡管理について詳しく解説した。

　日本褥瘡学会は、褥瘡の重症度を分類し治療過程を数量化することのできる褥瘡状態判定スケールDESIGN®を2002年に発表し、その後、2008年には、重みづけを可能とした点を強調し、評点（Rating）の頭文字を使用したDESIGN-R®スケールを発表した。さらに、2020年には「深部損傷褥瘡（Deep Tissue Injury：DTI）疑い」と「臨界的定着疑い」を項目として追加したDESIGN-R®2020を発表したが、このガイドブックでは、DESIGN-R®2020の概要解説だけではなく、実際の臨床現場での使用方法についても詳しく解説した。

　医師、看護師、栄養士、薬剤師、理学療法士・作業療法士など多職種で議論を重ねて策定された内容であるため、褥瘡にかかわるあらゆる職種の皆様に理解しやすく、活用しやすい内容になっている。本書で紹介した機器、用具、外用薬、ドレッシング材などは、主にわが国で使用可能なものである。

　患者・家族・介護者にとって最もよいと思われる「アウトカム」を実現するためにも、『褥瘡予防・管理ガイドライン（第5版）』とともに、この『褥瘡ガイドブック（第3版）』もぜひ参照していただきたい。

第 **1** 章

褥瘡の概要

褥瘡の定義と疫学

褥瘡の定義

　1998年に日本褥瘡学会が設立され、褥瘡は現在のところ以下のように定義されている。「身体に加わった外力は骨と皮膚表層の間の軟部組織の血流を低下、あるいは停止させる。この状況が一定時間持続されると組織は不可逆的な阻血性障害に陥り褥瘡となる」。学会設立後に褥瘡はこのように定義されたが、2005年に初めて用語検討委員会が設置されたことで本定義についても議論がなされるようになった。その後、本定義は2009年『褥瘡予防・管理ガイドライン』（日本褥瘡学会発刊）[1]では踏襲されたが、2012年からギプスや医療用弾性ストッキング、酸素マスクなどで発生する医療関連機器圧迫創傷（medical device related pressure ulcer：MDRPU）が問題となったことで、本定義に疑問が生じてきた。つまり、MDRPUは必ずしも「骨と皮膚表層の間の組織損傷」ではないからである。そこで、MDRPUを本定義と区別するために、「医療関連機器による圧迫で生じる皮膚ないし下床の組織損傷であり、厳密には従来の褥瘡すなわち自重関連褥瘡（self load related pressure ulcer）と区別されるが、ともに圧迫創傷であり広い意味では褥瘡の範疇に属する。なお、尿道、消化管、気道等の粘膜に発生する創傷は含めない」[2]とした。MDRPUは褥瘡の範疇としながら異なる定義となった。そこで、第9期日本褥瘡学会理事会（2021年7月〜理事長：館正弘）において、MDRPUも含めた褥瘡の定義について、これまでの経緯や知見、多職種の意見を聞きながら見直されることとなった。

　以上のことから、本稿執筆時は、褥瘡の定義について新たな動きが起ころうとしている状況である。包括的で新しい褥瘡の定義策定に向けての日本褥瘡学会の活動にぜひ注目していただきたい。

褥瘡の疫学

　日本褥瘡学会実態調査委員会では、2006年（第1回）および2010年（第2回）に療養場所別の実態調査を実施した[3, 4]。それまではMDRPUを褥瘡として報告するか否かは回答施設の任意に任されていたが、2013年の第3回実態調査では、MDRPUの調査項目を新しく設け、自重関連褥瘡と区別しMDRPUにのみ焦点を当てた初めての報告がなされた[5]。その後2016年には、第4回実態調査として自重関連褥瘡とMDRPUを一度の調査の中でそれぞれを分けて回答してもらうように調査用紙を作成し、自重関連褥瘡とMDRPUを合わせた総褥瘡、自重関連褥瘡のみ、MDRPUのみに分類し、3つの報告がなされた[6-8]。そして、2021年10月に第5回実態調査が実施された。第5回の結果は2022年8月の第24回日

本褥瘡学会学術集会（横浜）で発表[9]されたが、ここではその内容を概説する。

　施設数は病院342施設、介護保険施設147施設、訪問看護ステーション124施設の総計613施設であった。

1．有病率・推定発生率

　褥瘡有病率は、病院0.48〜2.37%、介護保険施設1.05〜1.26%、訪問看護ステーションは1.26%であった（**表1**）。施設別褥瘡推定発生率は、病院0.21〜1.54%、介護保険施設0.76〜0.79%、訪問看護ステーション0.82%であった（**表2**）。

表1　調査施設における褥瘡有病率（2021年）

	有病率（%）	95%信頼区間
一般病院	2.37	2.11-2.65
一般病院[1]	1.93	1.43-2.61
大学病院	1.7	1.44-2.01
精神病院	0.48	0.30-0.77
小児専門病院	2.07	1.16-3.70
介護老人福祉施設	1.05	0.73-1.51
介護老人保健施設	1.26	0.98-1.63
訪問看護ST[2]	1.26	0.96-1.65

1：療養型病床を有する一般病院、2：訪問看護ステーション

表2　調査施設における推定発生率（2021年）

	推定発生率（%）	95%信頼区間
一般病院	1.15	0.99-1.32
一般病院[1]	1.07	0.75-1.52
大学病院	0.98	0.81-1.18
精神病院	0.21	0.08-0.55
小児専門病院	1.54	0.83-2.86
介護老人福祉施設	0.76	0.48-1.21
介護老人保健施設	0.79	0.57-1.08
訪問看護ST[2]	0.82	0.59-1.14

1：療養型病床を有する一般病院、2：訪問看護ステーション

表3 施設別総褥瘡の保有部位（2021年）

	一般病院		一般病院[1]		大学病院		精神病院		小児専門病院		介護老人福祉施設		介護老人保健施設		訪問看護ST[2]	
	部位数	%	部位数	%	部位数	%	部位数	%	部位数	%	部位数	%	部位数	%	部位数	%
耳介部	37.0	1.7	10.0	4.0	17.0	2.5	0.0	0.0	1.0	2.4	0.0	0.0	1.0	0.8	2.0	0.9
頬部	32.0	1.5	1.0	0.4	11.0	1.6	0.0	0.0	0.0	0.0	1.0	1.4	0.0	0.0	1.0	0.5
鼻根部	15.0	0.7	0.0	0.0	4.0	0.6	0.0	0.0	0.0	0.0	0.0	0.0	0.0	0.0	1.0	0.5
額部	0.0	0.0	0.0	0.0	2.0	0.3	0.0	0.0	1.0	2.4	0.0	0.0	0.0	0.0	0.0	0.0
顎部	19.0	0.9	0.0	0.0	11.0	1.6	1.0	12.5	0.0	0.0	0.0	0.0	1.0	0.8	2.0	0.9
鼻翼部	12.0	0.5	1.0	0.4	13.0	1.9	0.0	0.0	1.0	2.4	0.0	0.0	0.0	0.0	0.0	0.0
口唇	6.0	0.3	0.0	0.0	4.0	0.6	0.0	0.0	1.0	2.4	0.0	0.0	0.0	0.0	0.0	0.0
口角	2.0	0.1	0.0	0.0	5.0	0.7	0.0	0.0	0.0	0.0	0.0	0.0	0.0	0.0	0.0	0.0
頸部	15.0	0.7	2.0	0.8	5.0	0.7	0.0	0.0	6.0	14.6	0.0	0.0	1.0	0.8	5.0	2.3
後頭部	13.0	0.6	1.0	0.4	5.0	0.7	0.0	0.0	1.0	2.4	0.0	0.0	0.0	0.0	2.0	0.9
脊椎部	103.0	4.7	2.0	0.8	23.0	3.4	0.0	0.0	0.0	0.0	2.0	2.7	5.0	4.2	6.0	2.8
肩峰部	32.0	1.5	6.0	2.4	3.0	0.4	0.0	0.0	1.0	2.4	1.0	1.4	3.0	2.5	0.0	0.0
体幹	21.0	1.0	4.0	1.6	4.0	0.6	0.0	0.0	2.0	4.9	0.0	0.0	2.0	1.7	0.0	0.0
上腕	9.0	0.4	0.0	0.0	0.0	0.0	0.0	0.0	0.0	0.0	0.0	0.0	1.0	0.8	0.0	0.0
肘部	1.0	0.0	0.0	0.0	0.0	0.0	0.0	0.0	0.0	0.0	0.0	0.0	0.0	0.0	0.0	0.0
前腕	11.0	0.5	0.0	0.0	5.0	0.7	0.0	0.0	1.0	2.4	0.0	0.0	2.0	1.7	0.0	0.0
手関節部	6.0	0.3	2.0	0.8	4.0	0.6	0.0	0.0	2.0	4.9	0.0	0.0	0.0	0.0	0.0	0.0
手背部	6.0	0.3	0.0	0.0	1.0	0.1	0.0	0.0	2.0	4.9	0.0	0.0	0.0	0.0	1.0	0.5
手指	4.0	0.2	2.0	0.8	5.0	0.7	0.0	0.0	2.0	4.9	0.0	0.0	0.0	0.0	0.0	0.0
仙骨部	588.0	26.9	93.0	37.3	191.0	28.1	3.0	37.5	2.0	4.9	31.0	42.5	30.0	25.4	59.0	27.3
尾骨部	229.0	10.5	10.0	4.0	76.0	11.2	0.0	0.0	0.0	0.0	17.0	23.3	8.0	6.8	29.0	13.4
腸骨稜部	103.0	4.7	23.0	9.2	16.0	2.4	1.0	12.5	1.0	2.4	3.0	4.1	13.0	11.0	8.0	3.7
大転子部	159.0	7.3	20.0	8.0	32.0	4.7	2.0	25.0	0.0	0.0	5.0	6.8	11.0	9.3	16.0	7.4
坐骨結節部	84.0	3.8	9.0	3.6	43.0	6.3	1.0	12.5	0.0	0.0	3.0	4.1	8.0	6.8	30.0	13.9
大腿部	11.0	0.5	0.0	0.0	8.0	1.2	0.0	0.0	2.0	4.9	0.0	0.0	1.0	0.8	0.0	0.0
膝部前面	1.0	0.0	0.0	0.0	2.0	0.3	0.0	0.0	1.0	2.4	0.0	0.0	0.0	0.0	0.0	0.0
膝部後面	2.0	0.1	0.0	0.0	1.0	0.1	0.0	0.0	0.0	0.0	0.0	0.0	0.0	0.0	0.0	0.0
下腿部	27.0	1.2	1.0	0.4	9.0	1.3	0.0	0.0	3.0	7.3	0.0	0.0	4.0	3.4	0.0	0.0
足関節部	10.0	0.5	2.0	0.8	3.0	0.4	0.0	0.0	2.0	4.9	0.0	0.0	0.0	0.0	0.0	0.0
踵部	290.0	13.3	23.0	9.2	62.0	9.1	0.0	0.0	2.0	4.9	5.0	6.8	16.0	13.6	21.0	9.7
外踝	4.0	0.2	0.0	0.0	4.0	0.6	0.0	0.0	0.0	0.0	0.0	0.0	1.0	0.8	0.0	0.0
足背部	22.0	1.0	0.0	0.0	4.0	0.6	0.0	0.0	0.0	0.0	0.0	0.0	0.0	0.0	0.0	0.0
足底部	2.0	0.1	0.0	0.0	2.0	0.3	0.0	0.0	1.0	2.4	0.0	0.0	0.0	0.0	0.0	0.0
足趾	22.0	1.0	1.0	0.4	4.0	0.6	0.0	0.0	2.0	4.9	0.0	0.0	0.0	0.0	0.0	0.0
その他	290.0	13.3	36.0	14.5	100.0	14.7	0.0	0.0	4.0	9.8	5.0	6.8	10.0	8.5	33.0	15.3
合計	2188.0	100.0	249.0	100.0	679.0	100.0	8.0	100.0	41.0	100.0	73.0	100.0	118.0	100.0	216.0	100.0

1：療養型病床を有する一般病院、 2：訪問看護ステーション、 左右両側にある者は2部位と集計した。

2．褥瘡の部位

　施設ごとに発生部位の上位をみてみると、小児専門病院では頸部が最も多く14.6％であった。他の施設においては最も多い部位は仙骨部（一般病院26.9％、療養型病床を有する一般病院37.3％、大学病院28.1％、精神病院37.5％、介護老人福祉施設42.5％、介護老人保健施設25.4％、訪問看護ステーション27.3％）であった。次に多い部位は、大転子部25.0％（精神病院）、尾骨部23.3％（介護老人福祉施設）、踵部13.6％（介護老人保健施設）であった。それ以外の施設では「その他」が多く、療養型病床を有する一般病院14.5％、大学病院14.7％、小児専門病院9.8％、訪問看護ステーション15.3％で、一般病院ではその他と踵部がともに13.3％であった（**表3**）。

3．褥瘡の深さ

　褥瘡の深さについては、d2（真皮までの損傷）が一般病院44.1％、療養型病床を有する一般病院34.3％、大学病院47.4％、精神病院28.6％、介護老人福祉施設49.1％、介護老人保健施設41.5％、訪問看護ステーション34.4％で最も多かった。小児専門病院ではd1（持続する発赤）が38.9％で最も多かった。また、精神病院ではd2、D3（皮下組織までの損傷）、D4（皮下組織を越える損傷）がすべて28.6％となっていた（**図1**）。

図1　調査施設別総褥瘡の深さ（2021年）

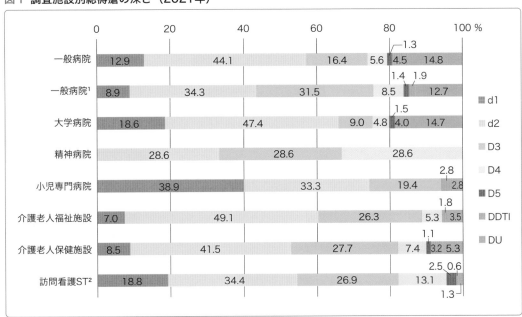

1：療養型病床を有する一般病院、2：訪問看護ステーション

4．褥瘡有病者の特徴

1）年齢

　年齢は、一般病院、療養型病床を有する一般病院では75〜84歳の占める割合が最も多かった。介護老人福祉施設、介護老人保健施設、訪問看護ステーションでは85〜94歳が最も多く、これら5つの施設で75歳以上の後期高齢者の占める割合が50％を超えていた。大学病院は20〜49歳が最も多くなっており、精神病院では65〜74歳、小児専門病院では、20歳未満が97.4％であった（図2）。

2）性別

　療養型病床を有する一般病院で男女比はほぼ同じであった。男性が半数を超えていたのは一般病院（56.0％）、大学病院（60.0％）、精神病院（77.8％）、小児専門病院（64.1％）であった。一方、女性の割合が高かったのは介護老人福祉施設（87.1％）、介護老人保健施設（67.3％）、訪問看護ステーション（57.6％）であった。

3）施設利用目的疾患

　各施設における施設利用目的疾患（ICD-10による分類）の上位3疾患は、一般病院では呼吸器系の疾患21.1％、循環器系の疾患17.9％、筋骨格系および結合組織の疾患14.9％であり、療養型病床を有する一般病院では循環器系の疾患21.5％、神経系の疾患19.6％、呼吸器系の疾患17.3％で、大学病院では呼吸器系の疾患17.6％、循環器系の疾患16.3％、消化器系の疾患15.4％であった。また、精神病院では精神および行動の障害88.9％であり、小児専

図2　年齢構成（2021年）

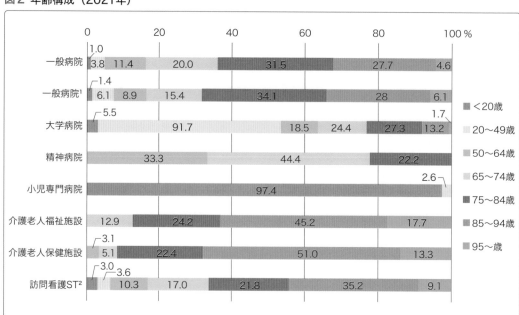

1：療養型病床を有する一般病院、2：訪問看護ステーション

門病院では循環器系の疾患が38.5%、呼吸器系の疾患25.6%、神経系の疾患17.9%であった。介護老人福祉施設では精神および行動の障害が64.5%、循環器系の疾患24.2%、皮膚および皮下組織の疾患が12.9%であった。介護老人保健施設では精神および行動の障害が46.9%、循環器系の疾患28.6%、筋骨格系および結合組織の疾患23.5%であった。訪問看護ステーションでは皮膚および皮下組織の疾患44.2%、循環器系の疾患26.1%、神経系の疾患22.4%であった。

4）日常生活自立度

　褥瘡保有者の自立度はすべての施設でランクC2（自力で寝返りもうてない）が最も多かった（一般病院63.3%、療養型病床を有する一般病院74.3%、大学病院65.1%、精神病院33.3%、小児専門病院74.4%、介護老人福祉施設61.3%、介護老人保健施設43.9%、訪問看護ステーション40.6%）（**図3**）。

5）危険因子

①褥瘡対策危険因子

　基本的動作能力（ベッド上）にてリスクありの褥瘡有病者の割合は、すべての施設で80%以上であった（一般病院90.9%、療養型病床を有する一般病院92.1%、大学病院90.8%、精神病院85.7%、小児専門病院81.8%、介護老人福祉施設91.2%、介護老人保健施設87.2%、訪問看護ステーション85.2%）。基本的動作能力（イス上）においては、リスクありの割合は、49.7～80.7%であった（**表4**）。

　病的骨突出ありの割合は、病院施設では57.5～65.6%、介護老人福祉施設56.1%、介護老

図3 日常生活自立度（2021年）

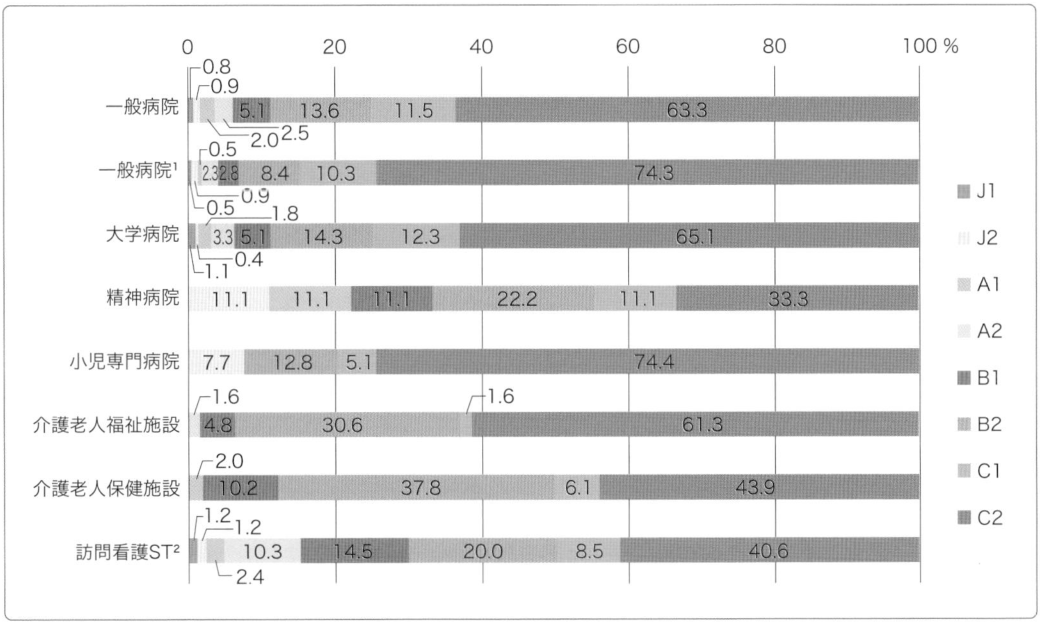

1：療養型病床を有する一般病院、2：訪問看護ステーション

表4 自重関連褥瘡保有者における褥瘡対策危険因子（2021年）

危険因子項目	一般病院 (n=1397)		一般病院[1] (n=189)		大学病院 (n=426)		精神病院 (n=7)		小児専門病院 (n=11)		介護老人福祉施設 (n=57)		介護老人保健施設 (n=86)		訪問看護ST[2] (n=149)	
	n	%	n	%	n	%	n	%	n	%	n	%	n	%	n	%
基本的動作能力（ベッド上）	1270.0	90.9	174.0	92.1	387.0	90.8	6.0	85.7	9.0	81.8	52.0	91.2	75.0	87.2	127.0	85.2
基本的動作能力（イス上）	878.0	62.8	94.0	49.7	267.0	62.7	5.0	71.4	6.0	54.5	46.0	80.7	58.0	67.4	98.0	65.8
病的骨突出	820.0	58.7	124.0	65.6	245.0	57.5	5.0	71.4	7.0	63.6	32.0	56.1	53.0	61.6	89.0	59.7
関節拘縮	381.0	27.3	113.0	59.8	95.0	22.3	0.0	0.0	3.0	27.3	40.0	70.2	46.0	53.5	76.0	51.0
栄養状態低下	1126.0	80.6	147.0	77.8	341.0	80.0	5.0	71.4	5.0	45.5	41.0	71.9	69.0	80.2	101.0	67.8
発汗	589.0	42.2	100.0	52.9	201.0	47.2	2.0	28.6	8.0	72.7	37.0	64.9	43.0	50.0	92.0	61.7
失禁	966.0	69.1	156.0	82.5	273.0	64.1	3.0	42.9	6.0	54.5	46.0	80.7	58.0	67.4	95.0	63.8
浮腫	445.0	31.9	78.0	41.3	138.0	32.4	1.0	14.3	3.0	27.3	14.0	24.6	28.0	32.6	61.0	40.9

複数回答、1：療養型病床を有する一般病院、2：訪問看護ステーション

人保健施設61.6％、訪問看護ステーション59.7％であった。

　関節拘縮ありは、一般病院27.3％、療養型病床を有する一般病院59.8％、大学病院22.3％、小児専門病院27.3％、介護老人福祉施設70.2％、介護老人保健施設53.5％、訪問看護ステーション51.0％であったが、精神病院は0％であった。

　栄養状態低下ありが70％以上であった施設は、一般病院80.6％、療養型病床を有する一般病院77.8％、大学病院80.0％、精神病院71.4％、介護老人福祉施設71.9％、介護老人保健施設80.2％で、他の施設は70％以下（小児専門病院45.5％、訪問看護ステーション67.8％）であった。

　湿潤に関する危険因子では、発汗ありは、療養型病床を有する一般病院52.9％、小児専門病院72.7％、介護老人福祉施設64.9％、訪問看護ステーション61.7％で、他の施設は50％以下であった（一般病院42.2％、大学病院47.2％、精神病院28.6％、介護老人保健施設50.0％）。

　失禁ありは、精神病院のみが42.9％であったが、他はすべて50％以上であった（一般病院69.1％、療養型病床を有する一般病院82.5％、大学病院64.1％、小児専門病院54.5％、介護老人福祉施設80.7％、介護老人保健施設67.4％、訪問看護ステーション63.8％）。

　浮腫ありは、療養型病床を有する一般病院で41.3％、訪問看護ステーションで40.9％であったが、その他の施設はすべて40％以下であった（一般病院31.9％、大学病院32.4％、精神病院14.3％、小児専門病院27.3％、介護老人福祉施設24.6％、介護老人保健施設32.6％）。

②ハイリスク項目

　危険因子と褥瘡の保有の項目がすべての施設で40％以上であった（一般病院56.0％、療養型病床を有する一般病院83.1％、大学病院45.8％、精神病院57.1％、小児専門病院72.7％、介護老人福祉施設68.4％、介護老人保健施設73.3％、訪問看護ステーション77.9％）。極度の皮膚の脆弱が、介護老人福祉施設以外はすべて10％以上であった（一般病院20.8％、療養

型病床を有する一般病院17.5%、大学病院20.9%、精神病院14.3%、小児専門病院18.2%、介護老人保健施設11.6%、訪問看護ステーション11.4%)。重度の末梢循環不全は、精神病院と小児専門病院以外はすべて10%以上であった（一般病院10.0%、療養型病床を有する一般病院14.8%、大学病院14.1%、介護老人福祉施設14.0%、介護老人保健施設15.1%、訪問看護ステーション22.8%)。鎮痛・鎮静剤の使用は大学病院が20.0%、小児専門病院が27.3%であった。

5．褥瘡有病者へのケア

1）体圧分散マットレス

体圧分散寝具のうち、8施設区分のうち6施設までエアマットレスの使用が最も多かった（一般病院66.1%、療養型病床を有する一般病院69.8%、大学病院61.5%、介護老人福祉施設59.6%、介護老人保健施設65.1%、訪問看護ステーション56.4%)。ウレタンフォームマットレスが最も多い施設は、精神病院57.1%、小児専門病院45.5%であった（図4)。一方、体圧分散マットレスを使用していない褥瘡有病者は、一般病院0.8%、療養型病床を有する一般病院1.6%、大学病院0.5%、小児専門病院18.2%、介護老人福祉施設3.5%、介護老人保健施設3.5%、訪問看護ステーション12.8%であった。

2）体位変換時間

日中に2時間ごとの体位変換を実施している割合（1時間ごと＋2時間ごと）は、一般病院52.4%、療養型病床を有する一般病院34.4%、大学病院66.9%、精神病院57.2%、小児専

図4 体圧分散寝具使用状況（2021年）

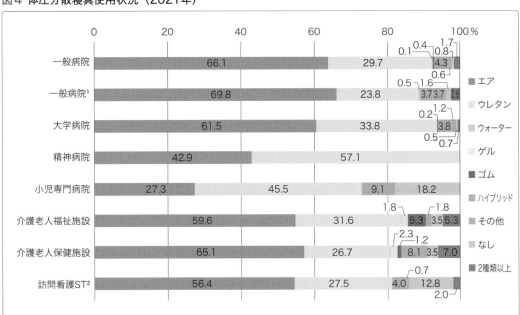

1：療養型病床を有する一般病院、2：訪問看護ステーション

図5 施設別の日中の体位変換実施状況（2021年）

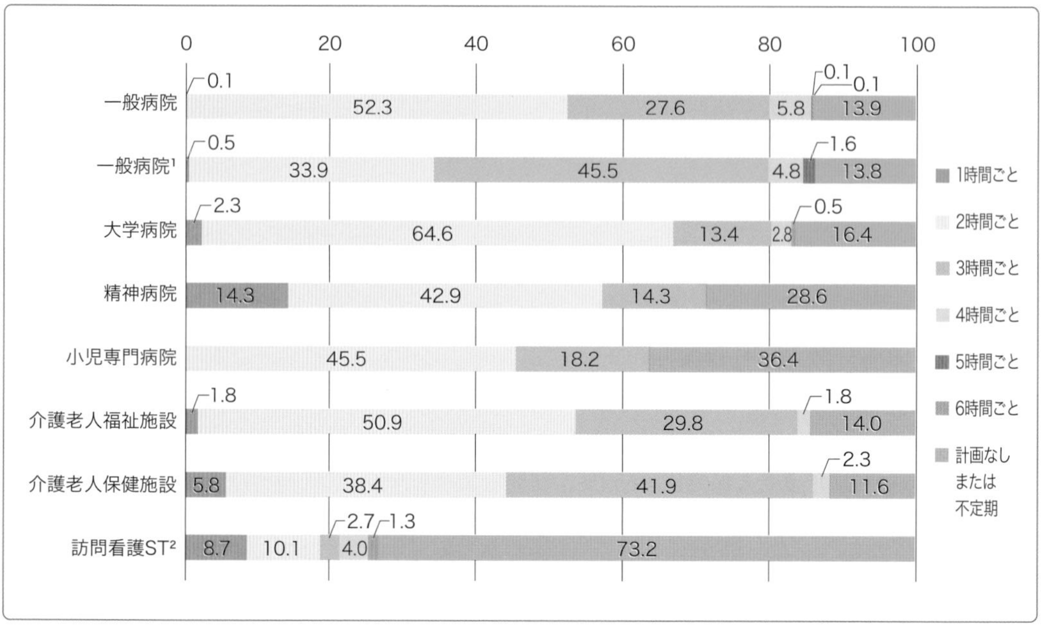

1：療養型病床を有する一般病院、2：訪問看護ステーション

門病院45.5%、介護老人福祉施設52.7%、介護老人保健施設44.2%、訪問看護ステーション18.8%であった。一方で、計画なしまたは不定期が、訪問看護ステーションで73.2%、その他の施設は13.8～36.4%であった（**図5**）。また、夜間も2時間ごとの体位変換の実施（1時間ごと＋2時間ごと）が多い施設は、一般病院39.6%、大学病院61.3%、精神病院57.1%、小児専門病院36.4%、介護老人福祉施設49.2%、介護老人保健施設45.4%であった。計画なしまたは不定期が、訪問看護ステーションで79.2%、その他の施設は5.8～36.4%であった。

3）スキンケア

スキンケア計画立案の割合は、一般病院96.7%、療養型病床を有する一般病院88.4%、大学病院95.3%、精神病院100%、小児専門病院100%、介護老人福祉施設84.2%、介護老人保健施設88.4%、訪問看護ステーション92.6%であった。

4）栄養状態

栄養状態改善計画立案の割合は、一般病院79.6%、療養型病床を有する一般病院64.0%、大学病院79.3%、精神病院100%、小児専門病院63.6%、介護老人福祉施設80.7%、介護老人保健施設79.1%、訪問看護ステーション59.1%であった。

5）リハビリテーション

リハビリテーション計画の立案割合は、一般病院78.5%、療養型病床を有する一般病院61.9%、大学病院76.8%、精神病院71.4%、小児専門病院72.2%、介護老人福祉施設40.4%、介護老人保健施設75.6%、訪問看護ステーション55.0%であった。

6．褥瘡の局所管理

1）褥瘡全体

　すべての施設において外用薬の使用が最も多かった（50.0〜91.2%）。ドレッシング材の使用は、多い順に小児専門病院54.5%、精神病院50.0%、大学病院41.3%、一般病院37.8%、療養型病床を有する一般病院37.4%、訪問看護ステーション34.9%で、介護老人福祉施設と介護老人保健施設は30%以下であった（表5）。介護老人保健施設ではいわゆるラップ療法が8.1%で使用されていた。

2）d1褥瘡

　ドレッシング材の使用が最も多い施設は、療養型病床を有する一般病院で61.5%であった。次いで、一般病院で53.9%、大学病院で39.0%、小児専門病院では33.3%であった。他の施設では外用薬が最も多く、介護老人福祉施設、介護老人保健施設、訪問看護ステーションで75.0%であった。また、ドレッシング材よりも外用薬の使用が多い施設は、大学病院、小児専門病院、介護老人福祉施設、介護老人保健施設、訪問看護ステーションであった（表6）。

表5 褥瘡全体局所管理（2021年）

	一般病院 (n=1397)		一般病院[1] (n=189)		大学病院 (n=426)		精神病院 (n=7)		小児専門病院 (n=11)		介護老人福祉施設 (n=57)		介護老人保健施設 (n=86)		訪問看護ST[2] (n=149)	
局所治療	n	%	n	%	n	%	n	%	n	%	n	%	n	%	n	%
外用薬	941.0	67.4	148.0	77.9	273.0	64.1	3.0	50.0	8.0	72.7	52.0	91.2	69.0	80.2	111.0	74.5
ドレッシング材	528.0	37.8	71.0	37.4	176.0	41.3	3.0	50.0	6.0	54.5	10.0	17.5	22.0	25.6	52.0	34.9
ラップ療法	5.0	0.4	0.0	0.0	0.0	0.0	0.0	0.0	0.0	0.0	2.0	3.5	7.0	8.1	5.0	3.4
外科的治療	88.0	6.3	10.0	5.3	28.0	6.6	1.0	16.7	2.0	18.2	2.0	3.5	3.0	3.5	3.0	2.0
物理的治療	39.0	2.8	0.0	0.0	17.0	4.0	0.0	0.0	0.0	0.0	0.0	0.0	0.0	0.0	1.0	0.7
その他	61.0	4.4	6.0	3.2	34.0	8.0	1.0	16.7	0.0	0.0	1.0	1.8	7.0	8.1	10.0	6.7

実施ありの回答数、複数回答、1：療養型病床を有する一般病院、2：訪問看護ステーション

表6 d1褥瘡局所管理（2021年）

	一般病院 (n=141)		一般病院[1] (n=13)		大学病院 (n=59)		精神病院 (n=0)		小児専門病院 (n=3)		介護老人福祉施設 (n=4)		介護老人保健施設 (n=8)		訪問看護ST[2] (n=24)	
局所治療	n	%	n	%	n	%	n	%	n	%	n	%	n	%	n	%
外用薬	43.0	30.5	5.0	38.5	26.0	44.1	0.0	0.0	2.0	66.7	3.0	75.0	6.0	75.0	18.0	75.0
ドレッシング材	76.0	53.9	8.0	61.5	23.0	39.0	0.0	0.0	1.0	33.3	1.0	25.0	3.0	37.5	6.0	25.0
ラップ療法	2.0	1.4	0.0	0.0	0.0	0.0	0.0	0.0	0.0	0.0	0.0	0.0	0.0	0.0	1.0	4.2
外科的治療	1.0	0.7	0.0	0.0	3.0	5.1	0.0	0.0	0.0	0.0	0.0	0.0	0.0	0.0	0.0	0.0
物理的治療	1.0	0.7	0.0	0.0	3.0	5.1	0.0	0.0	0.0	0.0	0.0	0.0	0.0	0.0	0.0	0.0
その他	27.0	19.1	2.0	15.4	17.0	28.8	0.0	0.0	0.0	0.0	0.0	0.0	1.0	12.5	5.0	20.8

実施ありの回答数、複数回答、1：療養型病床を有する一般病院、2：訪問看護ステーション

3）d2褥瘡

　外用薬を使用する割合が多かった施設は、一般病院57.8%、療養型病床を有する一般病院69.4%、大学病院55.0%、介護老人福祉施設92.9%、介護老人保健施設85.3%であった（**表7**）。

4）D3〜5褥瘡

　外用薬を使用する割合がすべての施設で一番多かった。その割合は、一般病院86.9%、療養型病床を有する一般病院87.2%、大学病院84.2%、精神病院50.0%、小児専門病院100%、介護老人福祉施設94.7%、介護老人保健施設81.3%、訪問看護ステーション92.5%であった。次にドレッシング材の使用割合が多く、一般病院22.8%、療養型病床を有する一般病院32.6%、大学病院23.7%、精神病院25.0%、介護老人保健施設28.1%、訪問看護ステーション14.9%であった。介護老人福祉施設では、いわゆるラップ療法の使用が10.5%あった（**表8**）。

表7 d2褥瘡局所管理（2021年）

局所治療	一般病院 (n=604)		一般病院[1] (n=62)		大学病院 (n=200)		精神病院 (n=2)		小児専門病院 (n=4)		介護老人福祉施設 (n=28)		介護老人保健施設 (n=34)		訪問看護ST[2] (n=55)	
	n	%	n	%	n	%	n	%	n	%	n	%	n	%	n	%
外用薬	349.0	57.8	43.0	69.4	110.0	55.0	1.0	50.0	3.0	75.0	26.0	92.9	29.0	85.3	29.0	52.7
ドレッシング材	295.0	48.8	32.0	51.6	108.0	54.0	1.0	50.0	4.0	100.0	7.0	25.0	7.0	20.6	33.0	60.0
ラップ療法	2.0	0.3	0.0	0.0	0.0	0.0	0.0	0.0	0.0	0.0	0.0	0.0	6.0	17.6	1.0	1.8
外科的治療	2.0	0.3	0.0	0.0	4.0	2.0	0.0	0.0	0.0	0.0	0.0	0.0	0.0	0.0	2.0	3.6
物理的治療	6.0	1.0	0.0	0.0	3.0	1.5	0.0	0.0	0.0	0.0	0.0	0.0	0.0	0.0	0.0	0.0
その他	17.0	2.8	1.0	1.6	9.0	4.5	0.0	0.0	0.0	0.0	1.0	3.6	1.0	2.9	2.0	3.6

実施ありの回答数、複数回答、1：療養型病床を有する一般病院、2：訪問看護ステーション

表8 D3〜5褥瘡局所管理（2021年）

局所治療	一般病院 (n=360)		一般病院[1] (n=86)		大学病院 (n=76)		精神病院 (n=4)		小児専門病院 (n=3)		介護老人福祉施設 (n=19)		介護老人保健施設 (n=32)		訪問看護ST[2] (n=67)	
	n	%	n	%	n	%	n	%	n	%	n	%	n	%	n	%
外用薬	313.0	86.9	75.0	87.2	64.0	84.2	2.0	50.0	3.0	100.0	18.0	94.7	26.0	81.3	62.0	92.5
ドレッシング材	82.0	22.8	28.0	32.6	18.0	23.7	1.0	25.0	0.0	0.0	0.0	0.0	9.0	28.1	10.0	14.9
ラップ療法	1.0	0.3	0.0	0.0	0.0	0.0	0.0	0.0	0.0	0.0	2.0	10.5	1.0	3.1	3.0	4.5
外科的治療	54.0	15.0	7.0	8.1	14.0	18.4	1.0	25.0	2.0	66.7	0.0	0.0	2.0	6.3	2.0	3.0
物理的治療	23.0	6.4	0.0	0.0	9.0	11.8	0.0	0.0	0.0	0.0	0.0	0.0	0.0	0.0	1.0	1.5
その他	5.0	1.4	2.0	2.3	4.0	5.3	1.0	25.0	0.0	0.0	0.0	0.0	4.0	12.5	3.0	4.5

実施ありの回答数、複数回答、1：療養型病床を有する一般病院、2：訪問看護ステーション

文献
1) 日本褥瘡学会編：褥瘡予防・管理ガイドライン，照林社，東京，2009.
2) 日本褥瘡学会編：ベストプラクティス医療関連機器圧迫創傷の予防と管理，照林社，東京，2016.
3) 日本褥瘡学会実態調査委員会：第1回（平成18年度）日本褥瘡学会実態調査委員会報告1 療養場所別褥瘡有病率，褥瘡の部位・重症度（深さ）．褥瘡会誌，10（2）：153-161, 2008.
4) 日本褥瘡学会実態調査委員会：第2回（平成21年度）日本褥瘡学会実態調査委員会報告1 療養場所別褥瘡有病率，褥瘡の部位・重症度（深さ）．褥瘡会誌，13（4）：625-631, 2011
5) 日本褥瘡学会実態調査委員会：第3回（平成24年度）日本褥瘡学会実態調査委員会報告 療養場所別医療関連機器圧迫創傷の有病率，部位，重症度（深さ），有病者の特徴，発生関連機器．褥瘡会誌，17（2）：141-158, 2015.
6) 日本褥瘡学会実態調査委員会：第4回（平成28年度）日本褥瘡学会実態調査委員会報告1 療養場所別自重関連褥瘡と医療関連機器圧迫創傷を併せた「褥瘡」の有病率，有病者の特徴，部位・重症度．褥瘡会誌，20（4）：423-445, 2018.
7) 日本褥瘡学会実態調査委員会：第4回（平成28年度）日本褥瘡学会実態調査委員会報告2 療養場所別自重関連褥瘡の有病率，有病者の特徴，部位・重症度およびケアと局所管理．褥瘡会誌，20（4）：446-485, 2018.
8) 日本褥瘡学会実態調査委員会：第4回（平成28年度）日本褥瘡学会実態調査委員会報告3 療養場所別医療関連機器圧迫創傷の有病率，部位，重症度（深さ），有病者の特徴，発生関連機器．褥瘡会誌，20（4）：486-502, 2018.
9) 実態調査委員会企画：コンセンサスシンポジウム 実態調査委員会報告－分析方法の検討と第5回実態調査報告－．褥瘡会誌，24（3）：278, 2022.
10) 日本褥瘡学会編：褥瘡ガイドブック－第2版，照林社，東京，2015.

褥瘡予防・治療・ケアの全体像

　「褥瘡が発生しないこと、そして発生した褥瘡が早期に治癒すること」を目標として、医師、看護師、栄養士、薬剤師、理学療法士・作業療法士など多職種が協力して介入することが必要である。

　褥瘡予防・治療・ケアの全体像としては、褥瘡が発生する前と後、すなわち、①褥瘡発生前の褥瘡予防と、②褥瘡発生後の褥瘡の管理、の2つのステージに大きく分類される。どちらのステージにおいても、まず評価（アセスメント）を行い、次に計画して、実施するというステップを繰り返しながら、臨床症状に合わせて管理と治療を進めていくことが望ましい。

　褥瘡予防・治療・ケアの全体像を簡単にまとめると、①「褥瘡発生前の褥瘡予防」については、まず、褥瘡の発生リスクの評価（スケールによる発症予測、褥瘡好発部位の皮膚観察、栄養状態・基礎疾患・日常生活動作（ADL）の評価）を行い、褥瘡発生予防のための全身管理（スキンケア、体位変換・ポジショニング、体圧分散マットレス、栄養補充、リハビリテーション、患者教育、アウトカムマネジメント）の計画を立案・実施する。

　次に、②「褥瘡発生後の褥瘡の管理」については、褥瘡の重症度と状態の評価だけではなく、患者の栄養状態、基礎疾患を評価して、保存的治療（外用薬、ドレッシング材）や外科的治療を計画・実施することに加えて、褥瘡発症後のケアと全身管理（栄養補充、リハビリテーション、体位変換、体圧分散マットレス、QOL・疼痛管理、患者教育、アウトカムマネジメント）についても計画を立案し実施する。

褥瘡発生前の褥瘡予防（図1）

　褥瘡が発生する前の段階では、今後の褥瘡発生を予防するために、まず褥瘡の発生リスクの評価を行う。褥瘡発症予測を評価する方法として、リスクアセスメント・スケール（ブレーデンスケールなど）を使用して予測する。脊髄損傷者に褥瘡の病歴がある場合は再発する危険性が高いため注意する。

　褥瘡が発生しやすい部位（骨突出部や仙骨部）の皮膚の脆弱性を考慮したうえで、ポリウレタンフィルムドレッシング材、すべり機能つきドレッシング材、ポリウレタンフォーム/ソフトシリコンドレッシング材の貼付も考慮する。尿・便失禁がある場合は、洗浄後に皮膚保護のためにクリーム等の塗布を行う。

　予防ケアとしては、患者の自力体位変換能力、筋萎縮、関節拘縮の有無などの日常生活動作（ADL）についてアセスメントする。自力で体位変換できない場合は、圧切換型エアマットレスを使用する。また、高齢者では二層式エアマットレス、集中ケアを受ける患

図1 褥瘡発生前の褥瘡予防

発生予測の評価（アセスメント）

・リスクアセスメントスケールによる予測
・栄養状態、基礎疾患、日常生活動作（ADL）の評価

計画立案と実施

・褥瘡好発部位へのドレッシング材貼付
・尿・便失禁への対策（洗浄、クリームによる保護）
・高齢者、体位変換不自由な患者への適切な体圧分散マットレスの選択・使用
・シーティング（座位クッションの選択）、体位変換、ポジショニングの工夫
・低栄養患者への栄養補給（高エネルギー・高蛋白）
・基礎疾患の管理
・患者教育、褥瘡対策チームによる包括的な対策

者では低圧保持型エアマットレスを使用する。座位でのクッション選択、シーティング、定期的な体位変換、ポジショニング（30度側臥位、90度側臥位など）、連続座位時間の制限、物理療法、運動療法を選択、実施する。

　また、患者の栄養状態、基礎疾患をアセスメントし、栄養療法、基礎疾患の管理を選択、実施する。低栄養状態を確認する指標として、血清アルブミン値、体重減少率、食事摂取量などが挙げられる。低栄養患者には、高エネルギー・高蛋白のサプリメントによる補給も勧められる。基礎疾患として、うっ血性心不全、骨盤骨折、脊髄損傷、糖尿病、脳血管疾患、慢性閉塞性肺疾患などを危険因子として考慮する。特に、周術期管理においては、糖尿病患者は発生に注意する。また、並行して、患者やその家族・介護者への教育や、多職種で構成する褥瘡対策チームによる包括的なプログラムやプロトコールを用いた対策も行う。

褥瘡発生後の褥瘡の管理（図2）

　褥瘡が発生した後の段階では、現在の褥瘡を悪化させることなく、早期に治癒させるためにはどのような治療、管理が適しているのかを計画し実施する。そのためには、まず、褥瘡の重症度と状態の評価（深達度、創部の状態、感染や深部損傷褥瘡（DTI）の有無など）に加えて、患者の栄養状態、基礎疾患も評価して、保存的治療（外用薬、ドレッシング材）や外科的治療に加えて、ケアと全身管理（栄養補充、リハビリテーション、体位変換、体圧分散マットレス、QOL・疼痛管理、患者教育、アウトカムマネジメント）について計画を立案し実施することが必要となる。

　褥瘡部位を注意深く観察して、DESIGN-R®2020を用いて、褥瘡の深達度や創部の状態（滲出液や壊死物質、肉芽組織の量、ポケットの有無、深部損傷褥瘡（DTI）の有無など

図2 褥瘡発生後の褥瘡の管理

褥瘡の評価（アセスメント）

・褥瘡の重症度と状態（DESIGN-R®2020による褥瘡の重症度と状態の評価）
・患者の栄養状態、基礎疾患

計画立案と実施

・必要に応じた洗浄、消毒
・外用薬やドレッシング材の選択
　（滲出液や壊死物質、肉芽組織量、感染やポケットの有無などを考慮して選択）
・壊死物質はなるべく外科的デブリードマンを行う
・保存的治療で改善しないポケットは外科的に切開やデブリードマンを行う
・保存的治療に反応しない場合は、外科的再建術の適応も考慮
・肉芽組織を増やすために、感染・壊死がない場合は陰圧閉鎖療法も適応
・全身療法が必要な感染を伴っている場合は、抗菌薬の全身投与
・低栄養患者への栄養補給（高エネルギー・高蛋白質）
・適切な座位姿勢、座位時間の制限、体圧分散マットレス、体圧分散用具・クッションの選択
・褥瘡の痛み（安静時や処置時）にも考慮した治療、ケア
・基礎疾患の管理
・患者教育、褥瘡対策チームによる包括的な管理

を評価し、保存的治療（外用薬、ドレッシング材）や外科的治療を選択、実施する。滲出液の量、感染の有無、壊死物質の有無、肉芽組織で覆われているかどうか、ポケットの有無などを考慮して、洗浄、消毒が必要かどうか、外用薬やドレッシング材として何を使用するべきかを選択する。また、壊死物質はなるべく外科的デブリードマンを行い、保存的治療で改善しないポケットは外科的に切開やデブリードマンを行う。保存的治療に反応しない場合は、外科的再建術の適応も考慮する。肉芽組織を増やすために、感染・壊死がない場合は陰圧閉鎖療法も適応となる。

　患者の栄養状態、基礎疾患、全身療法が必要な感染の有無をアセスメントし、栄養療法、基礎疾患の管理、抗菌薬の全身投与を選択、実施する。

　さらに、褥瘡の部位や重症度、数なども考慮し、適切な座位姿勢、座位時間の制限、体圧分散マットレス、体圧分散用具・クッションを選択する。また、褥瘡周囲皮膚の洗浄によるスキンケアや運動療法、物理療法を選択、実施する。

　褥瘡の痛み（安静時や処置時）を評価して痛みにも考慮した治療、ケアを行う。患者やその家族・介護者へ治療や管理の方法を教育することや、多職種で構成する褥瘡対策チームによる包括的なプログラムやプロトコールを用いた管理も行う。

褥瘡状態評価スケール DESIGN-R®2020の概要

はじめに

　褥瘡状態評価表DESIGN®は、2002年に日本褥瘡学会学術教育委員会が開発したスケールである。褥瘡の重症度を分類するとともに、治癒過程を数量化することを目的にその精度を高めている。DESIGN®は、Depth（深さ）、Exudate（滲出液）、Size（大きさ）、Inflammation/Infection（炎症/感染）、Granulation（肉芽組織）、Necrotic tissue（壊死組織）、末尾のPocket（ポケット）の7項目の頭文字をとって表記し、小文字・大文字の使い分けから軽症・重症が一目で理解できる。厚生労働省の褥瘡対策未実施減算とも相まって広く使用されるスケールとなった。

　本スケールは国内外に広く普及したが、使用実績から褥瘡重症度の絶対的評価や治癒過程の定量的な比較評価を可能とすることが求められ、2008年にDESIGN-R®（RはRatingの意味）へ改定された。その後、持続する発赤のサイズ測定に関する説明文の追加、ガイドラインとの整合性を図る等数回の見直しが行われ、2020年に「深さ」と「炎症/感染」が変更されたDESIGN-R®2020となった。DESIGN-R®2020のポイントは、1．従来と点数は変えない、2．「深さ」の項目に「深部損傷褥瘡（DTI）疑い」を追加する、3．「炎症/感染」の項目に「臨界的定着疑い」を加える、である。

点数を変更しないこと、表記の方法

　DESIGN-R®は、診療報酬において「入院基本料及び特定入院料に係る褥瘡対策－施設基準」の中で、申請に必要な書類である「褥瘡に関する診療計画書」の書式に組み込まれている[1]。このように、診療報酬関連への影響が考慮されるため、今回の改定では、「点数は変更しない」ことが合意された。

　新しく追加になった「深部損傷褥瘡（DTI）疑い」「臨界的定着疑い」の詳細については次項に述べるが、この2つが追加されたことにより、図1のような表記に変更されることとなった。図1に示すように、「深さ」と「炎症/感染」の項目がよくわかるようになっている。この図では、従来の表記との違いを強調するために「深さ」では赤色文字、「炎症/感染」は青色文字にしているが、通常の表記では同色でよい。「深さ（d/D）」の項目は、これまで通り点数に加えず、「－」を用いた頭出し表記とする。「炎症/感染」では、「I3C」か「3C」とし、点数はいずれも「3点」となる。

図1 DESIGN-R®2020における記載方法

従来表記　D3-e1s6i0g3n3p0：13点

「深部損傷褥瘡（DTI）疑い」の記載

DDTI-e0s15i1g0n0p0：16点

・D（深さ）のところに「DDTI」と表記する
・合計点に含めない
・「DDTI」では「g0」となる

「臨界的定着疑い」の記載

D3-E6s6I3CG6n0p0：21点

・I（炎症/感染）のところに「I3C」と表記する
・「3C」であれ「3」であれ、点数は3点とする

「深部損傷褥瘡（DTI）疑い」の追加

　　新たに「深さ」の項目に「深部損傷褥瘡（DTI）疑い」が追加された（**図2**）。従来の DESIGN-R®では、DTIをスコア化できていなかった。DTIを予測しても患者・家族への的確な説明が不足していては、DTIであった場合、浅い褥瘡から急に深い褥瘡となり、治療・ケアに対して不信感を抱く可能性もある。しかし、「DTI疑い」がしっかり評価できるようになったため、予測・予防的な観点を踏まえ、対策を考慮しながら治療・ケアがで

図2 DESIGN-R®2020における「深さ（d/D）」の項目の変更

■DESIGN-R®における「d/D」の項目

Depth	深さ	創内の一番深い部分で評価し、改善に伴い創底が浅くなった場合、これと相応の深さとして評価する			
d	0	皮膚損傷・発赤なし	D	3	皮下組織までの損傷
	1	持続する発赤		4	皮下組織を超える損傷
				5	関節腔、体腔に至る損傷
	2	真皮までの損傷		U	深さ判定が不能の場合

■DESIGN-R®2020における「d/D」の項目

Depth*1	深さ	創内の一番深い部分で評価し、改善に伴い創底が浅くなった場合、これと相応の深さとして評価する			
d	0	皮膚損傷・発赤なし	D	3	皮下組織までの損傷
	1	持続する発赤		4	皮下組織を超える損傷
				5	関節腔、体腔に至る損傷
	2	真皮までの損傷		DTI	深部損傷褥瘡（DTI）疑い*2
				U	壊死組織で覆われ深さの判定が不能

＊1　深さ（Depth：d/D）の点数は合計には加えない
＊2　深部損傷褥瘡（DTI）疑いは、視診・触診、補助データ（発生経緯、血液検査、画像診断等）から判断する

きることになり、そのメリットは大きい。

　「深部損傷褥瘡（DTI）」と表現せずに、「深部損傷褥瘡（DTI）疑い」としたのには理由がある。深部損傷褥瘡（DTI）は日本褥瘡学会用語集において「NPUAPが2005年に使用した用語であり、表皮剥離のない褥瘡（ステージⅠ）のうち、皮下組織より深部の組織の損傷が疑われる所見がある褥瘡をいう」と定義され[2]、「表皮剥離のない褥瘡」がポイントになる。しかし臨床では、急性期褥瘡のように変化することが多いため、深部損傷褥瘡（DTI）の定義とは異なるが、「表皮剥離のない褥瘡に限定されることなく、急性期褥瘡で皮下組織より深部の組織の損傷が疑われる病態を深部損傷褥瘡（DTI）疑いとみなして」判断するとした[3]。この相違を図3に示す。この捉え方ならば、水疱や表皮剥離を伴う深部組織の損傷の評価の難しさを補うことができると作成メンバーでは考えた。

　さらに注意すべき点は、「DDTI」と評価した場合には、「g0」とすることである。これに伴い、「g0」の定義を「創が治癒した場合、創の浅い場合、深部損傷褥瘡（DTI）疑いの場合」と変更している。経過を追うごとに深さも明確になれば、肉芽組織（g/G）の評価も行えると判断される（図4）。

　さらにDTIについてスケールに盛り込むと判断したのは、問診（エピソード含む）・視診・触診のみならず、画像診断等の機器を使用することで深部の状態を評価できるようになったことも大きな要因である。サーモグラフィや超音波画像診断法等も使用できるようになり、非侵襲的にポイントオブケアができることも後押しした。

図3 "深部損傷褥瘡（DTI）"と"深部損傷褥瘡（DTI）疑い"の違い

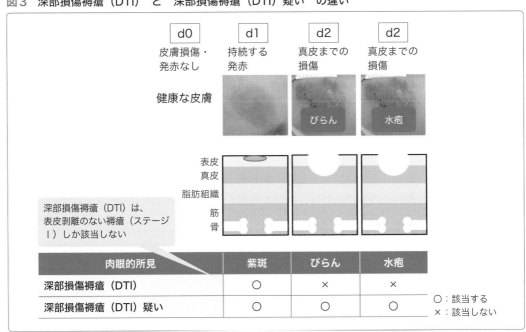

図4 DESIGN-R®2020における「肉芽組織（g/G）」の定義の変更

■DESIGN-R®における「肉芽組織（g/G）」の項目

Granulation　肉芽組織					
g	0	治癒あるいは創が浅いため肉芽形成の評価ができない	G	4	良性肉芽が創面の10%以上50%未満を占める
	1	良性肉芽が創面の90%以上を占める		5	良性肉芽が創面の10%未満を占める
	3	良性肉芽が創面の50%以上90%未満を占める		6	良性肉芽が全く形成されていない

■DESIGN-R®2020における「肉芽組織（g/G）」の項目

Granulation　肉芽組織					
g	0	創が治癒した場合、創の浅い場合、深部損傷褥瘡（DTI）疑いの場合	G	4	良性肉芽が創面の10%以上50%未満を占める
	1	良性肉芽が創面の90%以上を占める		5	良性肉芽が創面の10%未満を占める
	3	良性肉芽が創面の50%以上90%未満を占める		6	良性肉芽が全く形成されていない

「臨界的定着疑い」の追加

　改定ポイントの3つ目として、「炎症/感染（i/I）」の項目に「臨界的定着疑い」が追加された（図5）。「臨界的定着疑い」が追加された理由は、臨界的定着に関する理解が進んだためである。臨界的定着は「「侵襲を伴わないが創傷治癒を阻害する微生物の増殖」として1996年に初めて記述された比較的新しい概念であり、2000年代から臨床的に議論が広まった」[4]とあるように、2002年にDESIGN®が作成された当時には、十分な理解が得られていなかった。いまだに臨界的定着がどのようなメカニズムで発症するのか完全に解明されているわけではないが、昨今、いくつかのアセスメント方法が示されるようになった。また、臨床において、臨界的定着を疑いながら介入する場合とそうでない場合において、治療・ケア方法が異なることから、今回の改定で「臨界的定着疑い」を入れるべきと判断された。

　特にクリニカル・オピニオンとして、臨界的定着であった場合には「創面にぬめりがある、滲出液が多い、肉芽があれば浮腫性で脆弱」といった状態を経験することから、アセスメント内容として盛り込まれた。さらに、細菌学的検査がベッドサイドにおいて簡便に行えるようになった要因も大きい。

まとめ

　今回のDESIGN-R®2020への改定には、臨床現場からの声が大きく影響した。「深部損傷

図5 DESIGN-R®2020における「感染/炎症（i/I）」の項目の変更

■DESIGN-R®における「i/I」の項目

Inflammation/Infection　炎症/感染					
i	0	局所の炎症徴候なし	I	3	局所の明らかな感染徴候あり（炎症徴候、膿、悪臭など）
	1	局所の炎症徴候あり（創周囲の発赤、腫脹、熱感、疼痛）		9	全身的影響あり（発熱など）

■DESIGN-R®2020における「i/I」の項目

Inflammation/Infection　炎症/感染					
i	0	局所の炎症徴候なし	I	3C*5	臨界的定着疑い（創面にぬめりがあり、滲出液が多い。肉芽があれば、浮腫性で脆弱など）
	1	局所の炎症徴候あり（創周囲の発赤・腫脹・熱感・疼痛）		3*5	局所の明らかな感染徴候あり（炎症徴候、膿、悪臭など）
				9	全身的影響あり（発熱など）

＊5 「3C」あるいは「3」のいずれかを記載する。いずれの場合も点数は3点とする

褥瘡（DTI）などを早くに評価できると、治療・ケアの選択が異なってくるため、重要性を明らかにする必要がある」や「臨界的定着疑いは、治癒の遅延にかかわるため評価に加えてほしい」などである。こうした要望は、DESIGN-R®が臨床現場における褥瘡状態評価スケールとして、高い信頼性・妥当性を持つことを実証するものであるとともに、より適切に褥瘡をアセスメントしたいという臨床判断ツールへの希求でもあったと言えよう。臨床とともに進化するスケールとして、今後の改定が注視される。

文献
1) 厚生労働省：令和4年度診療報酬改定について 個別改定項目について Ⅰ-7 ⑦褥瘡対策の見直し.
　〔https://www.mhlw.go.jp/content/12404000/000905284.pdf〕2023/2/16
2) 日本褥瘡学会：用語集.
　〔http://www.jspu.org/jpn/journal/yougo.html〕2023/1/1
3) 日本褥瘡学会編：改定DESIGN-R®2020コンセンサス・ドキュメント，20，照林社，東京，2020.
4) 日本褥瘡学会編：改定DESIGN-R®2020コンセンサス・ドキュメント，27，照林社，東京，2020.

資料 DESIGN-R®2020褥瘡経過評価用

	カルテ番号（		）	
	患者氏名　（		）	月日	/	/	/	/	/	/

Depth*1　深さ　創内の一番深い部分で評価し、改善に伴い創底が浅くなった場合、これと相応の深さとして評価する

d	0	皮膚損傷・発赤なし	D	3	皮下組織までの損傷							
				4	皮下組織を超える損傷							
	1	持続する発赤		5	関節腔、体腔に至る損傷							
				DTI	深部損傷褥瘡（DTI）疑い*2							
	2	真皮までの損傷		U	壊死組織で覆われ深さの判定が不能							

Exudate　滲出液

e	0	なし	E	6	多量：1日2回以上のドレッシング交換を要する							
	1	少量：毎日のドレッシング交換を要しない										
	3	中等量：1日1回のドレッシング交換を要する										

Size　大きさ　皮膚損傷範囲を測定：[長径（cm）×短径*3（cm）]　*4

s	0	皮膚損傷なし	S	15	100以上							
	3	4未満										
	6	4以上　　16未満										
	8	16以上　　36未満										
	9	36以上　　64未満										
	12	64以上　　100未満										

Inflammation/Infection　炎症/感染

i	0	局所の炎症徴候なし	I	3C*5	臨界的定着疑い（創面にぬめりがあり、滲出液が多い。肉芽があれば、浮腫性で脆弱など）							
	1	局所の炎症徴候あり（創周囲の発赤・腫脹・熱感・疼痛）		3*5	局所の明らかな感染徴候あり（炎症徴候、膿、悪臭など）							
				9	全身的影響あり（発熱など）							

Granulation　肉芽組織

g	0	創が治癒した場合、創の浅い場合、深部損傷褥瘡（DTI）疑いの場合	G	4	良性肉芽が創面の10%以上50%未満を占める							
	1	良性肉芽が創面の90%以上を占める		5	良性肉芽が創面の10%未満を占める							
	3	良性肉芽が創面の50%以上90%未満を占める		6	良性肉芽が全く形成されていない							

Necrotic tissue　壊死組織　混在している場合は全体的に多い病態をもって評価する

n	0	壊死組織なし	N	3	柔らかい壊死組織あり							
				6	硬く厚い密着した壊死組織あり							

Pocket　ポケット　毎回同じ体位で、ポケット全周（潰瘍面も含め）[長径（cm）×短径*3（cm）]から潰瘍の大きさを差し引いたもの

p	0	ポケットなし	P	6	4未満							
				9	4以上16未満							
				12	16以上36未満							
				24	36以上							

部位　[仙骨部、坐骨部、大転子部、踵骨部、その他（　　　　　　　　　　　）]　　　合計*1

*1　深さ（Depth：d/D）の点数は合計には加えない
*2　深部損傷褥瘡（DTI）疑いは、視診・触診、補助データ（発生経緯、血液検査、画像診断等）から判断する
*3　"短径"とは"長径と直交する最大径"である
*4　持続する発赤の場合も皮膚損傷に準じて評価する
*5　「3C」あるいは「3」のいずれかを記載する。いずれの場合も点数は3点とする

©日本褥瘡学会
http://www.jspu.org/jpn/member/pdf/design-r2020.pdf

褥瘡予防・管理アルゴリズム

褥瘡予防・管理のアルゴリズム（**図1**）は、どのようなプロセスで対象者の褥瘡予防・管理計画を立案するかを示したものである。

最初に対象者の全身観察、発生リスクを評価する。褥瘡発生リスクなしの場合は、定期的に経過を観察する。褥瘡発生リスクありの場合は、局所（皮膚）を観察し、褥瘡の有無と褥瘡状態の評価を行う。褥瘡がない場合は、予防ケアのアルゴリズム（**図2**）、発生予防全身管理のアルゴリズム（**図3**）を使用し、計画を立案・実施する。褥瘡がある場合は、発生後ケアのアルゴリズム（**図4**）、発生後全身管理のアルゴリズム（**図5**）を使用する。さらに創部の管理については、保存的治療のアルゴリズム（**図6**）または外科的治療のアルゴリズム（**図7**）を使用し、計画を立案・実施する。その後適宜、褥瘡発生リスク、全身状態、褥瘡状態を再評価する。

図1 褥瘡予防・管理のアルゴリズム

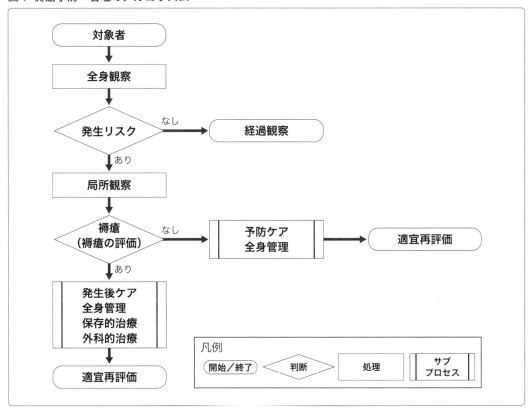

図2 予防ケアのアルゴリズム

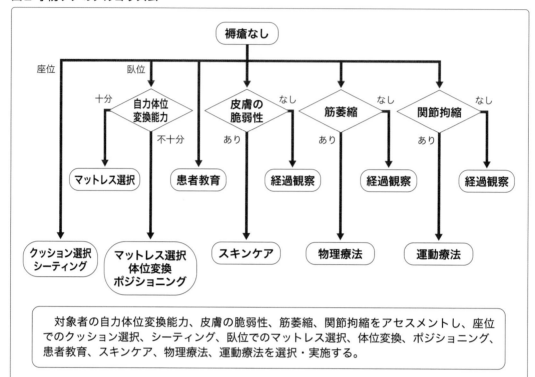

対象者の自力体位変換能力、皮膚の脆弱性、筋萎縮、関節拘縮をアセスメントし、座位でのクッション選択、シーティング、臥位でのマットレス選択、体位変換、ポジショニング、患者教育、スキンケア、物理療法、運動療法を選択・実施する。

図3 発生予防全身管理のアルゴリズム

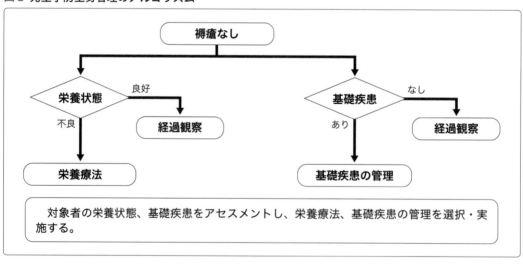

対象者の栄養状態、基礎疾患をアセスメントし、栄養療法、基礎疾患の管理を選択・実施する。

図4 発生後ケアのアルゴリズム

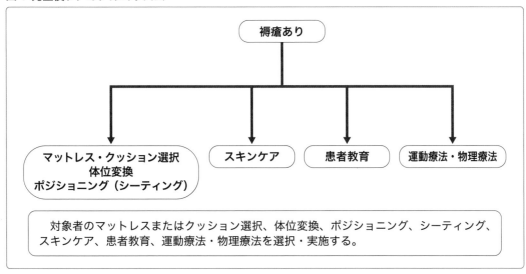

対象者のマットレスまたはクッション選択、体位変換、ポジショニング、シーティング、スキンケア、患者教育、運動療法・物理療法を選択・実施する。

図5 発生後全身管理のアルゴリズム

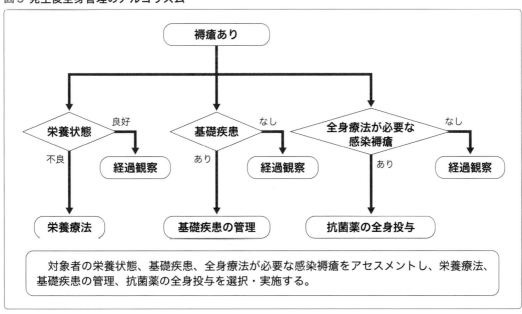

対象者の栄養状態、基礎疾患、全身療法が必要な感染褥瘡をアセスメントし、栄養療法、基礎疾患の管理、抗菌薬の全身投与を選択・実施する。

図6 保存的治療のアルゴリズム

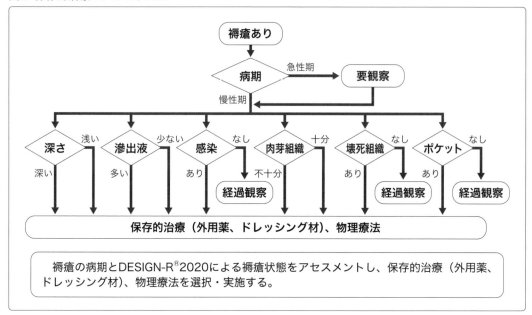

褥瘡の病期とDESIGN-R®2020による褥瘡状態をアセスメントし、保存的治療（外用薬、ドレッシング材）、物理療法を選択・実施する。

図7 外科的治療のアルゴリズム

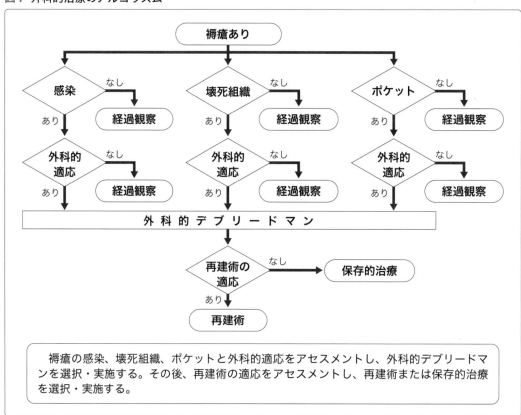

褥瘡の感染、壊死組織、ポケットと外科的適応をアセスメントし、外科的デブリードマンを選択・実施する。その後、再建術の適応をアセスメントし、再建術または保存的治療を選択・実施する。

第2章

クリニカルクエスチョン（CQ）と推奨
サマリー

外用薬

CQ 1

褥瘡の大きさを縮小させるための外用薬として皮膚潰瘍治療薬は有用か？

推奨文 | 褥瘡の大きさを縮小させるための外用薬として皮膚潰瘍治療薬を推奨する。

推奨の強さ 1B

　　国際的な診療ガイドラインでは、外用薬に関する記載は限定的である。一方、本邦では海外に比べ、褥瘡治療に外用薬として皮膚潰瘍治療薬が選択される機会が多い。そこで、本CQの主要アウトカムとして「創の大きさ」、「滲出液の量」、「肉芽形成」、「感染の状態」の4項目を設定した。文献検索の結果、全6編の文献（すべてランダム化比較試験）[1-6]を採用した。以下に各アウトカム項目に対するシステマティックレビューの結果を示す。

「創の大きさ」：4編の文献[1-4]のメタアナリシスにおいて、リスク比の統合値は1.43（95％信頼区間：1.15-1.78、$p = 0.001$）であり、エビデンスの強さをBとした。

「滲出液の量」：文献は1編[2]のみでメタアナリシスは実施不可と判断し、エビデンスの強さをDとした。

「肉芽形成」：3編の文献[1,2,5]のメタアナリシスにおいて、リスク比の統合値は1.72（95％信頼区間：1.36-2.18、$p < 0.00001$）であり、エビデンスの強さをCとした。

「感染の状態」：3編の文献[1,2,6]のメタアナリシスにおいてリスク比の統合値は2.82（95％信頼区間：1.47-5.39、$p = 0.002$）であり、エビデンスの強さをCとした。

　　各アウトカム項目のエビデンスの強さを比較し、「創の大きさ」のエビデンス総体を基準に本CQにおける推奨の強さを検討した。本邦の医療体制や褥瘡予防・管理ガイドライン（第4版）までの内容を含め、"1：推奨する"が適切であると判断した。

　　なお、外用薬は薬効成分や基剤の違いによりそれぞれ特性が異なるため、皮膚潰瘍治療薬は褥瘡の状態に応じて選択することが望ましい。したがって「滲出液の量」、「肉芽形成の状態」、「感染の状態」などの項目については、第3章を参照されたい。

文献

1) 今村貞夫，内野治人，井村裕夫，ほか：白糖・ポビドンヨード配合軟膏（KT-136）の褥瘡に対する有用性の検討－塩化リゾチーム軟膏を対照とした比較臨床試験. 薬理と臨床，17（Suppl1）：255-280，1989.

2) 石橋康正，大河原章，久木田淳，ほか：各種皮膚潰瘍に対するNI-009の臨床評価－デブリサン®を対照薬とした群間比較試験－. 臨医薬，6（4）：785-816，1990.

3) 今村貞夫，相模成一郎，石橋康正，ほか：G-511軟膏の褥瘡・皮膚潰瘍に対する臨床試験－塩化リゾチーム軟膏を対照とした電話法による無作為割付比較試験－. 臨医薬，10（1）：127-150，1994.

4) 石橋康正，添田周吾，大浦武彦，ほか：遺伝子組み換えヒト型bFGF（KCB-1）の潰瘍に対する臨床評価－白糖・ポビドンヨード配合製剤を対照薬とした第Ⅲ相臨床試験. 臨医薬，12（10）：2159-2187，1996.

5) L-300臨床試験研究班：L-300軟膏の皮膚潰瘍に対する臨床的有用性の検討－ベンダザック軟膏を対照薬としたControlled Comparative Study－. 臨医薬，7（2）：437-456，1991.

6) Kucan JO, Robson MC, Heggers JP, et al：Comparison of silver sulfadiazine, povidone-iodine and physiologic saline in the treatment of chronic pressure ulcers. J Am Geriatr Soc, 29（5）：232-235, 1981.

第2章　クリニカルクエスチョン（CQ）と推奨　サマリー

ドレッシング材

CQ 2 感染を有する褥瘡に銀含有ドレッシング材は有用か？

推奨文 | 感染を有する褥瘡に対して、銀含有ドレッシング材の使用を提案する。

推奨の強さ **2D**

　ドレッシング材は創を閉鎖し湿潤環境にするため、感染を有する創傷にはドレッシング材の使用は不適であるとされている。しかし、近年、臨床において、感染を引き起こす可能性が高い創傷に対して、細菌増殖を抑制し感染増悪リスクの低減を目的として、抗菌効果のある銀イオンの含まれたドレッシング材が選択されることがある。そこで、すでに感染を有している褥瘡に対して銀含有ドレッシング材を用いることの有用性を検討した。

　その結果、感染を有する褥瘡に対し銀含有ドレッシング材を使用したランダム化比較試験が2編あった[1, 2]。そのうち1編の論文では、銀含有ドレッシング材使用群のほうが対照ドレッシングよりも創重症度スコア減少率が有意に高いという結果であった[1]。しかし、2編いずれの論文においても、対照ドレッシングに対して、感染スコアの有意な低減は認められなかった。また、2編ともバイアスリスクが高く、アウトカム指標が異なっていたり報告されていなかったりしたため、エビデンスの量的統合は不可能であった。

　そこで、感染を有する褥瘡に対し銀含有ドレッシング材を使用することは、感染制御効果を積極的に支持するものではないものの、創傷治癒の促進が認められていることを踏まえ、感染を有する褥瘡に対する銀含有ドレッシング材の使用を提案する。

文献
1) Meaume S, Vallet D, Morere MN, et al：Evaluation of a silver-releasing hydroalginate dressing in chronic wounds with signs of local infection. J Wound Care, 14（9）：411-419, 2005
2) Trial C, Darbas H, Lavigne JP, et al：Assessment of the antimicrobial effectiveness of a new silver alginate wound dressing：a RCT. J Wound Care, 19（1）：20-26, 2010.

外科的治療

CQ 3　褥瘡に対して外科的再建術は有用か？

推奨文 | 褥瘡に対して外科的再建術を提案する。

推奨の強さ **2D**

　外科的再建術は、原疾患や感染が制御され、壊死組織が除去されている褥瘡が適応となる。外科的デブリードマンと再建術を一期的に行う場合には、褥瘡に含まれる皮膚、肉芽組織、壊死組織、瘻孔や皮下トンネル、ポケットや滑液包および骨を切除する[1]。一期的手術でも二期的手術でも治癒率に有意差がないことが報告されている[2]。また坐骨部での骨切除を過度に行わないこと、大切断や股関節離断は極端な場合にのみ検討すべきであることも述べられている[3]。

　近年、術式間での再発率を統計的に比較した後ろ向き症例研究やコホート研究が散見されるようになった[4-6]が、これらの報告は症例数が少なく、周術期の管理・ケア方法も統一化されていないため、術式による治癒率・再発率を比較することは困難である。また、2016 Cochrane[7]でも褥瘡に対する外科的再建術のシステマティックレビューが試みられているが、エビデンスに基づいた比較や検討、評価は現時点では不可能と結論づけており、臨床的には地域の医療連携や外科医の専門性、好みやコストに委ねられているとしている。

　ただし、エビデンスレベルの高い文献はないものの、ほかのガイドラインや観察研究などでも一貫して外科的治療の臨床的な側面からの効果が認められている。本CQの推奨度については委員会のなかでも意見が分かれ最終的に「2D」としたが、日常診療上重要な治療の選択肢の1つであると考えられる。

文献——————

1) 山本有平，小山明彦，堤田　新，ほか：【対立する形成外科治療　褥瘡】筋膜皮弁を用いた褥瘡の外科治療. 形成外科，41 (12)：1113-1119，1998.

2) Foster RD, Anthony JP, Mathes SJ, et al：Flap selection as a determinant of success in pressure sore coverage. Arch Surg, 132 (8)：868-873, 1997.

3) Gould L, Stuntz M, Giovannelli M, et al：Wound Healing Society 2015 update on guidelines for pressure ulcers. Wound Repair Regen, 24 (1)：145-162, 2016.

4) Larson DL, Machol JA 4th, King DM：Vastus lateralis flap reconstruction after Girdlestone arthroplasty：thirtee consecutive and outcomes. Ann Plast Surg, 71 (4)：398-401, 2013.

5) 野島公博：仙骨部褥瘡の外科的治療 92症例の解析. 慈恵医大誌，119 (6)：441-453，2004.

6) Kuwahara M, Tada H, Mashiba K, et al：Mortality and recurrence rate after pressure ulcer operation for elderly long-term bedridden patients. Ann Plast Surg, 54 (6)：629-632, 2005.

7) Wong JK, Amin K, Dumville JC：Reconstructive surgery for treating pressure ulcers. Cochrane Database Syst Rev, 12 (12)：CD012032, 2016.

CQ 4 褥瘡に対して陰圧閉鎖療法は有用か？

推奨文 | 褥瘡に対して陰圧閉鎖療法を提案する。

推奨の強さ **2B〜C**

　陰圧閉鎖療法（negative pressure wound therapy：NPWT）は、創面全体を閉鎖性ドレッシング材で覆い、創面に陰圧を付加し閉鎖環境を保つことによって創部を管理する方法である。

　WOCNやNPIAP（NPUAP）/EPUAPなどのガイドラインでは、従来の治療と比較した場合、褥瘡を浅くする作用、創の治癒が速いこと、肉芽形成を促進することから高いエビデンスレベル（B）を有するとしているが、2015 Cochraneでは文献のエビデンスが低いことにより褥瘡に対するNPWTの臨床的有効性を示すにいたらないと結論づけている。

　今回新たに採用した文献を追加し複数のRCTのアウトカムから評価検討を行った[1-5]が、従来の創処置であるwet to dry dressingや外用薬による治療と比較して有意差なしとする報告も認められた[3,4]。NPWTの治療効果に関しては一貫して合併症も少なく、一定の有効性を認める評価であった。エビデンスの評価をもとに推奨度は「2B〜2C」とした。

　したがって、褥瘡の治癒をエンドポイントとした場合、感染・壊死がコントロールされていれば陰圧閉鎖療法を行ってよいが、強く推奨するものではない。また、有用性とともに治療の費用対効果についても検討する必要があり[5]、今後さらなるエビデンスの高い研究が待たれるところである。

文献

1） Dwivedi MK, Srivastava RN, Bhagat AK, et al：Pressure ulcer management in paraplegic patients with a novel negative pressure device：a randomised controlled trial. J Wound Care, 25（4）：199-200, 202-204, 206-207, 2016.

2） Srivastava RN, Dwivedi MK, Bhagat AK, et al：A non-randomised, controlled clinical trial of an innovative device for negative pressure wound therapy of pressure ulcers in traumatic paraplegia patients. Int Wound J, 13（3）：343-348, 2016.

3） Ford CN, Reinhard ER, Yeh D, et al：Interim analysis of a prospective, randomized trial of vacuum-assisted closure versus the healthpoint system in the management of pressure ulcers. Ann Plast Surg, 49（1）：55-61, 2002.

4） de Laat EH, van den Boogaard MH, Spauwen PH, et al：Faster wound healing with topical negative pressure therapy in difficult-to-heal wounds：a prospective randomized controlled trial. Ann Plast Surg, 67（6）：626-631, 2011.

5） Ashby RL, Dumville JC, Soares MO, et al：A pilot randomised controlled trial of negative pressure wound therapy to treat grade Ⅲ/Ⅳ pressure ulcers. Trials, 13：119, 2012.

リハビリテーション

CQ 5
褥瘡に対して電気刺激療法は有用か？

推奨文 褥瘡の治癒促進に対して、電気刺激療法を行うことを推奨する。

推奨の強さ　1A

　褥瘡治療においては各種物理療法の検証がなされている。なかでも電気刺激療法に関する報告は近年増加しており、NPIAP（NPUAP）/EPUAP/PPPIAのガイドラインにおいてもその治癒効果は認められている。そこで、電気刺激療法についてのアウトカムを「創治癒率」と設定し、その有用性を検証した。

　褥瘡に対する電気刺激療法の効果を比較したランダム化比較試験は6編[1-6]あり、標準治療群、もしくはシャム刺激群と電気刺激群で創治癒率を比較していた。電気刺激療法と標準治療で創治癒率に有意差を認めなかった文献は1編あったが、その他はいずれも電気刺激療法での創治癒率は有意に高かった。メタ解析の結果、電気刺激による創治癒率の改善は有意であり、電気刺激療法の褥瘡治癒効果を認める結果であった。

　対象となる褥瘡だが、5編[2-6]の文献でNPIAP（NPUAP）分類ステージII以上の褥瘡を対象としており、いずれも治癒効果を認めていることから、電気刺激療法の対象は上皮化や肉芽形成が必要である褥瘡が推奨される。しかし、いずれの文献でも刺激条件はさまざまだった。以上を踏まえ、褥瘡治癒に対する電気刺激療法は行うよう推奨されるが、最適な刺激波形、強度、極性については今後の検討が必要である。

文献
1) Baker LL, Chambers R, Demuth SK, et al：Effects of electrical stimulation on wound healing in patients with diabetic ulcers. Wound Repair Regen, 4（1）：21-28, 1996.
2) Houghton PE, Campbell KE, Fraser CH, et al：Electrical stimulation therapy increases rate of healing of pressure ulcers in community-dwelling people with spinal cord injury. Arch Phys Med Rehabil, 91（5）：669-678, 2010.
3) Kloth LC, Feeder JA：Acceleration of wound healing with high voltage, monophasic, pulsed current. Phys Ther, 68（4）：503-508, 1988.
4) Franek A, Kostur R, Polak A, et al：Using high-voltage electrical stimulation in the treatment of recalcitrant pressure ulcers：results of a randomized, controlled clinical study. Ostomy Wound Manage, 58（3）：30-44, 2012.
5) Adunsky A：Decubitus direct current treatment（DDCT）of pressure ulcers：results of a randomized double-blinded placebo controlled study. Arch Gerontol Gariatr, 41（3）：261-269, 2005.
6) Polak A, Kloth LC, Blaszczak E, et al：The efficacy of pressure ulcer treatment with cathodal and cathodal-anodal high-voltage monophasic pulsed current：A prospective, randomized, controlled clinical trial. Phys Ther, 97（8）：777-789, 2017.

CQ6 車椅子利用者に対して褥瘡の発生予防に車椅子用クッションが有用か？

推奨文 │ 車椅子利用者に対して褥瘡の発生予防に車椅子用クッションを推奨する。

推奨の強さ　**1B**

　車椅子利用者は活動が活発になるほど車椅子上に長時間座り続けることになり、その結果、体重支持を主として担う臀部周辺は骨突出部の圧力が高くなり、褥瘡発生リスクが高まる。臀部周辺の褥瘡発生リスクを低下させる方法として、クッションの使用が臨床的によく用いられることから、今回CQとして取り上げた。

　車椅子上の褥瘡発生予防に関するランダム化比較試験は、4編が報告されている[1-4]。これら4編は使用したクッションが異なっており（1編は記載されていなかった）、メタ分析で統合した結果では、車椅子用クッションによる褥瘡予防は有意差を認めなかった。しかし、介入別に分けて褥瘡予防用クッションを用いた3編[2-4]でメタ分析を実施すると、褥瘡予防用クッションは褥瘡発生を予防する効果があることが示された。また、坐骨結節部の検証を行った2編[2,3]でのメタ分析でも褥瘡発生を予防する効果を示した。以上により、車椅子上座位における褥瘡の発生予防に車椅子用クッションの使用を推奨する。ただし、文献では複数の褥瘡予防用クッションが使用されており、特定のクッションの利用を推奨していないことに注意が必要である。

文献

1) Lim R, Sirett R, Conine TA, et al：Clinical trial of foam cushions in the prevention of decubitis ulcers in elderly patients. J Rehabil Res Dev, 25 (2)：19-26, 1988.
2) Geyer MJ, Brienza DM, Karg P, et al：A randomized control trial to evaluate pressure-reducing seat cushions for elderly wheelchair users. Adv Skin Wound Care, 14 (3)：120-129, 2001.
3) Brienza DM, Kelsey S, Karg P, et al：A randomized clinical trial on preventing pressure ulcers with wheelchair seat cushions. J Am Geriatr Soc, 58 (12)：2308-2314, 2010.
4) Conine TA, Hershler C, Daechsel D, et al：Pressure ulcer prophylaxis in elderly patients using polyurethane foam or Jay wheelchair cushions. Int J Rehabil Res, 17 (2)：123-137, 1994.

CQ 7 車椅子利用者に対して褥瘡の治癒促進に車椅子用クッションは有用か？

推奨文 | 車椅子利用者に対して褥瘡の治癒促進に車椅子用クッションを提案する。

推奨の強さ | **2C**

　車椅子上で圧迫が集中する部位に褥瘡が発生すると座位時間の制限を余儀なくされる。しかし、車椅子を利用しながら褥瘡の治癒を促進できる方法が選択肢にあると臨床的に有効である。そのため、今回CQとして車椅子用クッションの使用について取り上げた。

　車椅子上での褥瘡治癒促進に関するランダム化比較試験は、2編が報告されている。2編とも介入群において治癒促進の効果が高かったと報告されているが、1編は30日間で創面積が30％減少した人数を比較し[1]、もう1編は褥瘡の状態を示すスケールとともに、完全に治癒した人数が比較されていた[2]。これらのバイアスリスクを考慮し、褥瘡の治癒促進に車椅子用クッションの使用を提案する、とした。

文献

1) Makhsous M, Lin F, Knaus E, et al：Promote pressure ulcer healing in individuals with spinal cord injury using an individualized cyclic pressure-relief protocol. Adv Skin Wound Care, 22（11）：514-521, 2009.

2) Rosenthal MJ, Felton RM, Nastasi AE, et al：Healing of advanced pressure ulcers by a generic total contact seat：2 randomized comparisons with low air loss bed treatments. Arch Phys Med Rehabil, 84（12）：1733-1742, 2003.

栄養

CQ 8　褥瘡の治療に高エネルギー・高蛋白質の栄養補給は有用か？

推奨文 | 褥瘡の治療に高エネルギー・高蛋白質の栄養補給を提案する。

推奨の強さ　**2C**

　高エネルギー・高蛋白質の栄養補給が褥瘡治療の標準的な栄養管理として行われているが、その有効性についてのエビデンスは少ない。そこで、褥瘡の治療に高エネルギー・高蛋白質の栄養補給をすることの有用性を検討した。

　システマティックレビューの結果、高エネルギー・高蛋白質の栄養補給による褥瘡の治療効果を評価したランダム化比較試験（RCT）が2件と[1,2]、高蛋白質の栄養補給の効果を評価した非RCTが1件見つかった[3]。

　褥瘡のサイズは、すべての研究で有意に縮小していた。このなかで体重・BMIは、高蛋白質の栄養補給を行っても差は認めなかったが、高エネルギー・高蛋白質の栄養補給では有意に増加した。血清アルブミン値は、低アルブミン血症の対象者に高エネルギー・高蛋白質および高蛋白質の栄養補給のどちらを行っても有意な変化はなかった[2,3]。腎機能の指標であるクレアチニン値は、腎機能に異常のない対象者に蛋白質エネルギー比率24％と14％の栄養補給を行った場合を比べても介入8週間後に有意な差が認められなかった[3]。

　以上のことより、高エネルギー・高蛋白質の栄養補給は、褥瘡の治療に有効である可能性がある。ただし、推奨の強さは、研究論文数が少なく、エビデンスの確信性が低いため2C（弱い推奨）とした。

文献

1) van Anholt RD, Sobotka L, Meijer EP, et al：Specific nutritional support accelerates pressure ulcer healing and reduces wound care intensity in non-malnourished patients. Nutrition, 26（9）：867-872, 2010.
2) Ohura T, Nakajo T, Okada S, et al：Evaluation of effects of nutrition intervention on healing of pressure ulcers and nutritional states （randomized controlled trial）. Wound Repair Regen, 19（3）：330-336, 2011.
3) Breslow RA, Hallfrisch J, Guy DG, et al：The importance of dietary protein in healing pressure ulcers. J Am Geriatr Soc, 41（4）：357-362, 1993.

スキンケア

CQ 9

褥瘡の発生予防にシリコーン系等の粘着剤を使用したポリウレタンフォームドレッシング（以下、シリコーンフォームドレッシング）の使用は有用か？

推奨文 | 褥瘡の発生予防にシリコーンフォームドレッシングの使用を推奨する。

推奨の強さ **1B**

　褥瘡の発生予防のためには、日ごろからのスキンケアが大切である。高齢者の皮膚は弱く、骨の突出した部位は皮膚の摩擦を強く受けやすい状態になっている。従来は保湿剤などを使用していたが、近年、医療関連機器圧迫創傷（MDRPU）に対して、予防的なドレッシング材の使用が行われている。そのため今回は、予防用として種々のドレッシング材を用いることが褥瘡発生予防に有用であるかどうかについて検討した。

　その結果、シリコーンフォームドレッシング材を骨突出部へ貼用することによる褥瘡発生予防効果についてのランダム化比較試験が5編あった[1-5]。

　そのうち1編の論文では、老人ホームにおいて、褥瘡発生リスクの高い入所者を対象に、シリコーンフォームドレッシング材を貼付した結果、通常の褥瘡予防ケアを実施した群に比べて褥瘡発生率が有意に低かった[1]と報告している。

　また、鼻腔マスクを用いた非侵襲的換気療法（Non-Invasive Ventilation：NIV）治療を受けた急性呼吸不全患者に対し、マスクを直接装着する群、粘着性のある薄いドレッシング材貼付群、粘着性のあるシリコーンフォームドレッシング材貼付群、酸素化脂肪酸（hyperoxygenated fattyacids：HOFA）溶液塗布群で顔面の褥瘡発生率を比較したランダム化比較試験では、HOFA溶液の塗布が最も有効であったが、次いでシリコーンフォームドレッシング材貼付群において有意に褥瘡発生率が低かった[2]と報告している。

　その他、集中治療中の患者を対象に、シリコーンフォームドレッシング材貼付の有無による褥瘡発生率を比較したランダム化比較試験[3]、整形外科病棟ならびに術後ICUに入室した65歳以上の患者を対象に、シリコーンフォームドレッシング材を貼付した群と通常ケアを実施した群で褥瘡発生率を検討したランダム化比較試験[4]では、それぞれ褥瘡予防にシリコーンフォームドレッシング材が有効であることを報告している。

　本邦において、予防的なドレッシング材の使用は保険適用外であるが、上記の報告には、非介入群（対照群）よりも介入群のケアにかかる平均費用が低く抑えられたとの報告[5]もあることから、予防的効果を勘案した使用を推奨する。

文献
1) Santamaria N, Gerdtz M, Kapp S, et al：A randomised controlled trial of the clinical effectiveness of multi-layer silicone foam dressings for the prevention of pressure injuries in high-risk aged care residents：The Border Ⅲ Trial. Int Wound J, 15（3）：482-490, 2018.
2) Otero DP, Domínguez DV, Fernández LH, et al：Preventing facial pressure ulcers in patients under non-invasive mechanical ventilation：a randomized control trial. J Wound Care, 26（3）：128-136, 2017.
3) Santamaria N, Gerdtz M, Sage S, et al：A randomised controlled trial of the effectiveness of soft silicone multi-layered foam dressings in the prevention of sacral and heel pressure ulcers in trauma and critically ill patients：the border trial. Int Wound J, 12（3）：302-308, 2015.
4) Forni C, D'Alessandro F, Gallerani P, et al：Effectiveness of using a new polyurethane foam multi-layer dressing in the sacral area to prevent the onset of pressure ulcer in the elderly with hip fractures：A pragmatic randomized controlled trial. Int Wound J, 15（3）：383-390, 2018.
5) Ferrer Solà M, Espaulella Panicot J, Altimires Roset J, et al：Comparison of efficacy of heel ulcer prevention between classic padded bandage and polyurethane heel in a medium-stay hospital：randomized controlled trial. Rev Esp Geriatr Gerontol, 48（1）：3-8, 2013.

CQ 10　褥瘡の発生予防にポリウレタンフィルムの使用は有用か？

推奨文 ｜ 褥瘡の発生予防にポリウレタンフィルムの使用を提案する。

推奨の強さ　2C

　その他のドレッシング材について検証した結果、ポリウレタンフィルムドレッシング材を骨突出部に貼付し褥瘡発生予防効果について検証したランダム化比較試験が2編あった[1, 2]。

　1編は仰臥位手術患者を対象に、ポリウレタンフィルムドレッシング材貼付の有無による術後褥瘡発生率を比較したランダム化比較試験である[1]。発生率に有意な差を認めたが、両群のBMIは標準であることから、骨突出が著明な対象者における効果は言及できない。

　もう1編は海外において人工呼吸器装着患者90名を、対照群と2つの介入群（ポリウレタンフィルムドレッシング材貼付群とハイドロコロイドドレッシング材貼付群）に分け、フェイスマスク接触部位のグレードⅠ褥瘡発生率を比較した報告である[2]。結果は、褥瘡発生率が対照群96.7％、ポリウレタンフィルムドレッシング材貼付群53.3％、ハイドロコロイドドレッシング材貼付群40％で、対照群とドレッシング材貼付群の間には有意差が認められた。このようにポリウレタンフィルムドレッシング材貼付の発生予防効果を示した報告はあるが、使用に際しては保険適用がないことを考慮する必要がある。

文献
1) Imanishi K, Morita K, Matsuoka M, et al：Prevention of postoperative pressure ulcer by a polyurethane film patch. J Dermatol, 33（3）：236-237, 2006.
2) Weng MH：The effect of protective treatment in reducing pressure ulcers for non-invasive ventilation patients. Intensive Crit Care Nurs, 24（5）：295-299, 2008.

CQ 11 褥瘡の発生予防にハイドロコロイドの使用は有用か？

推奨文 | **褥瘡の発生予防にハイドロコロイドの使用を推奨もしくは提案する。**

推奨の強さ 1〜2B〜C

　褥瘡発生要因の一つに皮膚との摩擦力やずれ力の影響が明らかにされている。皮膚が直接寝具などに触れないようにさまざまなドレッシング材が使用されており、それによる褥瘡発生予防の有効性が示されている。

　ハイドロコロイドドレッシング材の褥瘡予防に関するランダム化比較試験は2編ある[1,2]。

　1編目は、腹臥位、側臥位、砕石位のような特殊体位、6時間以上の手術に該当する褥瘡ハイリスク患者の褥瘡好発部位にセラミド2含有ハイドロコロイドドレッシング材を貼付した介入群66名と、フィルムドレッシング材を貼付した対照群64名を比較したものである[1]。結果として、介入群の褥瘡発生者は5名（7.6％）、コントロール群は13名（20.3％）であり、ハイドロコロイドドレッシング材の使用により褥瘡が減少したと報告している。

　2編目は、ブレーデンスケール15以下と褥瘡発生リスクの高い寝たきりの65歳以上の高齢患者37名の左右大転子部の対照部位にポリウレタンフィルム材、介入部位にはすべり機能つきドレッシング材を3週間貼付し比較したものである[2]。結果として、ポリウレタンフィルム材またはすべり機能付きドレッシング材のいずれにおいても褥瘡は生じなかったが、持続性紅斑の発生率は、すべり機能付きドレッシング材においてポリウレタンフィルム材よりも有意に低かったと報告している。

　ポリウレタンフィルム材使用による褥瘡予防の有用性はCQ10で説明した通りであるが、いずれの使用も有用性は考慮できるが、この製品についての研究論文は少ない現状から、推奨度に関しては、「推奨、もしくは提案する」という表現を用いることにした。

　このように、ハイドロコロイドドレッシング材は褥瘡発生予防に有用であるが、本邦では予防のためのドレッシング材貼付は、保険適用外であることを考慮する必要がある。

文献
1) Kohta M, Sakamoto K, Kawachi Y, et al：A single-center, prospective, randomized, open-label, clinical trial of ceramide 2-containing hydrocolloid dressings versus polyurethane film dressings for pressure ulcer prevention in high-risk surgical patients. Chronic Wound Care Management and Research, 2：171-179

体位変換

CQ 12 高齢者に対する褥瘡の発生予防のために、体圧分散マットレスを使用したうえでの4時間をこえない体位変換間隔は有用か？

推奨文 | 高齢者に対する褥瘡の発生予防のために、体圧分散マットレスを使用したうえでの4時間をこえない体位変換間隔を提案する。

推奨の強さ 2B

NPIAP（NPUAP）/EPUAP/PPPIAなどの国際的な診療ガイドラインでは体位変換間隔（頻度）、技術、ベッド上のポジション、リスクのある対象者について記されている。体位変換は看護者が介入する行為であり、盲検化には限界がある。このなかで褥瘡発生率をアウトカムとした体位変換の間隔について検討した。

高齢者を対象とした体位変換について、国外のランダム化比較試験2編のうち1編[1]は、標準的ケア（従来どおりのケア）、標準マットレスを使用したうえでの2時間ごともしくは3時間ごとの体位変換と比較したところ、粘弾性マットレスを使用したうえでの4時間ごとの体位変換によって、有意に褥瘡発生率が減少したと報告している。

もう1編[2]は、複数の長期療養施設のブレーデンスケールにおいて中等度リスク・ハイリスクである高齢者を対象に、高密度ウレタンマットレスを使用した場合は、3時間ごとの体位変換か4時間ごとの体位変換かは褥瘡発生に影響を与えない（差がない）ことを述べている。

以上の2編は、いずれも対象は80歳前後で、高密度フォームマットレスまたは粘弾性マットレスが使用されていた。しかし、製品の詳細やブレーデンスケールによる褥瘡リスクには不明な点がある。患者選択や褥瘡リスクにおける盲検化の視点から、エビデンス総体において評価を下げた。また、本邦の高齢者と体格や療養状況、使用マットレスは異なる可能性がある。

以上より、高齢者に対する褥瘡の発生予防のために、体圧分散マットレスを使用したうえでの4時間をこえない体位変換間隔を提案する、とし、推奨の強さは2Bとした。

文献

1) Defloor T, De Bacquer D, Grypdonck MH：The effect of various combinations of turning and pressure reducing devices on the incidence of pressure ulcers. Int J Nurs Stud, 42（1）：37-46, 2005.
2) Bergstrom N, Horn SD, Rapp M, ct al：Preventing pressure ulcers：A multisite randomized controlled trial in nursing homes. Ont Health Technol Assess Ser, 14（11）：1-32, 2014.

CQ
13 人工呼吸器を装着した重症集中ケアを受ける患者に対する褥瘡の発生予防のために、体圧分散マットレスを使用したうえでの4時間をこえない体位変換間隔は有用か？

推奨文 | 人工呼吸器を装着した重症集中ケアを受ける患者に対する褥瘡の発生予防のために、体圧分散マットレスを使用したうえでの4時間をこえない体位変換間隔を提案する。

推奨の強さ **2B**

　集中治療室（ICU）の人工呼吸器装着患者において、国外の2編の研究があった。1編[1]は4時間ごとの体位変換は2時間ごとの体位変換と比較して褥瘡発生を増やさない（変わらない）と述べている。対象には、圧切替型体圧分散寝具（TotalCare®Duo®2）を使用し、体位変換角度は30度との記載があった。もう1編[2]では、ICU患者において、3時間ごとの体位変換と比較して、5時間ごとの体位変換は褥瘡発生を増加させると述べている。対象については、重症集中ケアで汎用されているVersaCare®、TotalCare®、Compella™ Bariatric bedが使用されていた。

　2編[1,2]のいずれも、対象は人工呼吸器管理下などの褥瘡ハイリスク患者であり、重症集中ケアで汎用されている圧切替型エアマットレスが使用されていた。1編はブレーデンスケールによる褥瘡リスクの記述があり、2編は患者の重症度をAPACHEスコアで示している。しかし、患者の重症度は推測できるものの患者選択やケア介入について盲検化の点から、エビデンス総体において評価を下げた。また、治療やケア、体格は本邦とは異なる。したがって、この結果をすべて適応できず、推奨の強さは2Bとした。

　以上より、人工呼吸器を装着した重症集中ケアを受ける患者に対する褥瘡の発生予防のために、体圧分散マットレスを使用したうえでの4時間をこえない体位変換間隔を提案するとした。

文献
1) Manzano F, Colmenero M, Pérez-Pérez AM, et al：Comparison of two repositioning schedules for the prevention of pressure ulcers in patients on mechanical ventilation with alternating pressure air mattresses. Intensive Care Med, 40（11）：1679-1687, 2014.
2) Darvall JN, Mesfin L, Gorelik A：Increasing frequency of critically ill patient turns is associated with a reduction in pressure injuries. Crit Care Resusc, 20（3）：217-222, 2018.

体圧分散用具

CQ 14-1　高齢者の褥瘡予防のために交換圧切替型/上敷圧切替型多層式エアマットレスの使用は有用か？

推奨文｜高齢者の褥瘡予防のために交換圧切替型/上敷圧切替型多層式エアマットレスを推奨する。

推奨の強さ　**1B**

CQ 14-2　高齢者の褥瘡予防のために交換静止型フォームマットレスの使用は有用か？

推奨文｜高齢者の褥瘡予防のために交換静止型フォームマットレスを提案する。

推奨の強さ　**2B**

CQ 14-3　高齢者の褥瘡予防のために上敷圧切替型単層式/静止型エアマットレスの使用は有用か？

推奨文｜高齢者の褥瘡予防のために上敷圧切替型単層式/静止型エアマットレスを提案する。

推奨の強さ　**2B**

　体圧分散マットレスは、患者の活動性や可動性、病期などをもとに選択を検討する。しかし2000年以降、自力体位変換不可の患者の褥瘡発生率を比較したエビデンスレベルの高い研究論文は3編しかなかった。そのため、今回のガイドラインでは、褥瘡発生者の多くが高齢者であることから高齢者を対象にした論文に絞ることとし、重要臨床課題を「高齢者の褥瘡予防のためにどのようなマットレスの使用が有用か？」と設定した。

　ガイドライン作成にあたり、体圧分散マットレスを使用方法、素材、機能から以下のように分類して検討した。

　使用方法では交換と上敷に大別した。交換は標準マットレスを使用せず、その代わりに体圧分散マットレスを使用するものを指し、上敷は標準マットレスの上に重ねて使用するものを指している。素材はエアとフォームに大別した。機能は、エアセルの膨張と収縮など加圧と減圧が周期的に起こり圧再分配を行うものを圧切替型とし、セルの構造が一層のみのものを単層式、二層以上のものを多層式とした。また圧切替機能を持たないものを静

止型として分類した。

　高齢者を対象に褥瘡発生率を比較した研究は国外のランダム化比較試験が 6 編[1-6]、国内のランダム化比較試験が 1 編[7] であった。

　国外では、上敷静止型エアマットレス[1,2]、交換静止型フォームマットレス[3,4] と標準マットレスを使用した群との褥瘡発生率の比較では、上敷静止型エアマットレス、交換静止型フォームマットレス使用群のほうが標準マットレス使用群より褥瘡発生率が有意に低かった。また、交換圧切替型エアマットレス使用群は、それ以外の体圧分散マットレスや標準マットレス使用群に比べて褥瘡発生率が有意に低かった[5,6]。

　一方、国内では、上敷圧切替型多層式エアマットレスは、上敷圧切替型単層式エアマットレスや標準マットレスに比べて褥瘡発生率が有意に低かったことが報告されている[7]。また、上敷圧切替型多層式エアマットレスは45度の頭側挙上姿勢においても有効性が示された[7]。

　これらの結果より、高齢者の褥瘡予防のためには、交換圧切替型エアマットレスや上敷圧切替型多層式エアマットレスの使用を推奨する。また、交換静止型フォームマットレスや上敷圧切替型単層式エアマットレスの使用を提案する。ただし、これらの結果に加えて患者の活動性や可動性、病期等をもとに体圧分散マットレスを選択する必要がある。

文献

1) van Leen M, Hovius S, Halfens R, et al：Pressure relief with visco-elastic foam or with combined static air overlay? A prospective, crossover randomized clinical trial in a Dutch nursing home. Wounds, 25（10）：287-292, 2013.

2) van Leen M, Hovius S, Neyens J, et al：Pressure relief, cold foam or static air? A single center, prospective, controlled randomized clinical trial in a Dutch nursing home. J Tissue Viability, 20（1）：30-34, 2011.

3) Russell LJ, Reynolds TM, Park C, et al：Randomized clinical trial comparing 2 support surfaces：results of the Prevention of Pressure Ulcers Study. Adv Skin Wound Care, 16（6）：317-327, 2003.

4) Gunningberg L, Lindholm C, Carlsson M, et al：Effect of visco-elastic foam mattresses on the development of pressure ulcers in patients with hip fractures. J Wound Care, 9（10）：455-460, 2000.

5) Demarré L, Verhaeghe S, Van Hecke A, et al：The effectiveness of three types of alternating pressure air mattresses in the prevention of pressure ulcers in Belgian hospitals. Res Nurs Health, 36（5）：439-452, 2013.

6) Sauvage P, Touflet M, Pradere C, et al：Pressure ulcers prevention efficacy of an alternating pressure air mattress in elderly patients：E²MAO a randomised study. J Wound Care, 26（6）：304-311, 2017.

7) Sanada H, Sugama J, Matsui Y, et al：Randomised controlled trial to evaluate a new double-layer air-cell overlay for elderly patients requiring head elevation. J Tissue Viability, 13（3）：112-121, 2003.

第3章

褥瘡予防・治療・ケア クリニカルガイド

第3章 CONTENTS

第 1 節 **外用薬** 53

第 2 節 **ドレッシング材** 80

第 3 節 **外科的治療** 102

第 4 節 **栄養** 123

第 5 節 **リハビリテーション** 142

第 6 節 **発生予測** 160

第 7 節 **皮膚観察** 172

第 8 節 **スキンケア** 177

第 9 節 **体位変換** 187

第 10 節 **体圧分散マットレス** 207

第 11 節 **患者教育** 232

第 12 節 **アウトカムマネジメント** 236

第 13 節 **QOL、疼痛** 242

第 **1** 節

外用薬

褥瘡に用いる外用薬の概要

外用薬の選択

　褥瘡の局所治療に用いる外用薬にはさまざまな種類がある。外用薬は薬効成分の主薬と添加剤に該当する基剤、賦形剤、溶剤で構成される。外用薬の剤形として軟膏剤、クリーム剤、ゲル剤、粉末剤、噴霧剤、シート剤などが挙げられるが、現在は軟膏剤やクリーム剤が多く製品化されている。

　外用薬が薬効を発揮するためには主薬の薬理効果が重要であることは言うまでもないが、基剤の種類により効果の発現が変化すると考えられており、外用薬を選択する上で基剤の特性にも着目する必要がある。

　現在製品として市販されている外用薬を**表1**に示す。また、慢性期の深い褥瘡（D）に対するDESIGN-R®2020に準拠した外用薬の選択を**表2**に示す。

　なお近年、アルクロキサ、フランセチン硫酸塩・トリプシン、幼牛抽出物質、ヨウ素軟

表1　褥瘡治療に保険適用のある外用薬

1．主に滲出液（E）、感染（I）、壊死組織（N）の制御を目的とする外用薬	
1）カデキソマー・ヨウ素	カデックス®軟膏0.9％、カデックス®外用散0.9％
2）スルファジアジン銀	ゲーベン®クリーム1％
3）デキストラノマー	デブリサン®ペースト
4）ブロメライン	ブロメライン軟膏5万単位/g
5）ポビドンヨード・シュガー	イソジン®シュガーパスタ軟膏、スクロード®パスタ、ソアナース®軟膏、ドルミジン®パスタ、ネグミン®シュガー軟膏、ポビドリン®パスタ軟膏、ユーパスタコーワ軟膏
6）ヨードホルム	タマガワヨードホルムガーゼ、ハクゾウヨードホルムガーゼ、ヨードホルム
2．主に肉芽の形成（G）、創の縮小（S）、を目的とする外用薬	
1）トラフェルミン	フィブラスト®スプレー250/スプレー500
2）トレチノイントコフェリル	オルセノン®軟膏0.25％
3）ブクラデシンナトリウム	アクトシン®軟膏3％
4）アルプロスタジルアルファデクス	プロスタンディン®軟膏0.003％
3．その他の外用薬	
1）ジメチルイソプロピルアズレン	アズノール®軟膏0.033％
2）酸化亜鉛	亜鉛華軟膏、亜鉛華（10％）単軟膏、ウイルソン軟膏「東豊」、酸化亜鉛

（2023年3月現在）

表2 慢性期の深い褥瘡（D）に対するDESIGN-R®2020に準拠した外用薬の選択

Necrotic tissue（壊死組織）N→n	Inflammation/Infection（炎症/感染）I→i	Exudate（滲出液）E→e	Granulation（肉芽形成）G→g	Size（大きさ）S→s	Pocket（ポケット）P→(−)
			アルプロスタジルアルファデクス	アルプロスタジルアルファデクス	
カデキソマー・ヨウ素	カデキソマー・ヨウ素	滲出液が多い カデキソマー・ヨウ素	臨界的定着の疑い カデキソマー・ヨウ素		
				酸化亜鉛	
				ジメチルイソプロピルアズレン	
スルファジアジン銀	スルファジアジン銀	滲出液が少ない[感染創] スルファジアジン銀	臨界的定着の疑い スルファジアジン銀		
デキストラノマー		滲出液が多い デキストラノマー			
		滲出液が少ない[非感染創] トレチノイントコフェリル	トレチノイントコフェリル		滲出液が少ない トレチノイントコフェリル
			トラフェルミン		滲出液が少ない トラフェルミン
		滲出液が少ない 乳剤性基剤の軟膏			
			ブクラデシンナトリウム	ブクラデシンナトリウム	
ブロメライン					
	ポビドンヨード				
精製白糖・ポビドンヨード	精製白糖・ポビドンヨード	滲出液が多い 精製白糖・ポビドンヨード	精製白糖・ポビドンヨード		滲出液が多い 精製白糖・ポビドンヨード
			臨界的定着の疑い 精製白糖・ポビドンヨード		
	ヨードホルム				

■：臨床試験や疫学研究の根拠があり、行うよう勧められる。
■：根拠は限られているが、行ってもよい。
日本褥瘡学会教育委員会ガイドライン改訂委員会：褥瘡予防・管理ガイドライン（第4版）．褥瘡会誌, 17（4）：487-557, 2015．を参考に作成

膏、リゾチーム塩酸塩が製造中止となったため、表1～3を含む本章の記載内容や参考文献などにおいて、それらの外用薬には言及していない。2023年3月現在、トレチノイントコフェリルは出荷停止となっているが、記載に含めた。前版の内容と一部異なるため、留意していただきたい。

　健常皮膚では表層に表皮と呼ばれる上皮構造が存在し、その特性により皮膚バリア機能を形成して外来の微生物や異物の侵入を防ぐ役割を担う。皮膚バリア機能の影響で基剤ごとに薬効成分の吸収性が異なるため、表皮からの基剤の吸収性を考慮し外用薬を選択することが一般的である。一方で褥瘡などの皮膚潰瘍の表面では表皮が欠損しているため、皮膚バリア機能の影響を考慮する余地がない。健常皮膚に塗布した場合と異なり、基剤が創面に直接接触して薬効が発揮され、創面の湿

潤環境が変化して創傷治癒過程や感染制御に影響を及ぼすと考えられている。褥瘡治療において軟膏基剤の特性と創面の状況を考慮して外用薬を選択することは、近年注目されている創傷の衛生管理（wound hygiene）のコンセプトを実践することにつながり、創傷治癒を促進する上で重要なプロセスである。

それぞれの基剤の特性

褥瘡などの皮膚潰瘍に外用薬を用いて治療する場合、創面の適切な湿潤環境を保持することが治癒を促進させるために重要である。基剤がもつ特性のうち、水分の吸収性、補水性、保湿性などに着目し、創面の状況、特に滲出液の量に応じて適切な基剤を選択する必要がある。

基剤は**表3**のように、水分と油分に対する親和性の違いにより「疎水性基剤（油脂性基剤）」と「親水性基剤」に区分される。

1．疎水性基剤（油脂性基剤）

疎水性基剤は油脂性基剤とも呼ばれ、軟膏剤に使用される。油脂などを原料とした白色ワセリンやプラスチベース（ゲル化炭化水素）などが代表的である。疎水性基剤は水分とはなじまない性質があり、滲出液を創面の上にとどめることで保湿作用を発揮し、水分が過剰でない創面において湿潤環境を保持する効果をもつ。しかしながら、創面の滲出液が増加した状況で油脂性基剤を使用した場合、滲出液が過剰に停滞し適切な湿潤環境を保持することが困難となり創傷治癒が遅延する要因となる可能性があるため、医療者は創面の状況を慎重に判断する必要がある。

2．親水性基剤

親水性基剤は特性の異なる以下の4種に区分される。

①水溶性基剤（マクロゴール基剤）

軟膏剤に使用される。水分や分泌物を吸収

表3 外用薬の軟膏基剤による分類

分類			薬剤の種類	外用薬（代表的な製品）	薬効成分
疎水性基剤	油脂性基剤	鉱物性 動植物性	白色ワセリン、プラスチベース、亜鉛華単軟膏、亜鉛華軟膏	亜鉛華軟膏	酸化亜鉛
				アズノール®軟膏0.033%	ジメチルイソプロピルアズレン
				プロスタンディン®軟膏0.003%	アルプロスタジルアルファデクス
親水性基剤	乳剤性基剤	水中油型（O/W型）	親水軟膏、バニシングクリーム	オルセノン®軟膏0.25%	トレチノイントコフェリル
				ゲーベン®クリーム1%	スルファジアジン銀
	水溶性基剤	マクロゴール軟膏		アクトシン®軟膏3%	ブクラデシンナトリウム
				ブロメライン軟膏5万単位/g	ブロメライン
		マクロゴール軟膏（＋白糖）		ユーパスタコーワ軟膏	精製白糖・ポビドンヨード
		マクロゴール600（＋ビーズ）		デブリサン®ペースト	デキストラノマー
		マクロゴール（＋ビーズ）		カデックス®軟膏0.9%	カデキソマー・ヨウ素

し溶解する特性をもつ。滲出液が多く過剰に湿潤した創面に対して使用した場合、滲出液を吸収することで創面の適切な湿潤環境の保持に寄与する。一方、滲出液が少なく湿潤性が低下した創面に対して使用した場合は創面の水分がさらに減少して乾燥し、創傷治癒が遅延することがある。

②水分の中に油分を含む乳剤性基剤（O/W型）

クリーム剤に使用される。含有する水分量が多く、創面に水分を付加する特性があり、補水作用を発揮する。滲出液が少なく湿潤性が低下した創面に対して使用した場合は、補水作用により適切な湿潤環境の保持に寄与するが、滲出液が多い創面に対して使用した場合は湿潤過剰となり創傷治癒が遅延することがある。

③油分の中に水分を含む乳剤性基剤（W/O型）

皮膚潰瘍の治療に用いる外用薬としての製剤は、現在市販されていない。

④ゲル基剤

皮膚潰瘍の治療に用いる外用薬としての製剤は、現在市販されていない。

3. 湿潤環境の調節を目的とした基剤の調整

近年、創面の適切な湿潤環境を保持する目的で特性の異なる薬剤、例えば水溶性基剤（マクロゴール基剤）と水分含有量の高い乳剤性基剤（O/W型）を混合して用いることにより、創面を肉芽形成に適した湿潤環境に調節できることが報告された[1]。これにより個々の基剤の単独使用に比べ、湿潤環境の調節範囲を

広げることができるとされる。安全性や安定性についても検証されている。この報告により、創面の水分コントロールにおける外用薬の新たな役割が提示されたと言える。

外用薬塗布時の被覆

外用薬塗布時の被覆は、一般に医療用のガーゼが用いられる。褥瘡治療には創面の適切な湿潤環境が必要であり、このことを念頭に置く必要がある。

滲出液が少ない創に対し、ガーゼのみでの被覆や外用薬を薄く伸ばしたガーゼでの被覆を行うと、滲出液がガーゼに吸収され創面が乾燥することがある。このような場合は創面の湿潤環境を維持する目的で、外用薬の塗布量を増量する、ガーゼに生理食塩水を含ませる、水分含有量の高い乳剤性基剤（O/W型）の外用薬に変更する、ガーゼの上からポリウレタンフィルムドレッシング材で被覆する、などの対応が必要となる。

一般的な綿子や不織布のガーゼで外用薬を被覆すると、ガーゼが創面に固着することがある。創面に固着したガーゼを非愛護的に剥離・除去すると再生組織を損傷し創傷治癒が遷延する要因となることがあるため、ガーゼ交換の際は愛護的処置を心がける。ガーゼの固着を最小限とするためには、外用薬をより多く塗布する、ポリウレタンフィルムドレッシング材でガーゼを被覆する、非固着性ガーゼを使用するなどの対応を、状況に応じて選択することが望ましい。

文献
1) Noda Y, Watanabe K, Sanagawa A, et al：Physiochemical properties of marogol ointment and emulsion ointment blend developed for regulation of water absorption. Int J Pharm, 419 (1-2)：131-136, 2011.

創部の状況に応じた外用薬の使い方

急性期の褥瘡

【要点】

　急性期の褥瘡に対し、酸化亜鉛、ジメチルイソプロピルアズレン、白色ワセリンなどの創面保護効果の高い油脂性基剤の外用薬やスルファジアジン銀のような水分を多く含む乳剤性基剤（O/W型）の外用薬が選択肢となる。

　日本褥瘡学会では急性期褥瘡について"発生から概ね1〜3週間"と定義している。発生直後の褥瘡は、一般に紅斑や紫斑など皮膚の色調変化などの臨床所見を呈することが多い。しかしながら急性期は創面や周囲の皮膚が脆弱であり、圧迫やずれなどの外力の影響で容易に組織損傷が拡大し、創面の状況が短期間のうちに変化（悪化）して水疱やびらん、浅い皮膚潰瘍などの多様な症状を生じることがある（図1）。

図1 急性期の褥瘡

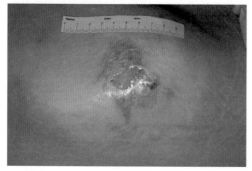

表皮剥離がみられ、びらんを伴っている。比較的浅いと思われるが、急性期のため、確証は得られない。

1）臨床的事項

　急性期の褥瘡は病態が不安定で実際の組織損傷の深度が確定できないことが多い。急性期褥瘡の治療を行う際は、慎重かつ継続的な観察を行った上で、創面を保護し適度な湿潤環境を保持することで組織損傷の拡大を最小限とすることが重要となる[1]。

2）エビデンス

　急性期褥瘡に対する外用薬の有効性や選択方法に言及した分析疫学的研究は文献検索期間内（2018年12月まで）に報告されておらず、総説[1]の記載に限定される。それによれば、急性期褥瘡に外用薬を使用する場合は創面保護効果の高い油脂性基剤の白色ワセリン、もしくはこれを基剤とする酸化亜鉛やジメチルイソプロピルアズレンなどを使用することが望ましいとされる。

　また、創感染の併発が疑われる場合には、抗生物質含有軟膏の有効性は明らかではなく、非特異的抗菌効果が期待できるスルファジアジン銀などを選択することが望ましいとされる。このことから、急性期の褥瘡には酸化亜鉛、ジメチルイソプロピルアズレンなどの創面保護効果の高い油脂性基剤の外用薬やスルファジアジン銀のような水分を多く含む乳剤性基剤（O/W型）の外用薬が選択肢となる。

文献
1）　川上重彦, 島田賢一：急性期褥瘡の治療. Modern Physician, 28（4）：506-507, 2008.

深部損傷褥瘡（DTI）が疑われる場合

【要点】

　創部を継続的に観察することを前提とした上で、酸化亜鉛、ジメチルイソプロピルアズレンなどの創面保護効果の高い油脂性基剤の外用薬が選択肢となる。

　深部損傷褥瘡（deep tissue injury：DTI）は2005年に米国褥瘡諮問委員会の褥瘡分類において"suspected deep tissue injury"として提唱された概念である。DTIは外力負荷によりすでに深部の軟部組織の損傷を生じているが、当初は肉眼的に皮膚表面の紅色・紫色・茶褐色などの色調変化のみを呈し、明らかな損傷がみられない状態、または血疱のみを形成する状態とされる。通常は経過とともに全層欠損創に移行する（図2）。つまり、DTIは褥瘡の発生初期にみられることが多い病態であり、広い意味では急性期褥瘡に含まれる概念である。

1）臨床的事項

　DTIを疑う臨床所見として、骨突出部より大きな紅斑、患部の疼痛、触診時の硬結や波動感、熱感または冷感などが挙げられる。肉眼所見のみでその診断を確定することは困難であるが、MRI、CT、表在エコーなどの画像検査を行うことにより、DTIの有無をより詳細に評価できる。近年改訂されたDESIGN-R®2020[1]において、Depth（深さ）の項目に「深部損傷褥瘡（DTI）疑い」が追加された。このことはDTIの可能性があるか否かを適切に判断し、DTIの存在が疑われる場合は迅速に対応することが重要であることを改めて示したものである。

2）エビデンス

　DTIは比較的新しい概念であるため、DTIが疑われた場合に使用する外用薬の有効性や選択方法についてのエビデンスはエキスパートオピニオンの記載にとどまる。急性期褥瘡に準じて酸化亜鉛、ジメチルイソプロピルアズレンなどの創面保護効果の高い油脂性基剤の外用薬が主な選択肢となるが、創部の状態が変化した場合は適宜外用薬を変更する必要がある。

文献
1）　日本褥瘡学会編：改定DESIGN-R®2020 コンセンサス・ドキュメント．照林社，東京，2020．

図2 DTIの例

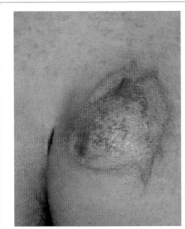

1 右臀部のDTI発見時の状態を示す。

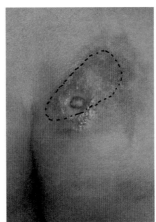

2 発症3か月後の状態。点線はポケットの範囲を示している。

持続する発赤、紫斑を呈する褥瘡

【要点】
　酸化亜鉛、ジメチルイソプロピルアズレンなどの創面保護効果の高い油脂性基剤の外用薬が選択肢となる。

　皮膚表面に持続する（圧迫により消退しない）発赤や紫斑を呈し、DTIを疑う所見がみられない褥瘡は、DESIGN-R®2020分類におけるDepth（深さ）の項目のd1に相当する。自重による長期の圧迫負荷の影響により、主として真皮の血管が障害され、赤血球が血管外に漏出することで持続する発赤や紫斑が形成される（**図3**）。一方で、皮膚炎や湿疹変化でみられる発赤は紅斑と呼ばれ、毛細血管の拡張による反応性充血であり、圧迫により消退するものが多い。指押し法やガラス板圧診法を行い、発赤が消退すれば反応性充血、消退しなければ褥瘡と判定される（p.174参照）。

1）臨床的事項
　持続する発赤や紫斑は褥瘡の発生初期にみられることが多く、急性期褥瘡の症状の1つである。組織損傷が軽微である場合は局所や全身の適切なケアにより褥瘡の進行を抑止できるが、組織損傷が軽微でない場合は経過とともに進行し水疱や潰瘍を形成するなど症状が急速に変化することがある。したがって、急性期褥瘡と同様に、継続的な経過観察と創面を保護することで組織損傷の拡大を抑止することが重要となる。

2）エビデンス
　持続する発赤や紫斑に対する外用薬の有効性や選択方法に言及した分析疫学的研究は文献検索期間内に報告されておらず、総説[1]の記載にとどまる。それによれば、発赤や紫斑に対しては創面を保護し適度な湿潤環境を保持する目的でドレッシング材の使用が望ましいとされる。外用薬を使用する場合は、創面保護効果の高い油脂性基剤の外用薬、つまり白色ワセリン、酸化亜鉛、ジメチルイソプロピルアズレンなどが選択肢となる。なおジメチルイソプロピルアズレンは創面保護効果に加え、弱い抗炎症作用と浮腫抑制作用が期待できる[2]。

文献
1）川上重彦, 島田賢一：急性期褥瘡の治療. Modern Physician, 28（4）：506-507, 2008.
2）中村家政, 尾崎正若, 渡辺敏, ほか：Azulenの抗炎症作用について. 臨皮泌, 12（7）：769-778, 1958.

水疱を呈する褥瘡

【要点】
　酸化亜鉛、ジメチルイソプロピルアズレンなどの創面保護効果の高い油脂性基剤の外用薬が選択肢となる。

　健常皮膚の表皮と真皮は、その境界部に存在するヘミデスモソームと呼ばれる蛋白質が接着装置として機能することで、ケラチンな

図3 発赤・紫斑の例

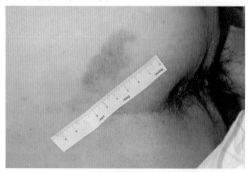

消退しない発赤や紫斑を伴っている。摩擦、ずれから創面を保護し、創面の観察を怠らないことが重要である。

どの中間系線維により強固に接合している。褥瘡が発生ないし進行する過程で、圧迫やずれなどの外力によって接着構造が障害されると表皮と真皮が離開し、その間隙に滲出液が貯留して水疱が形成される（図4）。

1）臨床的事項

水疱が破れると後述するびらんや浅い潰瘍に進展することがある。したがって、水疱を積極的に破ることは避けることが望ましいが、著しく緊満した水疱に対しては穿刺して内容を排出する（図5）。

2）エビデンス

水疱に対する外用薬の有効性や選択方法に言及した分析疫学的研究は文献検索期間内に報告されておらず、エキスパートオピニオン[1] の記載のみである。それによると、弛緩した水疱や破れた水疱、緊満性水疱の穿刺後に露出した創面に対して外用薬を用いて治療する場合、露出した創面を保護することが重要となる。そこで、創面保護効果が期待できる油脂性基剤の外用薬、つまり白色ワセリン、酸化亜鉛やジメチルイソプロピルアズレンなどの外用薬が選択肢となる。

文献
1）日本薬局方解説書編集委員会編：第十四改正日本薬局方 条文と注釈, 1257-1259, 廣川書店, 東京, 2001.

びらん、浅い潰瘍を呈する褥瘡

【要点】

創面保護作用を有する酸化亜鉛、ジメチルイソプロピルアズレンや、上皮形成促進を有するアルプロスタジルアルファデクス、ブクラデシンナトリウムなどの外用薬が選択肢となる。

皮膚創傷において、びらんとは皮膚の上皮組織である表皮が全層欠損し真皮が露出するが、真皮の損傷がほとんどない状態であり、潰瘍とは表皮の欠損に加えて損傷が真皮や皮下組織に達する状態である。浅い潰瘍とは、一般に損傷が真皮の一部にとどまり皮下組織が損傷されていない状態を指す（図6）。びらん・浅い潰瘍ともに、DESIGN-R®2020分類におけるDepth（深さ）の項目のd2に相当する。びらん、ならびに真皮浅層までの損傷が治癒する過程においては、創縁の表皮または創面の真皮に遺残する毛包上皮に由来する角化細胞が増殖・遊走して創面に表皮が形成され、治癒に至る（この過程を上皮化と呼ぶ）。一方で、損傷が真皮深層に及び毛包が

図4 水疱の例

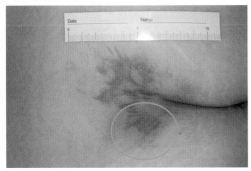

下半分に水疱が見られる（◯部）。上半分は表皮が剥離し、びらんとなっている。

図5 水疱の処置

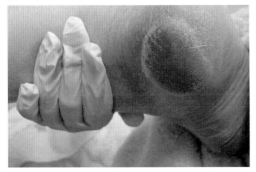

水疱は基本的に破らずそのままにするが、著しく緊満している場合には穿刺する。

図6 浅い潰瘍の例

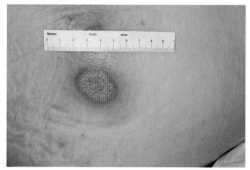

真皮の一部が欠損している程度であり、1週間でほぼ上皮化した。創面保護と湿潤環境の維持が重要となる。

遺残しない場合は、真皮の欠損部に毛細血管と線維芽細胞からなる肉芽組織が形成されたのち、その表面を創縁の表皮に由来する角化細胞が遊走して治癒に至る。

1）エビデンスと臨床的事項

びらん、浅い潰瘍に対する外用薬の有効性や選択方法に言及した分析疫学的研究は文献検索期間内に報告されていない。エキスパートオピニオン[1]によれば、びらんや浅い潰瘍に対する治療では、表皮形成を阻害しないために創面の保護と適度な湿潤環境の維持が重要とされる。創面保護作用を有する外用薬として、白色ワセリンもしくはこれを基剤とする酸化亜鉛やジメチルイソプロピルアズレンが挙げられる。

また、表皮形成促進作用を有する外用薬として、アルプロスタジルアルファデクス、ブクラデシンナトリウムなどが挙げられる。アルプロスタジルアルファデクスは表皮形成促進作用と皮膚血流増加作用、血管新生促進作用を有する。ブクラデシンナトリウムは創の収縮作用と局所血流の改善作用、血管新生促進作用、肉芽形成促進作用、表皮形成促進作用を有する。ブクラデシンナトリウムの基剤は水溶性基剤のマクロゴールであり、主に滲出液が多い創面に適用される。

文献
1) 中村家政，尾崎正若，渡辺敏，ほか：Azulenの抗炎症作用について．臨皮泌，12（7）：769-778，1958.

疼痛を伴う場合

【要点】

創面の湿潤環境を保持する作用をもつジメチルイソプロピルアズレンなどの油脂性基剤の外用薬やスルファジアジン銀、トレチノイントコフェリルなどの乳剤性基剤（O/W型）の外用薬が選択肢となる。

褥瘡を有する患者の大部分は創部の疼痛を感じており、特に急性期の褥瘡や深い褥瘡において疼痛が強いとされる。疼痛を訴えることができない褥瘡患者は少なくない。医療者はこのことを念頭に置き、処置時に患者の表情を観察するなどして疼痛の有無や程度を把握することが重要である。海外では褥瘡の疼痛に対するオピオイド外用薬が使用されており、ランダム化比較試験も実施されている[1,2]。しかしながら、わが国では同様の外用薬の使用は承認されておらず、一般的な選択肢になり得ない。

1）エビデンスと臨床的事項

褥瘡の疼痛に対する外用薬の有効性や選択方法について、わが国で創傷治療に用いられる外用薬を対象とした分析疫学的研究は文献検索期間内に報告されていない。しかしながら、創面を適度な湿潤環境に保つことにより、一定程度の疼痛の軽減が期待できる。したがって、疼痛を伴う褥瘡に対しては、創面保護作用を有する油脂性基剤のジメチルイソプロピルアズレンなどの外用薬や、水分を多く含む乳剤性基剤（O/W型）のスルファジアジン銀やトレチノイントコフェリルなどの外用薬が選択肢となる。

文献
1) Flock P：Pilot study to determine the effectiveness of diamorphine gel to control pressure ulcer pain. J Pain Symptom Manage, 25（6）：547-554, 2003.
2) Zeppetella G, Paul J, Ribeiro MD：Analgesic efficacy of morphine applied topically to painful ulcers. J Pain Symptom Manage, 25（6）：555-558, 2003.

滲出液が多い場合

【要点】

滲出液の減少効果を有するカデキソマー・ヨウ素、精製白糖・ポビドンヨードなどを主に使用する。また、デキストラノマーも選択肢となる。

皮膚創傷でみられる滲出液は、表皮が欠損した創面から滲み出す組織間液であり、炎症細胞に加えて創傷治癒に関連するサイトカインや増殖因子などの蛋白質を含む（図7）。滲出液は創面を湿潤させる作用があり、適度な湿潤環境下では角化細胞が迅速に増殖・遊走し、創傷治癒が促進される。一方、滲出液の量が多く湿潤が過度になった場合は創傷治癒が阻害されることがある。滲出液の量は、局所の創感染や低栄養状態、全身の浮腫など、さまざまな要因で増加する。また、滲出液の量は褥瘡の重症度とも関連し、DESIGN-R®2020分類のExudate（滲出液）の項目では、滲出液量の指標であるドレッシング交換の頻度が多いほど重症と判定される。滲出液の観察ポイントを表1に示す。

皮膚創傷の治療において適切な湿潤環境を維持する治療方法を湿潤環境下療法（moist wound healing）と呼び、日本褥瘡学会では「創面を湿潤した環境に保持する方法。滲出液に含まれる多核白血球、マクロファージ、酵素、細胞増殖因子などを創面に保持する。自己融解を促進して壊死組織除去に有効であり、また細胞遊走を妨げない環境でもある。」と定義している。

1）臨床的事項

滲出液が多い創面に外用薬を使用する場合、基剤のもつ滲出液吸収作用（吸水能）を考慮して選択する。吸水能は外用薬1gあた

図7 滲出液生成の機序

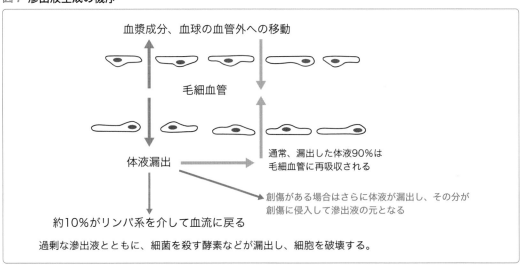

血漿成分、血球の血管外への移動

毛細血管

体液漏出

通常、漏出した体液90%は毛細血管に再吸収される

創傷がある場合はさらに体液が漏出し、その分が創傷に侵入して滲出液の元となる

約10%がリンパ系を介して血流に戻る

過剰な滲出液とともに、細菌を殺す酵素などが漏出し、細胞を破壊する。

World Union of Wound Healing Societies（WUWHS）：Principles of best practice：Wound Exudate and the Role of Dressings. A consensus document, London, MEP Ltd, 2007. を参考に作成

表1 滲出液の観察ポイント

色調の意義	
特徴	**考えられる原因**
透明・琥珀	漿液性滲出液。「正常」とみなされることが多いが、線維素溶解酵素産生菌（黄色ブドウ球菌等）による感染のほか、尿瘻またはリンパ瘻が原因となりうる
混濁、乳白色、クリーム状	フィブリン網（炎症反応により形成される線維性物質）を含む可能性や、感染に由来する白血球と細菌を含む可能性がある
ピンクまたは赤	毛細血管損傷により漏出した赤血球を含む可能性がある
緑	緑膿菌などの細菌感染が存在する可能性がある
黄または茶	腸瘻・尿瘻からの排出物が原因となりうる
灰または青	銀含有ドレッシング材の成分に由来する可能性がある
粘稠度の意義	
粘性が高い （高粘度で時に粘着性あり）	・蛋白含量が多い（感染、炎症） ・壊死性物質 ・腸瘻 ・一部のドレッシング材または外用薬の残留物
粘性が低い （低粘度で流れやすい）	・蛋白含量が少ない（静脈性またはうっ血性心疾患、栄養不良など） ・尿瘻、リンパ瘻または関節腔瘻
臭いの意義	
不快	・細菌増殖または感染 ・壊死組織 ・洞／腸瘻または尿瘻

World Union of wound Healing Societies (WUWHS) : Principles of best practice : Wound exudate and the role of dressings. A consensus document, London, MEP Ltd, 2007. より引用

りの吸水量で示され、吸水能が高い薬剤ほど多くの滲出液を吸収する[1]（**表2**）。また、基剤ごとに吸水動態が異なることが知られ、浸透圧により組織中の滲出液を吸収して創面を乾燥させる"能動的吸水"作用と、創面に溢れた滲出液を吸収して湿潤環境を維持する"受動的吸水"作用がある（**図8**）。能動的吸水作用をもつ代表的製剤は精製白糖・ポビドンヨードであり、創面の浮腫を改善させる目的で使用する。受動的吸水作用をもつ代表的薬剤はカデキソマー・ヨウ素とデキストラノマーであり[2]、創面の湿潤環境を維持しつつ過剰な滲出液を吸収する目的で使用する。このように、外用薬を選択する際は創部の滲出液量と肉芽の状態に加え、薬剤の吸水能や吸水動態を考慮することが重要である。

2）エビデンス

カデキソマー・ヨウ素と精製白糖・ポビドンヨードについて、滲出液の量を評価項目としたランダム化比較試験が報告されている。カデキソマー・ヨウ素とフィブリノリジン・デオキシリボヌクレアーゼ配合剤の比較試験において、カデキソマー・ヨウ素は創面の滲出液量の改善率が有意に高かった[3]。精製白糖・ポビドンヨードについては、リゾチーム塩酸塩[4]および幼牛血液抽出物含有軟膏[5]との比較試験が1編ずつあり、いずれも精製白糖・ポビドンヨードの創面滲出液量の改善率が有意に高かった。デキストラノマーに関しては症例集積により滲出液量の改善効果について検討した文献があり[6]、大部分の症例で滲出液の減少が報告された。

表2 滲出液吸収作用を有する外用薬の基剤と吸水能

外用薬	基剤	吸水能（mL/g）
カデキソマー・ヨウ素	マクロゴール＋（カルメロースナトリウム＋ポリアクリル酸部分中和物）	3.7
デキストラノマー	マクロゴール＋デキストラノマー	2.9
精製白糖・ポビドンヨード	マクロゴール＋精製白糖	1.3

古田勝経：褥瘡治療薬：外用薬の選び方・使い方．褥瘡会誌，11（2）：92-100，2009．より改変

図8 基剤による能動的吸水と受動的吸水

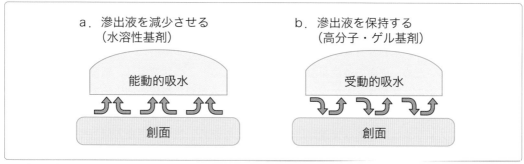

a．滲出液を減少させる（水溶性基剤）

能動的吸水

創面

b．滲出液を保持する（高分子・ゲル基剤）

受動的吸水

創面

野田康弘：外用薬の創面薬理学：基剤の「能動的吸水」と「受動的吸水」．褥瘡会誌，13（1）：24-28，2011．より引用

文献
1) 古田勝経：褥瘡治療薬：外用薬の選び方・使い方．褥瘡会誌，11（2）：92-100，2009．
2) 野田康弘：外用薬の創面薬理学：基剤の「能動的吸水」と「受動的吸水」．褥瘡会誌，13（1）：24-28，2011．
3) 安西喬，白取昭，大友英一，ほか：各種皮膚潰瘍に対するNI-009の有用性の検討－基剤を対照とした群間比較－．臨医薬，5（12）：2585-2612，1989．
4) KT-136皮膚潰瘍比較試験研究班：白糖・ポビドンヨード配合軟膏（KT136）の皮膚潰瘍に対するソルコセリル軟膏（SS094軟膏）との比較臨床試験．薬理と治療，17（4）：1789-1813，1994．
5) 堀尾武，河合修三，森口隆彦，ほか：褥瘡に対するSK-P-9701（デキストラノマーペースト）の臨床効果．褥瘡会誌，3（3）：355-364，2001．
6) 永井弥生，天野博雄，岡田悦子，ほか：褥瘡に対するヨードコート軟膏0.9%の治療効果．新薬と臨床，59（7）：1215-1223，2010．

滲出液が少ない場合

【要点】

　スルファジアジン銀やトレチノイントコフェリルなどの水分を多く含む乳剤性基剤（O/W型）の外用薬が選択肢となる。

　「滲出液が多い場合」（p.63）で述べたように、創傷治癒が円滑に進行するためには、適切な湿潤環境が必要である。創面が乾燥した状態、具体的には"滲出液が過少である場合"や"吸水能が高い薬剤を長期間使用した場合"などにおいて、肉芽形成や上皮化が阻害されて創傷治癒が遅延することがある。

1）臨床的事項

　滲出液が過少である場合は水分を補う作用（補水作用）をもつ薬剤を使用し、湿潤環境の適正化を図る。一方、吸水能が高い薬剤を

長期間使用した場合は補水作用のある薬剤への変更を考慮する。

2）エビデンス

創面が乾燥傾向にある場合や滲出液が少ない場合の外用薬の有効性や選択方法について検討された分析疫学的研究は検索期間内に報告がなく、エキスパートオピニオンで言及されているのみである[1-3]。選択肢となるのはスルファジアジン銀やトレチノイントコフェリルなど補水作用をもつ乳剤性基剤（O/W型）の外用薬であり、水分含有量が多く組織への浸透性が高いため、創面の適度な湿潤環境の維持に寄与する。スルファジアジン銀は抗菌作用と壊死組織の軟化作用を有し、トレチノイントコフェリルは肉芽形成促進作用を有するため、創面の状況に応じて選択することが望ましい。

文献
1）永井弥生：外用薬と創傷被覆材. 褥瘡会誌, 10（1）：1-9, 2008.
2）古田勝経：褥瘡治療薬：外用薬の選び方・使い方. 褥瘡会誌, 11（2）：92-100, 2009.
3）吉田久美：事例より学ぶ褥瘡治療薬の上手な選び方, 使い方. 褥瘡会誌, 12（2）：85-92, 2010.

臨界的定着により肉芽形成期の創傷治癒遅延が疑われる場合

【要点】

細菌制御作用を有するカデキソマー・ヨウ素と精製白糖・ポビドンヨードが主な選択肢となり、スルファジアジン銀も臨床状況により選択肢となる。

表皮が欠損した褥瘡では皮膚のバリア機能が破綻しているため、創面には周囲の皮膚からさまざまな細菌が容易に侵入する。褥瘡を含む慢性皮膚創傷の創面から細菌培養検査を行うと、黄色ブドウ球菌などのグラム陽性球菌のほか、緑膿菌や一部の腸内細菌などのグラム陰性桿菌や嫌気性菌が検出される。

1）臨床的事項

創面の細菌感染の進展様式については複数の考えがあるが、わが国では現在、従来の「汚染」「定着」「臨界的定着」「創感染」の順に進行するとの考えで概ね統一されており、本稿でもこの考えに沿って記載する（図9）。創部に細菌が侵入し「汚染」されたのち、創部で一定以下の増殖により「定着」（colonization）となる。この状態では、細菌はコロニーを形成するが感染徴候や創傷治癒の遅延などの有害な臨床症状はなく、滲出液も少ない。しかしながら、患者の免疫力低下や創傷の衛生環境（wound hygiene）が損なわれた場合、細菌が過度に増殖し「臨界的定着」（critical colonization）に進行する（図10）。この状態では創面にバイオフィルムが形成され、滲出液の増加や創傷治癒の遅延がみられるようになる。バイオフィルムは細菌が分泌するムコ多糖類などの構造体で、シェルターのように内部の細菌を保護する役割を担う。バイオフィルムを肉眼で確認することはできない。DESIGN-R®2020分類の炎症/感染（Inflammation/Infection）の項目では、新たに"臨界

図10 臨界的定着を疑う褥瘡

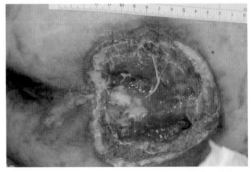

創面にぬめりがあり、滲出液の増加と過剰な肉芽形成がみられた。

図9 創面の細菌感染の進展様式

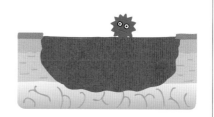

Wound contamination
汚染

創に細菌が存在するだけで増殖しない状態。

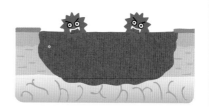

Wound colonization
定着

増殖能をもつ細菌が創に付着しているが、創（宿主）に害を及ぼさない状態。

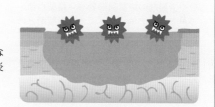

Critical colonization
臨界的定着

wound colonizationよりも細菌数が多くなり、創感染に移行しそうな状態、あるいは炎症防御反応により創治癒が遅滞した状態。

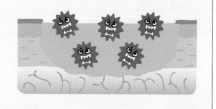

Wound infection
創感染

増殖する細菌が組織内部に侵入して創（宿主）に実害（深部感染）を及ぼす状態。

創部の微生物学的環境を、無菌あるいは有菌という捉え方ではなく両者を連続的に捉える考え方（bacterial balance の概念）。すなわち、創部の有菌状態を汚染（contamination）、定着（colonization）、感染（infection）というように連続的に捉え、その菌の創部への負担（bacterial burden）と生体側の抵抗力のバランスにより感染が生じるとする概念である。臨界的定着はその中の定着と感染の間に位置し、両者のバランスにより定着よりも細菌数が多くなり感染へと移行しかけた状態を指す。

市岡滋：感染とはどういう状態？ Critical colonizationって知ってる？．エキスパートナース，24（2）：37，2008．より改変

的定着疑い”の項目が設定され、その臨床所見として「創面にぬめりがあり、滲出液が多い。肉芽があれば、浮腫性で脆弱など」と記載されている。

2）エビデンス

臨界的定着は創傷治癒の遅延に大きく関与する病態であり、その状態を適切に判断し対応することは臨床的に重要な意義がある。外用薬を使用する場合は、細菌の増殖を制御する観点から抗菌作用がある薬剤の有用性が期

待される。しかし、外用薬について、臨界的定着の改善を評価項目とした分析疫学的研究は文献検索期間内に報告されていない。

　一方、関連する内容の文献として、カデキソマー・ヨウ素と精製白糖・ポビドンヨードについて非ランダム化比較試験が1編[1]、スルファジアジン銀についてエキスパートオピニオン[2]が1編報告されている。いずれの文献も、それぞれの外用薬が慢性皮膚創傷において細菌増殖を抑制する効果を有することが記載されている。

文献
1) 髙木誠司，牧野太郎，小坂正明，ほか：慢性創傷におけるヨウ素製剤の細菌制御効果－精製白糖・ポビドンヨードとカデキソマー・ヨウ素製剤との比較－．褥瘡会誌，11（4）：528-532，2009.
2) 立花隆夫，藤井紀和，若林麻記子，ほか：黄色期褥瘡に対する0.9％ヨウ素含有軟膏の治療効果の検討．褥瘡会誌，12（4）：513-519，2010.

明らかな感染・炎症を伴う場合

【要点】
　感染抑制作用を有するカデキソマー・ヨウ素、精製白糖・ポビドンヨードが主な選択肢となる。また、ポビドンヨード、ヨードホルム、スルファジアジン銀も臨床状況に応じて選択肢となる。

　「臨界的定着」となった創面においてさらに細菌が増殖すると、バイオフィルムから浮遊細菌が放出されて毒素を産生し、周囲組織が障害されて「創感染」に移行する。すると、細菌や壊死組織を排除するために宿主の免疫応答細胞が炎症性サイトカインを産生し、患部に炎症が惹起される。炎症とは侵襲刺激の排除と障害された組織の修復にかかわる一連の生体防御反応である。感染や炎症に伴う臨床症状として、創面の滲出液の増加や、周囲

の真皮から皮下組織に炎症が及ぶことによる発赤、腫脹、熱感、疼痛といった感染徴候がより顕在化する（**図11**）。この状態は蜂窩織炎とも呼ばれ、当初は創部周囲に限局するが、全身に及ぶと敗血症となり、重篤な全身症状をきたすことがある。

1）臨床的事項

　感染による炎症が持続している期間は、創傷治癒過程が停滞し褥瘡が悪化する可能性がある。したがって、創感染を疑う所見がある場合は感染制御が創傷治療の最優先事項となる。十分な洗浄を行った上で、外用薬を使用する場合は抗菌作用を有する外用薬を選択する。また、創面の滲出液量の制御を同時に行うことが重要であり、基剤の吸水性を考慮して外用薬を選択する。なお、壊死組織が残存する場合はデブリードマンなどの外科的処置を併せて行い、創面の清浄化を図る必要がある。

2）エビデンス

　創感染の症状改善を評価項目とした分析疫学的研究として、カデキソマー・ヨウ素、ス

図11 感染・炎症を伴う褥瘡

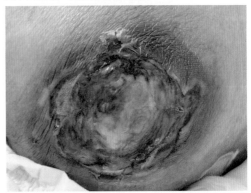

深部感染を伴う褥瘡であり、感染のもとは軟部組織感染症であることが多い。大量の壊死組織が残存しており、創周囲の炎症も広範囲にみられる。このような場合は、多量の滲出液を伴うことが多いために吸水性を有するヨウ素製剤を使用する。

ルファジアジン銀、精製白糖・ポビドンヨードに関する文献が1編ずつ報告されている。カデキソマー・ヨウ素は、デキストラノマーとのランダム化比較試験において、膿性滲出液の改善率が有意に高かった[1]。スルファジアジン銀は、プラセボとのランダム化比較試験において、抗菌効果に有意差がみられた[2]。精製白糖・ポビドンヨードは、リゾチーム塩酸塩との非盲検ランダム化比較試験において、細菌感染の改善率に有意差がみられた[3]。なお、スルファジアジン銀については、現在使用可能な製剤が乳剤性基剤（O/W型）のものに限定されるため、創面の滲出液の量などを考慮して適用を検討することが望ましい。

文献
1) 石橋康正，大河原章，久木田淳，ほか：各種皮膚潰瘍に対するNI-009の臨床評価 デブリサン®を対照薬とした群間比較試験. 臨医薬，6（4）：785-816，1990.
2) 由良二郎，安藤正英，石川周，ほか：Silber sulfadiazine（T107）の褥瘡，慢性皮膚潰瘍に対する臨床評価，二重盲検法によるplaceboとの比較試験. CEMOTHERAPY，32（4）：208-222，1984.
3) 今村貞夫，内野治人，井村裕夫，ほか：白糖・ポビドンヨード配合軟膏（KT-136：KT）の褥瘡に対する有用性の検討 塩化リゾチーム軟膏（LO）を対照にした比較臨床試験. 薬理と治療，17（Suppl 1）：255-280，1989.

肉芽形成が不十分で肉芽形成を促進させる場合

【要点】

肉芽形成促進作用を有するトラフェルミン、トレチノイントコフェリル、精製白糖・ポビドンヨードを主に使用する。アルプロスタジルアルファデクス、ブクラデシンナトリウムも選択肢となる。

皮膚創傷が治癒する過程は、①出血凝固期、②炎症期、③増殖期、④成熟期の順に進行するとされる。炎症期に創部の炎症細胞が産生したサイトカインなどの作用により、増殖期に線維芽細胞と新生血管が増殖して肉芽組織が形成される。肉芽組織は組織欠損部を補填する役割と、上皮化の過程で角化細胞が遊走する足場となる役割を担う。炎症期から増殖期への移行過程で創面の細胞、滲出液、細胞外マトリックスなどに何らかの異常が存在すると、炎症が遷延して肉芽形成が不十分となり、創傷治癒過程が遅延する。

1）臨床的事項

肉芽形成は褥瘡治療において最も時間を要し、難渋する過程とされる。肉芽形成が不十分な慢性皮膚創傷の治療においては、肉芽形成を促進する作用をもつ外用薬（肉芽形成促進薬剤）を使用する。肉芽形成促進薬剤はそれぞれ基剤の特性（吸水性、補水性、創面保護性など）が異なる。薬剤を適切に選択するためには、創面の滲出液量だけでなく、肉芽の性状を十分に観察することが重要である[1]。特に、水分が多い浮腫状の肉芽や、水分が不足した乾燥性の肉芽に対しては、より慎重な外用薬の選択が望まれる（図12）。

乳剤性基剤のトレチノイントコフェリルは強い肉芽形成促進作用をもつが、含有水分量が多いため肉芽が浮腫状になりやすく、上皮形成作用は乏しいとされる。水溶性基剤のブラクデシンナトリウムは創面を乾燥させてしまうことがあるため、肉芽が過剰に形成された場合に使用することが望ましいとされる。アルプロスタジルアルファデクスは油脂性基剤であり適切な湿潤環境を維持しやすいが、1回の使用量が10gまでに制限される点に注意が必要である。トラフェルミンはヒト塩基性線維芽細胞増殖因子を主成分とし、血管新生作用に優れるが、噴霧剤であるため創面が乾燥しないよう油脂性基剤の外用薬などを重層塗布する必要がある。

図12 水分が多い肉芽と水分が不足した肉芽

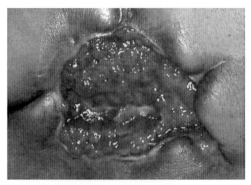 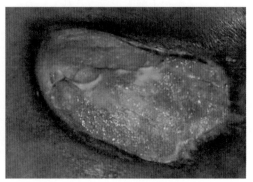

水分の多い粗大顆粒状、浮腫状の肉芽。　　　扁平で乾燥した肉芽。水分が不足している。

2）エビデンス

肉芽形成の促進を評価項目とした分析疫学的研究として、トラフェルミン、トレチノイントコフェリル、精製白糖・ポビドンヨードに関する文献が報告されている。トラフェルミンは、ヒストリカルコントロール研究において対照群と比較して有意な肉芽形成促進作用を示した[2]。トレチノイントコフェリルは、リゾチーム塩酸塩やベンダザック含有軟膏との非盲検ランダム化比較試験において、対照群と比較し有意な肉芽形成促進作用を示した[3,4]。精製白糖・ポビドンヨードは、リゾチーム塩酸塩との非盲検ランダム化比較試験において、有意な肉芽形成促進作用を示した[5]。なお、アルプロスタジルアルファデクス、ブクラデシンナトリウムについては、エキスパートオピニオンの記載のみであるが肉芽形成を促進する効果を有することが記載されている。

文献
1) 永井弥生, 磯貝善蔵, 古田勝経, ほか：褥瘡に対する記載潰瘍学の確立と有用性. 褥瘡会誌, 11（2）：105-111, 2009.
2) 大浦武彦, 中條俊夫, 森口隆彦：bFGF製剤の褥瘡に対する臨床効果－新評価法に対する症例・対照研究. 褥瘡会誌, 6（1）：23-34, 2004.
3) L-300臨床試験研究班：L-300の皮膚潰瘍に対する臨床評価Controlled Comparative Studyによる塩化リゾチーム軟膏との比較. 臨医薬, 7（3）：654-665, 1991.
4) L-300臨床試験研究班：L-300の皮膚潰瘍に対する臨床的有用性の検討－ベンザダック軟膏を対照薬としたControlled Comparative Study－. 臨医薬, 7（2）：437-456, 1991.
5) 今村貞夫, 内野治人, 井村裕夫, ほか：白糖・ポビドンヨード配合軟膏（KT-136：KT）の褥瘡に対する有用性の検討 塩化リゾチーム軟膏（LO）を対照にした比較臨床試験. 薬理と治療, 17（Suppl 1）：255-280, 1989.

肉芽が十分に形成された褥瘡の創面を縮小させる場合

【要点】

創面の縮小作用を有するアルプロスタジルアルファデクス、トラフェルミン、ブクラデシンナトリウム、精製白糖・ポビドンヨードが主な選択肢となる。

創傷治癒過程の増殖期において、創面が良好な肉芽組織で覆われたのちに創面積が縮小し、最終的に創が閉鎖する。創面が縮小する過程は、線維芽細胞が筋線維芽細胞に分化することで生じる創縁の収縮と、角化細胞が創縁や遺残する毛包上皮から遊走することで生じる上皮化の2つに大別される。いずれの過

程も創面の湿潤環境が適切に維持された状況のもとで進行する。

1）臨床的事項

外用薬で治療を行う場合、創面の肉芽の状態や滲出液量を把握し、基剤の種類に着目して選択する必要がある。肉芽が過剰な場合や創面の滲出液が多い場合には、水溶性基剤の外用薬であるブクラデシンナトリウムや精製白糖・ポビドンヨードなどを選択する（**図13**）[1]。創面の滲出液が少なく乾燥傾向にある場合は乳剤性基剤のアルプロスタジルアルファデクスなどを選択する。

2）エビデンス

創面の縮小率を評価項目とした分析疫学的研究は、アルプロスタジルアルファデクス、トラフェルミン、ブクラデシンナトリウム、精製白糖・ポビドンヨードについて各1編ずつ報告されている。アルプロスタジルアルファデクスは、リゾチーム塩酸塩との非盲検ランダム化比較試験において、創の縮小率が有意に優れていた[2]。トラフェルミンは、プラセボとの非盲検ランダム化比較試験において、創の縮小率が有意に優れていた[3]。ブク

ラデシンナトリウムは、基剤のマクロゴールとのランダム化比較試験において、創の縮小率が有意に優れていた[4]。精製白糖・ポビドンヨードは、トラフェルミンとのランダム化比較試験において、同等の創縮小作用が示された[5]。なお、いずれの試験においても観察を開始した時点での肉芽の状態は明記されていない。

文献
1) 永井弥生：外用薬と創傷被覆材. 褥瘡会誌, 10 (1)：1-9, 2008.
2) 今村貞夫, 相模成一郎, 石橋康正, ほか：G-511軟膏の褥瘡・皮膚潰瘍に対する臨床試験 塩化リゾチーム軟膏を対照とした電話法による無作為割付け比較試験. 臨医薬, 10 (1)：127-147, 1994.
3) Robson MC, Phillips LG, Lawrence WT, et al：The safety and effect of topically applied recombinant basic fibroblast growth factor on the healing of chronic pressure sores. Ann Surg, 216 (4)：401-408, 1992.
4) 新村真人, 山本桂三, 岸本三郎, ほか：褥瘡・皮膚潰瘍に対するDT-5621（ジブチリルサイクリックAMP含有軟膏）の臨床効果検討 基剤（マクロゴール）を対照とした二重盲検比較試験. 薬理と治療, 18 (7)：2757-2770, 1990.
5) 石橋康正, 添田周吾, 大浦武彦, ほか：遺伝子組み換えヒト型bFGF（KCB-1）の皮膚潰瘍に対する臨床評価 白糖・ポビドンヨード配合製剤を対照薬とした第III相臨床試験. 臨医薬, 12 (10)：2159-2189, 1996.

図13 創面の縮小を目的とした外用薬の選択例

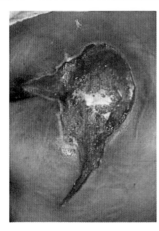

1 トラフェルミン使用にて肉芽形成とともに創は縮小した。

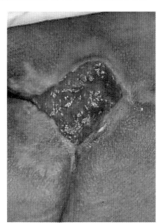

2 やや肉芽が過剰となり、上皮化をめざすため水溶性基剤であるブクラデシンナトリウムに変更した。

壊死組織がある場合

【要点】
　カデキソマー・ヨウ素、スルファジアジン銀、デキストラノマー、ブロメライン、ヨードホルムが選択肢となる。

　日本褥瘡学会では、壊死組織について「壊死は不可逆的損傷による細胞または組織の死をさす。褥瘡においては血流障害による虚血によって生じる。皮膚に比して脂肪織や筋肉は虚血に対する耐性が低く、壊死に陥りやすい。壊死組織は水分含有量の程度により色調や硬さが異なる。乾燥した硬い黒色調の壊死組織はエスカー（eschar）と呼ばれる。水分を含んだ軟らかい黄色調の壊死組織はスラフ（slough）と呼ばれる。」と定義している（図14）。

　壊死組織は生体にとって異物であり、創部に炎症が惹起されるため、炎症期から増殖期への移行が障害される。創面に壊死組織が存在すると炎症が慢性的に遷延し、肉芽の形成が阻害されて創傷治癒が遅延する。したがって、外科的デブリードマンや外用薬による化学的デブリードマンを行って壊死組織を除去

し、創面の清浄化を図ることが褥瘡治療において重要となる。

1）臨床的事項

　外用薬がもつ壊死組織除去作用は、主成分の薬理作用によるものと基剤の作用によるものに区分される。前者の代表的薬剤はブロメラインとヨードホルムであり、後者の代表的薬剤はカデキソマー・ヨウ素、デキストラノマー、スルファジアジン銀である。ブロメラインの主成分である蛋白分解酵素は、直接的に壊死組織を分解・除去する作用をもつ。ヨードホルムは皮膚・腱・靱帯などに含有され、これらが壊死した場合にも残存するⅠ型コラーゲンの高分子線維を分解する作用がある。カデキソマー・ヨウ素やデキストラノマーは、基剤のデキストリンポリマーに壊死組織が付着し、それを洗浄する際に壊死組織が除去される。スルファジアジン銀は乳剤性基剤であるため壊死組織に水分が付加されて軟化し、自己融解が促進される。なお、エスカーに外用薬を塗布する際、エスカーの表面にメスで短冊状に切り込みを入れることで薬剤の浸透性が向上するとされる（図15）。また、ブロメラインは健常皮膚に対して刺激性があ

図14 黄色調の壊死組織の例

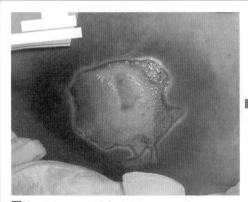

■1 壊死組織の下に膿瘍が形成されていた。

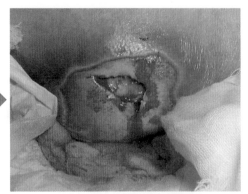

■2 波動を触れたため切開すると、多量の排膿がみられた。

るため、事前に創縁の健常部皮膚にワセリンを塗布し保護しておくとよい（**図16**）。ヨードホルムガーゼの使用例を**図17**に示す。ヨードホルムガーゼは大量使用によってヨード中毒の症状（せん妄、不穏、見当識障害、記憶障害など）を生じることがあるため注意が必要である。

図15 黒色調の壊死組織の例

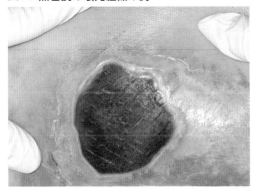

表層にメスで短冊状に切り込みを入れ、融解を早める。

2）エビデンス

　慢性皮膚創傷に対する壊死組織の除去を評価指標とした分析疫学的研究は、カデキソマー・ヨウ素とヨードホルムに関するランダム化比較試験が各1編報告されている。カデキソマー・ヨウ素は、フィブリノリジン・デオキシリボヌクレアーゼ配合剤に比べて有意に優れた壊死組織除去効果を示した[1]。ヨードホルムは、既存の外用薬と比べて有意に優れた壊死組織除去効果を示した[2]。ヨードホルムはガーゼに含侵されているため、滲出液の量に配慮する必要がある。スルファジアジン銀の壊死組織除去効果について言及した論文はエキスパートオピニオンのみであるが、乳剤性基剤（O/W型）の組織浸透性により壊死組織を軟化・融解させて創面の清浄化作用を促進すると考えられている[3]。デキストラノマーとブロメラインについては1編ずつ症例集積があり、いずれの文献においても過半

図16 ブロメラインの使用例

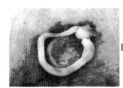 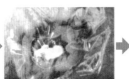 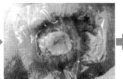 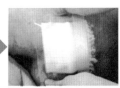

1 壊死組織以外の組織を保護するために周囲にワセリンまたはワセリン基剤の軟膏を塗布する。

2 プラスチックフィルムにブロメラインを塗布し創に貼付する。

3 貼付したプラスチックフィルムの上から創全体を覆うように指で軟膏を延ばす。

4 必要な場合は上からガーゼで覆う。プラスチックフィルムを用いない場合はブロメラインを創面に延ばしガーゼで覆う。

図17 ヨードホルムガーゼの使用例

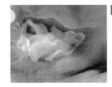

1 洗浄後、創の大きさに合わせて適当なサイズ（めやす：創傷・潰瘍の底面積の2倍程度）にカットし軽く折りたたんで創面に置く。この際、詰めすぎないようにする。滲出液の少ない場合は少量の生理食塩液で湿らせる。

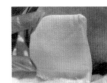

2 深い創の場合には、死腔をつくらないようにヨードホルムガーゼの上にガーゼまたはさばきガーゼを軽くのせる。必要に応じてフィルム材で被覆。創の状況をみて1日1～2回交換する。

資料提供：玉川衛材株式会社

数の症例で壊死組織が除去されたことが報告されている[4-6]。これらの薬剤は水溶性基剤を用いており、滲出液の量に配慮する必要がある。

文献
1) 久木田淳，大浦武彦，青木虎吉，ほか：各種皮膚潰瘍に対するNI-009の臨床評価，エレースC軟膏の対照薬とした群間比較試験．臨医薬，6（4）：817-848，1990.
2) Mizokami F, Murasawa Y, Furuta K, et al：Iodoform gauze removes necrotic tissue from pressure ulcer wounds by fibrinolytic activity. Biol Pharm Bull, 35（7）：1048-1053, 2012.
3) 立花隆夫，宮地良樹：薬剤による保存的治療．形成外科，46（5）：459-470，2003.
4) 堀尾武，河合修三，森口隆彦，ほか：褥瘡に対するSK-P-9701（デキストラノマーペスト）の臨床効果．褥瘡会誌，3（3）：355-364，2001.
5) 小川豊，黒岡定浩，片上佐和子，ほか：ブロメライン軟膏の熱傷，褥瘡，その他種々の創に対する壊死組織除去効果．新薬と臨床，48（10）：1301-1309，1999.
6) 河合修三，堀尾武：褥瘡に対するブロメライン軟膏の使用経験．新薬と臨床，52（8）：1210-1216，2003.

■ ポケットを有する場合

【要点】

　精製白糖・ポビドンヨード、トラフェルミン、トレチノイントコフェリルなどが選択肢となる。

　褥瘡におけるポケットとは、創周囲の皮膚の下に組織の障害・欠損により生じた腔のことである。一般に、ポケットを形成した褥瘡は難治となることが多い。ポケットは発生機序の違いにより、「壊死組織融解性ポケット」と「外力性ポケット」に区分される[1]。壊死組織融解性ポケットは、褥瘡発生後の比較的初期に形成される。当初は表面が壊死組織に被覆され、ポケットの存在を認識することが困難であるが、治療や治癒の過程で壊死組織が融解し排出・除去されると、その部分が腔となりポケットが形成される。外力性ポケットは、主にずれが関与して発生するポケットで、体位変換や頭側挙上などの動作時に瞬間的に加わるずれや、自重により長時間かけて加わるずれなどが影響する。特に外力性ポケットに対しては、どのような外力（ずれ）がポケットの発生・悪化要因であるかを特定し、外力をできる限り排除するよう努めることが治療を行う上で最も重要となる。

1）臨床的事項

　褥瘡のポケット内には壊死組織が残存し、細菌感染の併発や創傷治癒の遅延を生じることが多い。細菌感染のリスクを減少させるためには、まずデブリードマンや十分な洗浄を行い、壊死組織の除去と創内の清浄化を図る。外用薬を使用する場合、創内の清浄化の状況に応じて適切な薬剤を選択する必要がある。清浄化が不十分な状況では、感染を制御する作用をもつ外用薬として精製白糖・ポビドンヨードなどを使用する（**図18**）。創内が十分に清浄化されたのち、欠損部を肉芽組織で補填する目的で、肉芽形成促進剤であるトラフェルミンやトレチノイントコフェリルなどを使用する（**図19**）。

図18 ポケット内に壊死組織が残存している状態

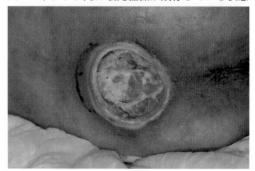

壊死組織は随時除去していく。この段階では肉芽形成を重視する場合は精製白糖・ポビドンヨードなどを、感染制御を重視する場合はスルファジアジン銀などを用いる。

図19 壊死組織は除去されたが、ポケットが残存する状態

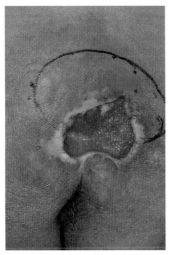

外用薬は滲出液の量に応じて精製白糖・ポビドンヨード、トラフェルミン、トレチノイントコフェリルなどを用いるが、陰圧閉鎖療法を考慮してもよい。

2）エビデンス

　外用薬によるポケットの改善を評価項目とした分析疫学的研究は、トラフェルミンに関する症例対照研究が1編のみ報告されている。この文献において、トラフェルミン使用群は非使用群よりもポケットの改善が優れていた（ただし有意差はなかった）[2]。そのほか、精製白糖・ポビドンヨードについては症例集積において[3]、トレチノイントコフェリルについてはエキスパートオピニオンにおいて、各薬剤のポケットに対する有用性が示されている。なお、カデキソマー・ヨウ素については、その基剤であるポリマービーズが残渣としてポケット内に滞留し、細菌感染を助長することがある[4]。したがって、カデキソマー・ヨウ素をポケットに使用する場合は、十分な洗浄を心がける必要がある。

文献
1）松本衣代：今，必要な褥瘡におけるポケット形成機序の理解－仙・尾骨部．日本医事新報，4747：22-25，2015．
2）Robson MC, Phillips LG, Lawrence WT, et al：The safety and effect of topically applied recombinant basic fibroblast growth factor on the healing of chronic pressure sores. Ann Surg, 216（4）：401-408, 1992.
3）宮地良樹，河盛隆造：糖尿病を合併した褥瘡，皮膚潰瘍に対するユーパスタコーワの検討．皮紀，93（2）：239-248, 1998.
4）倉繁祐太，入澤亮吉，坪井良治：坐骨部のポケット褥瘡に対してカデキソマー・ヨウ素を使用し皮下膿瘍を形成した1例．褥瘡会誌，13（4）：572-575，2011.

第3章 褥瘡予防・治療・ケア クリニカルガイド｜外用薬

褥瘡の消毒・洗浄

消毒

【要点】

創面に感染徴候がみられ治癒が遅延した場合、期間を限定し消毒を行うことは創面の細菌数を制御するための選択肢となる。

消毒とは、皮膚やその他の対象物に存在する病原微生物を死滅もしくは減少させ、病原性を失活させることである。なお、熱や物理化学的作用で微生物を完全に死滅させることを滅菌といい、消毒とは区別される。

1) 臨床的事項

創傷治療においては、病原微生物による感染の機会を減少させる目的で消毒薬が使用されることがある。消毒薬は凝固作用や酸化作用により細菌を障害し減少させるが、その種類や使用方法によっては肉芽組織なども障害され、創傷治癒が遅延する可能性があるとされる[1, 2]。一方で、一部の消毒薬についてはヒトの慢性創傷に使用した場合に治癒を遅延させないとするデータもあり[3]、現在のとこ

ろ消毒自体が創傷治癒を遅延させることを示す明確な根拠はない。

2) エビデンス

EPUAP/NPIAP/PPPIAの合同診療ガイドライン[4]においては、創面の細菌数を制御する目的で期間を限定して消毒薬の使用を考慮してもよいこと、治癒が遅延しバイオフィルムの形成が疑われる場合にデブリードマンと組み合わせて消毒薬の使用を考慮してもよいことが記載されている。なお、強い細胞毒性をもつ消毒薬である過酸化水素は創面の消毒に使用すべきでなく、次亜塩素酸ナトリウムも慎重な適用が求められる。

消毒薬は、種類によって有効な細菌の種類や使用に適した部位や組織が異なるが、慢性皮膚創傷に対して用いるのが適当と考えられるものは、①ポビドンヨード、②グルコン酸クロルヘキシジン、③塩化ベンザルコニウムである（表1）[5]。

①ポビドンヨード

殺菌効果は主成分であるヨウ素の酸化作用に由来し[6, 7]、塗布後30秒程度でほとんどの

表1 主な消毒薬の種類と殺菌効果

	一般細菌	MRSA	緑膿菌	耐性緑膿菌	結核菌	真菌	細菌芽胞
ポビドンヨード	○	○	○	○	○	○	△
グルコン酸クロルヘキシジン	○	△	○	×	×	△	×
塩化ベンザルコニウム	○	△	○	×	×	△	×

MRSA：Methicillin-resistant *Staphylococcus aureus*
大久保憲，尾家重治，金光敬二編：2020年版 消毒と滅菌のガイドライン，18，へるす出版，東京，2020．を元に作成

図1 創部の消毒

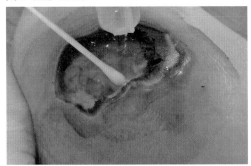

創周囲の炎症が強く、感染徴候がみられる場合には、創内および創周囲の消毒を行った後、洗浄する。

細菌は死滅する。湿潤環境下で健常皮膚に接触皮膚炎や化学熱傷を生じることがあり、消毒後は十分に洗浄・除去する。褥瘡に対する消毒薬として、使用される頻度が高い。

②グルコン酸クロルヘキシジン

ポビドンヨードよりも刺激性が低いため顔面や外陰部などにも使用できるが、殺菌効果は比較的弱い。アナフィラキシーショックの報告があり[8]、吸収性が高い粘膜面（腟・膀胱・口腔内など）や耳への使用は禁忌である。

③塩化ベンザルコニウム

刺激性がほとんどないため、皮膚と粘膜の消毒に適する。粘膜や皮膚創傷に対しては0.01〜0.025％、感染を有する皮膚表面では0.01％の濃度で使用する[9]。

創傷の細菌感染は、①汚染、②定着、③臨界的定着、④創感染の順に進行する。創面の状況が、③臨界的定着、ないし④創感染の状態となった場合や、滲出液など局所の検体から 1×10^6 CFU（colony forming unit）/g以上の細菌が検出された場合、感染を制御するための選択肢として抗菌外用薬の使用に加えて創面の消毒を考慮する[4]。消毒薬を開始したのち、感染を制御し得た場合は使用を中止し、長期間漫然と継続することは避ける[10]。

なお、消毒薬は創面に残存する滲出液や壊死組織などに作用し、殺菌効果が低下することがある。したがって、洗浄に使用した石鹸成分も含め、創面の有機物をできる限り洗浄した後に消毒薬を塗布する。十分な殺菌効果を得るためには、消毒薬を数十秒から数分程度、創面と接触させる必要がある。その後、消毒薬による創面の細胞障害を最小限とするため、洗浄により消毒薬を十分に除去する（図1）。

文献

1) 岩沢篤，中村良子：ポビドンヨード製剤の使用上の留意点. Infection Control, 11（4）：18-24, 2002.
2) Fernandez R, Griffiths R, Ussia C：Water for wound cleansing（review）. Cochrane Database Syst Rev,（2）：CD003861, 2012.
3) Iijima S, Kuramochi M：Investigation of Irritant skin reaction by 10% povidone-iodine solution after surgery. Dermatology, 204（suppl 1）：103-108, 2002.
4) European Pressure Ulcer Advisory Panel, National Pressure Injury Advisory Panel, Pan Pacific Pressure Injury Alliance：Prevention and Treatment of Pressure Ulcers/Injuries：Clinical Practice Guideline. The International Guideline（Emily Haesler, Ed.）, 2019.
5) 厚生省保健医療局結核感染症課監修，小林寛伊，大久保憲，尾家重治編：消毒と滅菌のガイドライン，へるす出版，東京，1999.
6) 大西山大，塩籠和也，下村龍一，ほか：創傷治癒に対するポビドンヨード消毒の有害性と水道水洗浄の有効性. 熱傷，32：26-32, 2006.
7) 波多江新平，毛部川弘行，浜野有美子，ほか：医療を中心とした消毒と滅菌 ポビドンヨード製剤. 臨床と微生物，29（4）：367-372, 2002.
8) 井上雅博：グルコン酸クロルヘキシジン使用後にアナフィラキシーショックを起こした1症例. 日形会誌，23（9）：582-588, 2003.
9) 健栄製薬株式会社：製品情報 ベゼトン液0.02 添付文書 2015年8月（改訂第6版）.〔https://www.kenei-pharm.com/cms/wp-content/uploads/2016/11/260024_2616701Q2027_1_03.pdf〕, 2023/2/14.
10) Sibbald RG, Orsted H, Schultz GS, et al：Preparing the Wound BED 2003：Focus on Infection and Inflammation. Ostomy Wound Manage, 49（11）：24-51, 2003.

洗浄

【要点】
ドレッシング交換のたびに、生理食塩水または水道水で十分な圧力で洗浄することが望ましい。また、創周囲の皮膚を洗浄することが重要である。

慢性皮膚創傷において、洗浄は創面の異物、汚染物、微生物などを物理的に除去し、創傷治癒を遅延する要因である感染や慢性炎症を抑制することを主たる目的として行われる[1-3]。

1）臨床的事項

創の洗浄には十分な量の生理食塩水や水道水を使用する（図2）[4-10]。これらの洗浄液は体温程度に温めることが望ましい[11]。洗浄は通常、ドレッシング交換時に行う。標準的な洗浄の頻度は1日1回であるが、滲出液や創面の状況、ドレッシング材の種類によって適宜増減して行う。また、界面活性剤を含む洗浄液で創面を洗浄することはバイオフィルムの除去に有用とされ[12]、生理食塩水のみによる洗浄に比べて治癒期間が短縮したとの報告がある[13]。したがって、褥瘡の洗浄を行う際

は、石鹸などの洗浄料を使用することが望ましい。なお、洗浄時に水圧をかけることで、より効果的に細菌や残留物を除去できるとされる[14-18]。一方、どのような洗浄料が適切であるか、どの程度の水圧が適切であるかについて、現在のところ一定の見解は示されていない。過度の水圧や擦過により創面の肉芽組織が損傷されることがあるため、洗浄の過程全般において、愛護的な処置が求められる。

2）エビデンス

NPIAP（NPUAP）/EPUAP/PPPIAの合同診療ガイドライン[19]では、褥瘡の洗浄はドレッシング材交換のたびに生理食塩水または飲用可能な水（わが国では水道水）での洗浄を検討すること、組織を損傷させない程度に十分な圧力をかけた洗浄を検討することが記載されている。

また、創周囲の皮膚を洗浄することは創部の細菌数の減少に寄与するため、行うことが望ましいと記載されている。また、近年の創傷衛生（wound hygiene）に関する国際的コンセンサスドキュメント[12]においても、難治性創傷を管理する上で重要な最初のステップとして洗浄（cleanse）を挙げている。具体的な方法として、消毒剤や界面活性剤溶液などを使用し、創面と創周囲10～20cmの範囲を洗浄することが推奨されている。

図2 生理食塩水を用いた褥瘡の洗浄

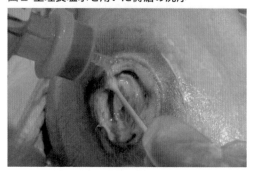

十分な水圧をかけて洗浄する。ポケットを形成している場合は、内部の浮遊物を除去するために綿棒などを用いてもよい。

文献
1) Chin C, Shult G, Stacey M：Principles of wound bed preparation and their application to the treatment of chronic wounds. Primary Intention, 11（4）：171-182, 2003.
2) 大浦紀彦：Wound bed preparationとは. 形成外科, 50（5）：533-541, 2007.
3) 立花隆夫：褥瘡－創の保護とwound bed preparation, moist wound healingを目指した局所治療. 診断と治療, 95（9）：1559-1566, 2007.
4) Angeras MH, Brandberg A, Falk A, et al：Comparison between sterile saline and tap water for the cleaning of acute traumatic soft tissue wounds. Eur J Surg, 158（6-7）：347-350,

1992.

5) Griffiths RD, Fernandez RS, Ussia CA：Is tap water a safe alternative to normal saline for wound irrigation in the community setting? J Wound Care, 10（10）：407-411, 2001.

6) Godinez FS, Grant-Levy TR, McGuirk TD, et al：Comparison of normal saline vs tap water for irrigation of lacerations in the emergency department. Acad Emerg Med, 9（5）：396-397, 2002.

7) Bansal BC, Wiebe RA, Perkins SD, et al：Tap water for irrigation of lacerations. Am J Emerg Med, 20（5）：469-472, 2002.

8) Valente JH, Forti RJ, Freundlich LF, et al：Wound irrigation in children：saline solution or tap water? Ann Emerg Med, 41（5）：609-616, 2003.

9) Moscati RM, Mayrose J, Reardon RF, et al：A multicenter comparison of tap water versus sterile saline for wound irrigation. Acad Emerg Med, 14（5）：404-409, 2007.

10) Fernandez R, Griffiths R：Water for wound cleansing. Cochrane Database Syst Rev,（2）：CD003861, 2012.

11) Museru LM, Kumar A, Ickler P：Comparison of isotonic saline, distilled water and boiled water in irrigation of open fractures. Int Orthop, 13（3）：179-180, 1989.

12) Murphy C, Atkin L, Swanson T, et al：International consensus document. Defying hard-to-heal wounds with an early antibiofilm intervention strategy：wound hygiene. J Wound Care, 29（Suppl 3b）：S1-S28, 2020.

13) Konya C, Sanada H, Sugama J, et al：Does the use of a cleanser on skin surrounding pressure ulcers in older people promote healing? J Wound Care, 14（4）：169-171, 2005.

14) Stevenson TR, Thacker JG, Rodeheaver GT, et al：Cleansing the traumatic wound by high pressure syringe irrigation. JACEP, 5（1）：17-21, 1976.

15) Longmire AW, Broom LA, Burch J：Wound infection following high-pressure syringe and needle irrigation. Am J of Emerg Med, 5（2）：179-181, 1987.

16) Grower MF, Bhaskar SN, Horan MJ, et al：Effect of water lavage on removal of tissue fragments from crush wounds. Oral Surg Oral Med Oral Pathol, 33（6）：1031-1036, 1972.

17) Green VA, Carlson HC, Briggs RL, et al：A comparison of the efficacy of pulsed mechanical lavage with that of rubber-bulb syringe irrigation in removal of debris from avulsive wounds. Oral Surg Oral Med Oral Pathol, 32（1）：158-164, 1971.

18) Stewart JL, Carlson HC, Briggs RL, et al：The bacteria-removal efficiency of mechanical lavage and rubber-bulb syringe irrigation in contaminated avulsive wounds. Oral Surg Oral Med Oral Pathol, 31（6）：842-848, 1971.

19) National Pressure Ulcer Advisory Panel, European Pressure Ulcer Advisory Panel, Pan Pacific Pressure Injury Alliance：Prevention and Treatment of Pressure Ulcers：Clinical Practice Guideline（Emily Haesler, Ed.）, Cambridge Media, Osborne Park, Western Australia, 2014.

第 **2** 節

ドレッシング材

ドレッシング材の概要（ドレッシング材選択基準）

日本褥瘡学会では、ドレッシング材は「湿潤環境を維持して創傷治癒に最適な環境を提供する医療材料であり、創傷の状態や滲出液の量によって使い分ける必要がある。」と定義している[1]。創傷治癒を促進するには、創の状態に応じたドレッシング材の選択が求められる（**表1**）。ドレッシング材の分類については、一般社団法人日本医療機器テクノロジー協会創傷被覆材部会（2022年4月1日改訂30版）が作成した創傷被覆・保護材の使用材料（業界自主分類）による分類を**表2**に示す。

創面を閉鎖し湿潤環境を形成するドレッシング材

1. ポリウレタンフィルム

透明あるいは半透明のポリウレタンフィル

ムに耐水性のある粘着剤を塗布したドレッシング材で、気体は通すが水や細菌の侵入を防止する（**図1**、p.84）。二次ドレッシングや他のドレッシング材の固定、創面保護を目的として選択することが可能である。

2. ハイドロコロイド

創面に密着させることにより、閉塞性環境の下でドレッシング材の親水性ポリマーが滲出液によりゲル状に変化し、創面の湿潤環境を保持する。ハイドロコロイドは生食ガーゼと比べ閉塞性の湿潤環境を形成し、血管新生促進と細胞遊走を妨げない環境を形成する[2]。ハイドロコロイドの大きさを選択する際には、創より3cm以上大きいものを選択する（**図2**、p.85）。なお、滲出液が多量の場合にはゲルの漏れが生じるため、交換が必要となる。

表1 ドレッシング材の選択

Necrotic tissue（壊死組織）N→n	Inflammation/Infection（炎症/感染）I→i	Exudate（滲出液）E→e	Granulation（肉芽形成）G→g	Size（大きさ）S→s	Pocket（ポケット）P→(ー)
	銀含有親水性ファイバー	親水性ファイバー			
		親水性メンブラン			
		ポリウレタンフォーム			
		ハイドロコロイド			
ハイドロジェル					

表2 創傷被覆・保護材一覧

一般社団法人日本医療機器テクノロジー協会 創傷被覆材部会作成（2022年4月1日改訂30版）

医療機器分類（薬機法）分類	一般的名称	使用材料（業界自主分類）	保険償還名称・価格（診療報酬）	販売名	会社名（製造販売元/販売元）	特徴（各社記載・30字）	管理区分（薬機法）
外科・整形外科用手術材料	粘着性透明創傷被覆・保護材	ポリウレタンフィルム	技術料に包括	オプサイト®ウンド	スミス・アンド・ネフュー株式会社	創傷部が治癒するための最適な環境を作り、疼痛を軽減します	管理医療機器
				3M™ テガダーム™ トランスペアレント ドレッシング	スリーエム ジャパン株式会社	貼りやすさに配慮し、様々なサイズ、形状、入数を用意しました	
				キュティフィルム®EX	新タック化成株式会社／スミス・アンド・ネフュー株式会社	創傷部が治癒するための最適な環境を作ります	
	非固着性創傷被覆・保護材	非固着成分コートガーゼ	在009・Ⅱ103・調013【非固着性シリコンガーゼ】広範囲熱傷用：1080円/枚 平坦部位用：142円/枚 凹凸部位用：309円/枚	アダプティック® ドレッシング	ケーシーアイ株式会社	平坦部位・手指足趾用など目的に合わせて材形の選択が可能	
				トレックス®	富士システムズ株式会社		
				トレックス®-C			
				メピテル®	メンリッケヘルスケア株式会社	両面にセーフタック採用。オープンメッシュ構造で滲出液を管理	
				エスアイ・メッシュ	アルケア株式会社	メッシュ構造による非固着性と密着性で最適な創傷管理を実現	
				アルテメッシュAD 非固着性ガーゼ	メドラインジャパン合同会社／株式会社ニトムズ	ぴったり貼れて優しくはがせる、柔軟な素材で創面を保護する	
	局所管理親水性ゲル化創傷被覆・保護材	親水性メンブラン	在008・Ⅱ101・調012【皮膚欠損用創傷被覆材】真皮に至る創傷用 6円/cm² 特定保険医療材料	ベスキチン®W	ニプロ株式会社	キチンを和紙状に加工、創の保護、治癒の促進等を目的とする	
	局所管理ハイドロゲル創傷被覆・保護材	ハイドロコロイド		デュオアクティブ®ET	コンバテックジャパン株式会社	薄く半透明で、貼付下で創部の観察が可能、浅い創の治癒を促進	
				3M™ テガダーム™ ハイドロコロイド ライト	スリーエム ジャパン株式会社	透明性があり創の観察が容易、楕円形型は経済性・作業性が良い	
				アブソキュア®-サジカル	日東電工株式会社／株式会社ニトムズ	高い柔軟性と適度な粘着性を併せ持ち、屈曲部にもよくなじみます	
				レプリケア®ET	スミス・アンド・ネフュー株式会社	薄く、滑りが良いのでズレによる剥がれを軽減します	
		ハイドロジェル		ビューゲル®	ニチバン株式会社／大鵬薬品工業株式会社	水分80%で湿潤環境維持。透明で創面観察が容易。溶解しない	
	局所管理フォーム状創傷被覆・保護材	ポリウレタンフォーム		ハイドロサイト®薄型	スミス・アンド・ネフュー株式会社	密着性・追従性に優れた自着性フォームドレッシングです	
				メピレックス®ライト	メンリッケヘルスケア株式会社	セーフタック採用。脆弱皮膚にもやさしく密着し剥離時の痛み軽減	
				メピレックス®ボーダー ライト		セーフタック採用。高い吸収力。薄く高い追従性	
				Sorbact®アブソーブ ドレッシング	センチュリーメディカル株式会社	吸収性パッドと白色バッキング付き、微生物を物理的に結合する	
				Sorbact®サージカル ドレッシング		吸収性パッドと防水粘着フィルム付き、微生物を物理的に結合する	
	抗菌性創傷被覆・保護材	ハイドロコロイド		バイオヘッシブ®Ag・ライト	アルケア株式会社	スルファジアジン銀による創傷面の衛生環境を向上を図りました	高度管理医療機器
		親水性ファイバー		アクアセル®Ag BURN	コンバテックジャパン株式会社	アクアセルAgをナイロン糸で強化。熱傷処置に適したサイズ展開	
	二次治癒ハイドロゲル創傷被覆・保護材	ハイドロコロイド	在008・Ⅱ101・調012【皮膚欠損用創傷被覆材】皮下組織に至る創傷用 標準型：10円/cm² 異形型：35円/g	コムフィール プラス	コロプラスト株式会社	粘着面にアルギン酸Ca配合、高い柔軟性・伸縮性とデザイン向上	
				デュオアクティブ®	コンバテックジャパン株式会社	創を密閉して湿潤環境を保ち血管新生・肉芽増殖、上皮形成を促進	
				デュオアクティブ®CGF		交換時にゲルが残りにくい。柔軟性に優れ様々な部位に貼付可能	
				アブソキュア®-ウンド	日東電工株式会社／株式会社ニトムズ	吸収性・保型性に優れ、滲出液の漏れが起こりにくくなっています	
				3M™ テガダーム™ ハイドロコロイド ドレッシング	スリーエム ジャパン株式会社	透明性があり創の観察が容易、楕円形型は経済性・作業性が良い	
				レプリケア®ウルトラ	スミス・アンド・ネフュー株式会社	薄く、滑りが良いのでズレによる剥がれを軽減します	
		ハイドロジェル		イントラサイト ジェル システム		壊死組織の自己融解、肉芽形成、及び上皮化を促進します	
				グラニュゲル®	コンバテックジャパン株式会社	壊死組織を融解し、肉芽形成・上皮化を促進	
				Sorbact®ジェル ドレッシング	センチュリーメディカル株式会社	ハイドロゲルを添加した微生物を物理的に結合するドレッシング	
	二次治癒親水性ゲル化創傷被覆・保護材	親水性メンブラン		ベスキチン®W-A	ニプロ株式会社	キチンをフリース状に加工、創の保護、治癒の促進等を目的とする	
		親水性ファイバー		アルゴダーム®トリオニック	スミス・アンド・ネフュー株式会社	型崩れしにくく除去しやすい。滲出液の吸収を期待する創に	

次頁につづく

医療機器分類（薬機法）分類	一般的名称	使用材料（業界自主分類）	保険償還名称・価格（診療報酬）	販売名	会社名（製造販売元/販売元）	特徴（各社記載・30字）	管理区分（薬機法）
外科・整形外科用手術材料	二次治癒親水性ゲル化創傷被覆・保護材	親水性ファイバー	在008・Ⅱ101・調012【皮膚欠損用創傷被覆材】皮下組織に至る創傷用標準型：10円/cm²異形型：35円/g　特定保険医療材料	カルトスタット®	コンバテックジャパン株式会社	止血促進と共に優れた滲出液吸収で治癒に適した湿潤環境を提供	高度管理医療機器
				アクアセル®		滲出液を吸収・細菌を封じ込め、創の湿潤環境保持、逆戻りを防ぐ	
				アクアセル®フォーム		アクアセル・フォーム層で高滲出液吸収を実現。粘着層はシリコン	
		高吸収性ポリマー		Sorbact®スーパーアブソーブ	センチュリーメディカル株式会社	高吸収性ポリマー付き微生物を物理的に結合するドレッシング	
	二次治癒フォーム状創傷被覆・保護材	ポリウレタンフォーム		3M™ テガダームフォーム ドレッシング	スリーエム ジャパン株式会社	しなやかで柔らかいフォームは、屈曲部にもなじみやすい	
				3M™ テガダームシリコーンフォームドレッシング（ボーダータイプ）		シリコーン粘着剤の肌への優しさに加え、剥がれにくさを両立	
				バイアテン®	コロプラスト株式会社	高い柔軟性。周囲辺縁に向かって薄く成形	
				バイアテンシリコーン+		滲出液を垂直方向へ吸収。全貼付面にシリコーンゲルを使用	
				ハイドロサイト®プラス	スミス・アンド・ネフュー株式会社	自由にカットして使用できる非粘着タイプのハイドロサイトです	
				ハイドロサイト®ADプラス		創部への被覆が容易でしっかり粘着タイプのハイドロサイトです	
				ハイドロサイト®ADジェントル		肌に優しいシリコーン粘着タイプのハイドロサイトです	
				ハイドロサイト®ライフ		ハイドロシリーズで最もパッド吸収力が高いハイドロサイトです	
				メピレックス®	メンリッケヘルスケア株式会社	セーフタック採用。やわらかく高い追従性。脆弱皮膚にもやさしい	
				メピレックス®ボーダーⅡ		セーフタック採用。5層構造。高い吸収性。疼痛や組織損傷を軽減	
				メピレックス®ボーダー フレックス		セーフタック採用。Y字カットで柔軟性を向上させた快適な使用感	
				Sorbact®フォームドレッシング	センチュリーメディカル株式会社	ポリウレタンフォーム付き微生物を物理的に結合するドレッシング	
	抗菌性創傷被覆・保護材	親水性ファイバー		アクアセル®Ag	コンバテックジャパン株式会社	アクアセルに抗菌効果をプラス。柔軟性があり、深い創にも密着	
				アクアセル®Ag強化型		アクアセルAgをリヨセル糸で強化。使いやすいリボン状	
				アクアセル®Ag Extra		アクアセルAgに更なる吸収力と強度をプラス。交換頻度を低減	
				アクアセル®Agフォーム		アクアセルフォームに銀イオンの抗菌効果をプラス	
				アクアセル®Agアドバンテージ		BTCとEDTAの添加で銀イオンの抗菌性能のスピードを向上	
				アクアセル®Agアドバンテージリボン		BTCとEDTA添加の抗菌性創傷被覆材。充填しやすいリボン状	
		ポリウレタンフォーム		ハイドロサイト®ジェントル 銀	スミス・アンド・ネフュー株式会社	シリコーン粘着のハイドロサイトに銀の抗菌効果を追加しました	
				メピレックス®Ag	メンリッケヘルスケア株式会社	セーフタックと硫酸銀による即効・持続的抗菌効果（テープ無）	
				メピレックス®ボーダーAg		セーフタックと硫酸銀による即効・持続的抗菌効果（テープ有）	
		ハイドロコロイド		バイオヘッシブ®Ag	アルケア株式会社	スルファジアジン銀による創傷面の衛生環境を向上を図りました	
		ハイドロジェル		プロントザン	ビー・ブラウンエースクラップ株式会社	抗菌性創傷洗浄液および抗菌性創傷用ゲルからなる製品。	
	深部体腔創傷被覆・保護材	セルロースアセテート	在008・Ⅱ101・調012【皮膚欠損用創傷被覆材】筋・骨に至る創傷用25円/cm²	Sorbact®コンプレス	センチュリーメディカル株式会社	微生物を物理的に結合するドレッシング	
		親水性フォーム		ベスキチン®F	ニプロ株式会社	キチンをスポンジ状に加工、創の保護、治癒の促進等を目的とする	
		コットン		Sorbact®リボンガーゼ	センチュリーメディカル株式会社	コットン素材、微生物を物理的に結合するドレッシング	
	親水性ビーズ	高分子ポリマー	Ⅱ105【デキストラノマー】145円/g	デブリサン®ペースト	佐藤製薬株式会社		
	陰圧創傷治療システム	ポリウレタンフォーム/ポリビニルアルコールフォーム	Ⅱ159【局所陰圧閉鎖処置用材料】18円/cm²	V.A.C.®治療システム	ケーシーアイ株式会社	構成品として使用。滲出液を効率的に除去、肉芽形成を促進する	
				InfoV.A.C.®治療システム			
				ActiV.A.C.®治療システム			
				V.A.C.Ulta®治療システム			

次頁につづく

| 医療機器分類（薬機法） | | 使用材料（業界自主分類） | 保険償還名称・価格（診療報酬） | 販売名 | 会社名（製造販売元/販売元） | 特徴（各社記載・30字） | 管理区分（薬機法） |
分類	一般的名称						
外科・整形外科用手術材料	陰圧創傷治療システム	コットン	II159【局所陰圧閉鎖処置用材料】18円/cm²	RENASYS®創傷治療システム	スミス・アンド・ネフュー株式会社	電動式吸引ポンプと組合わせて使用。肉芽形成促進、疼痛軽減	高度管理医療機器
		ポリウレタンフォーム		RENASYS®創傷治療システム	スミス・アンド・ネフュー株式会社	電動式吸引ポンプと組合わせて使用。肉芽形成を促進	
	単回使用陰圧創傷治療システム	ポリウレタンフォーム	在013・II159	SNaP®陰圧閉鎖療法システム	ケーシーアイ株式会社	構成品として使用。滲出液を効率的に除去、肉芽形成を促進する	
		多層構造ドレッシング	II159【局所陰圧閉鎖処置用材料】18円/cm²	PICO®創傷治療システム	スミス・アンド・ネフュー株式会社	小型ポンプと組合わせて使用。滲出液を吸収・蒸散させ管理する	
				UNO単回使用創傷治療システム	センチュリーメディカル株式会社	キャニスター（70cc）と合わせて滲出液を処理する	
		陰圧維持管理装置	特定保険医療材料 在014・II180【陰圧創傷治療用カートリッジ】19,800円（入院外のみ算定可）	SNaP®陰圧閉鎖療法システム	ケーシーアイ株式会社	非電動・高静音、入院・外来・在宅で使用可能な陰圧創傷管理機器	
				PICO®創傷治療システム	スミス・アンド・ネフュー株式会社	電動式、入院・入院外で使用可能。キャニスターレスの小型ポンプ	
				UNO単回使用創傷治療システム	センチュリーメディカル株式会社	1台で「連続/ Variable モード」の切り替えが可能。最大15日間使用可能	
生体内移植器具	コラーゲン使用人工皮膚	コラーゲンスポンジ	II102【真皮欠損用グラフト】452円/cm²	ベルナック®	グンゼ株式会社/コンバテックジャパン株式会社	全層皮膚欠損創における肉芽形成を目的とした人工真皮です	
				ベルナックGプラス®	グンゼ株式会社/コンバテックジャパン株式会社	ベルナックにアルカリ処理ゼラチンを含有させた人工真皮です	
				テルダーミス®真皮欠損用グラフト	オリンパス テルモバイオマテリアル株式会社/アルケア株式会社	熱傷・外傷・手術創などの重度の皮膚・粘膜欠損修復用の材料です	
				インテグラ真皮欠損用グラフト	センチュリーメディカル株式会社	重度皮膚欠損創に使用可能、コンドロイチン6硫酸を架橋結合	
		脱細胞組織		OASIS®細胞外マトリックス	クックメディカルジャパン合同会社	天然組成の3次元構造&構成成分が難治性を含む創傷の治癒を促進	

図1 ポリウレタンフィルムの使用例

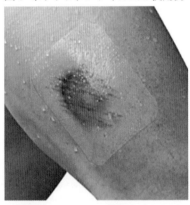

創面保護を目的として選択することが可能である。

> **使用例**
> 3M™ テガダーム™ トランスペアレントドレッシング（スリーエム ジャパン株式会社）

乾燥した創を湿潤させるドレッシング材

1．ハイドロジェル

　大部分は水で構成されたジェル状のドレッシング材で、シート状のものやチューブ入りのもの等がある。チューブ入りのものは乾燥した壊死組織を軟化させ、自己融解を促進する。その他、抗菌成分ポリヘキサニドが配合されたゲルタイプのものがある（図3）。

滲出液を吸収し保持するドレッシング材

1．ポリウレタンフォーム

　創に過剰な滲出液を溜めないように創面の滲出液を吸収する。水分吸収力にすぐれ、かつ滲出液を保持する機能をもつ。過剰な滲出液を中間層の親水性フォームで保持し、創面

図2 ハイドロコロイドの使用例

使用例
デュオアクティブCGF/ET（コンバテック ジャパン株式会社）

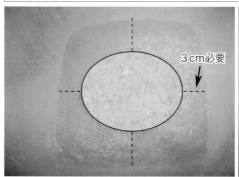
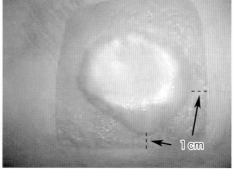

3 cm必要

1 cm

貼付直後　　　　　　　　　　　　　　**交換時期**

創部の辺縁よりも約3cm大きく創周囲皮膚を被覆できるサイズのドレッシングを選択する。ゲル化が被覆材の外枠1cm程度まで広がってきたら交換のタイミングで、漏れる前に交換する。

図3 ハイドロジェルの使用例

使用例
プロントザン 創傷用ゲル30g（ビー・ブラウンエースクラップ株式会社）

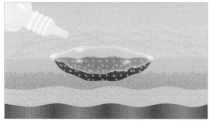
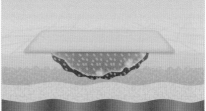
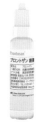

創傷に塗布し、二次ドレッシングで固定する。

の湿潤環境を形成する。滲出液によりドレッシング材が崩壊しないため、創に残渣が残らない。

吸収層に自着性があるもの、非固着性のもの、アクリルまたはシリコーン系粘着剤を使用したものがある（図4）。

2．親水性ファイバー

滲出液を吸収するとただちにゲル化し、創面の湿潤環境を維持する。昆布から抽出されたアルギン酸塩を繊維状にからませたもの、CMCナトリウムからできた繊維を用いたものがある。アルギン酸塩は、ゲル化する際にカルシウムイオン（止血凝固第Ⅳ因子）を放出し、ゲルに血小板が吸引、凝集するため止血効果が得られる（図5）。

図4 ポリウレタンフォーム

■ハイドロサイト®の3層構造（スミス・アンド・ネフュー株式会社）

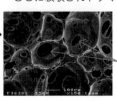

吸収層（ポリウレタンフォーム）の構造
- 大小さまざまなセルによる構造
- セル同士は隣接し、1つのセルが飽和状態になるとインターコネクトを通り、滲出液は隣のセルへ移動
- 一度滲出液を吸収するとセルやインターコネクトが広がり、さらに吸収されやすくなる

インターコネクト
セルとセルをつなぐ
滲出液の通る通路

■メピレックス®ボーダー フレックスの5層構造（メンリッケヘルスケア株式会社）

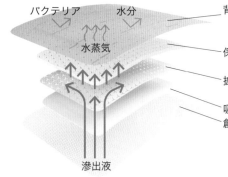

バクテリア　　水分
水蒸気
滲出液

背面フィルム：防水性とバクテリアバリア機能を有し、貼付中のシャワー入浴が可能。過剰な滲出液を蒸散させる。
保水層：ポリアクリル繊維とコットンで、通常の滲出液だけでなく粘稠度の高い滲出液も吸収して保持する。
拡散層：不織布全面で滲出液を拡散させて、保水層へ移動させる。
吸水層：滲出液を吸収して拡散層へ移動させる。
創部接触面

【断面イメージ】

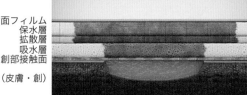

背面フィルム
保水層
拡散層
吸水層
創部接触面
（皮膚・創）

3．親水性メンブラン

　アミノ多糖類の一種であるキチンを成分としており、滲出液を吸収すると創面に湿潤環境を維持する。

▌抗菌効果のある銀を含むドレッシング材

　スルファジアジン銀を含むハイドロコロイ
ドドレッシング材、滲出液に接触すると銀イオンが放出されるポリウレタンフォーム、親水性ファイバーがある。

　銀含有ハイドロコロイドドレッシング材は、ドレッシング材が滲出液を吸収しゲル化するとスルファジアジン銀がゲル内および創傷内の滲出液内に存在する菌と接触し抗菌効果を発する（**図6**）。

　銀含有ポリウレタンフォーム（**図7**）と銀含有親水性ファイバー（**図8**）は、滲出液に

図5 親水性ファイバー

■アルゴダーム® トリオニック（スミス・アンド・ネフュー株式会社）

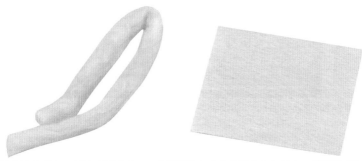

滲出液を吸収しゲルを形成する。治癒促進と止血作用を合わせもつ繊維性ドレッシングで、アルギン酸カルシウムに亜鉛とマンガンが付加されている。ポケットや深さのある創傷に充填しやすいロープタイプ（左）、創の形状に合わせてカットできるシートタイプがある。

■アクアセル® Agアドバンテージ（コンバテック ジャパン株式会社）

●ハイドロファイバー®の吸収力
・2枚重ねにより吸収力を強化、交換回数の減少に。

●ゲル破断を防ぐ強度
・リヨセル糸によるステッチ加工を加え、破断しにくく、剥がしやすい。

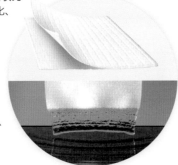

●滲出液のコントロール
・ゲル化して創面に密着。
・滲出液、細菌等をトラップ。
・滲出液、細菌等の拡散を抑止。
・創縁の浸軟を予防。
・創面の清浄化を促進。

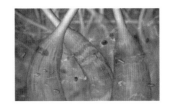

接触すると銀イオンが放出され、抗菌効果を発する。

┃疼痛を緩和するドレッシング材

　疼痛を除去する効果はないが、創面を適切な湿潤環境に保つことで、疼痛を緩和できる。粘着剤にシリコーンを用いたドレッシング材は、ドレッシング材交換時の痛み、創床や創周囲皮膚の損傷を軽減する（図9）。

文献
1) 日本褥瘡学会用語集検討委員会：日本褥瘡学会で使用する用語の定義・解釈－用語集検討委員会報告3－. 褥瘡会誌, 11（4）：554-556, 2009.
2) Heyneman A, Beele H, Vanderwee K, et al：A systematic review of the use of hydrocolloids in the treatment of pressure ulcers. J Clin Nurs, 17（9）：1164-1173, 2008.

図6 銀含有ハイドロコロイド

【バイオヘッシブ®Agの抗菌メカニズム】

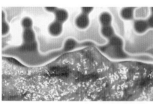 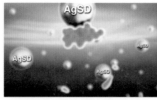 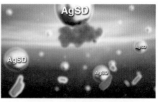

①バイオヘッシブ®Agが創傷面の滲出液を吸収し、ゲル化する。

②スルファジアジン銀がゲル内および創傷面の滲出液内に存在する菌と接触する。

③スルファジアジン銀に接触した菌は、時間とともに死滅する。

バイオヘッシブ®Ag（アルケア株式会社）

図7 銀含有ポリウレタンフォーム

ポリウレタン背面フィルム
・高い水蒸気透過性によって過剰な滲出液を蒸散させる。
・防水性があり、バクテリアやウイルスの侵入を防ぐ。

不織布面
・滲出液を拡散させる。

保水層
・吸水層から吸収された滲出液を吸収・保持し、創傷および創周囲皮膚への滲出液の逆戻りを防ぐ。

創部接触層
・セーフタック®テクノロジーが採用された創部接触面は創縁部をしっかりとシーリングして滲出液を創周辺部に漏らさない。
・ドレッシング材交換時の痛みと組織損傷を軽減する。

吸水層
・ポリウレタンフォーム材でできた吸水層には硫酸銀が含有され、滲出液を吸収すると同時に創部に銀イオンを放出する。

メピレックス®ボーダーAgは硝酸銀を含有しており、硝酸銀は滲出液に接触すると銀イオンを放出する。

メピレックス®ボーダーAg（メンリッケヘルスケア株式会社）

図8 銀含有親水性ファイバー

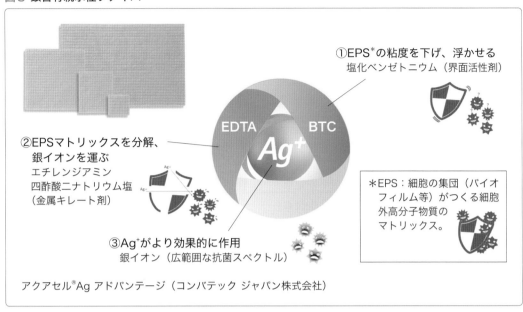

①EPS*の粘度を下げ、浮かせる
塩化ベンゼトニウム（界面活性剤）

②EPSマトリックスを分解、
　銀イオンを運ぶ
エチレンジアミン
四酢酸二ナトリウム塩
（金属キレート剤）

③Ag$^+$がより効果的に作用
銀イオン（広範囲な抗菌スペクトル）

＊EPS：細胞の集団（バイオ
フィルム等）がつくる細胞
外高分子物質の
マトリックス。

アクアセル®Ag アドバンテージ（コンバテック ジャパン株式会社）

図9 シリコーン粘着剤を用いたドレッシング材の例

■ メピレックス® ボーダー フレックス（メンリッケヘルスケア株式会社）

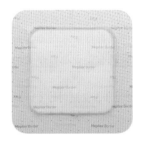

従来の粘着剤*

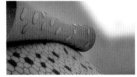

ドレッシング材交換時に、粘
着剤接触部に強い力がかか
り、表皮剥離のリスクがある。

＊メンリッケヘルスケア株式会社の救急絆創膏との比較（メンリッケヘル
スケア株式会社のデータによる）

セーフタック®

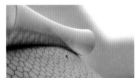

ドレッシング材交換時の表
皮剥離のリスクを軽減する。

■ バイアテン シリコーン＋（コロプラスト株式会社）

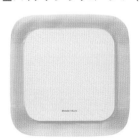

従来の粘着剤の剥離時の様子

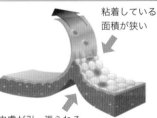

粘着している
面積が狭い

皮膚が引っ張られる
負荷が大きい

シリコーンゲル粘着剤剥離時の様子

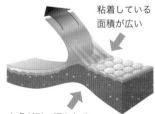

粘着している
面積が広い

皮膚が引っ張られる
負荷が小さい

やさしく剥離することができ、表皮
剥離を最小限に抑える：剥離時の痛
みを軽減

ドレッシング材の使い方

急性期褥瘡

　褥瘡が発生した直後は局所状態が不安定な時期があり、これを急性期と呼び、発生後おおむね1～3週間である。この間は、褥瘡の状態は発赤、紫斑、浮腫、水疱、びらん、浅い潰瘍などの多彩な病態が短期間に現れることがある[1]（図1）。褥瘡が発生した場合、発生原因を追求することが重要である。また、適度な湿潤環境を保ちながら創面保護を図るとともに、毎日の創の観察を怠らないようにすることが必要である[2]。創面保護を目的として、ポリウレタンフィルムや真皮に至る創傷用ドレッシング材の中でも貼付後も創が視認できるドレッシング材を使用してもよい（図2）。貼付の際には、貼付部位の洗浄を行い清潔な皮膚へ使用し、急激な変化があれば適宜交換し、最低でも1週間を限度に交換する。

深部損傷褥瘡（DTI）が疑われる場合

　2005年にNational Pressure Ulcer Advisory Panel（NPUAP）が使用した用語で、表皮剥離のない褥瘡のうち、皮下組織より深部の組織の損傷が疑われる所見がある褥瘡を指す。2007年に改訂されたNPUAPの褥瘡ステージ分類では、（suspected）deep tissue injury（深部損傷褥瘡疑い）という新しい病期（ステージ）が加えられている。また、褥瘡以外の損傷に対しては「深部組織損傷」と訳されることもある[3]。

　深部組織から悪化が進行するため、褥瘡部位をよく観察し、経過を追うことが大切であ

図2 ポリウレタンフィルムを貼付している急性期褥瘡

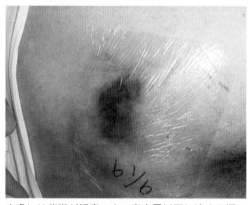

皮膚には紫斑が観察でき、真皮層以下に達する深い褥瘡へ進展する可能性が考えられる。皮膚観察を毎日実施し、表皮が破れ滲出液が出てきたら、状況に応じて治療方法を変更する。

> **使用例** 3M™ テガダーム™ トランスペアレント ドレッシング（スリーエム ジャパン株式会社）

図1 急性期の褥瘡の例

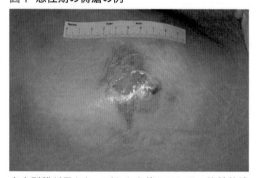

表皮剥離が見られ、びらんを伴っている。比較的浅いと思われるが、急性期のため確証は得られない。

図3 DTI褥瘡の経過とケア方法

DTI疑いの褥瘡		DTI
介入時	1週目	2週目

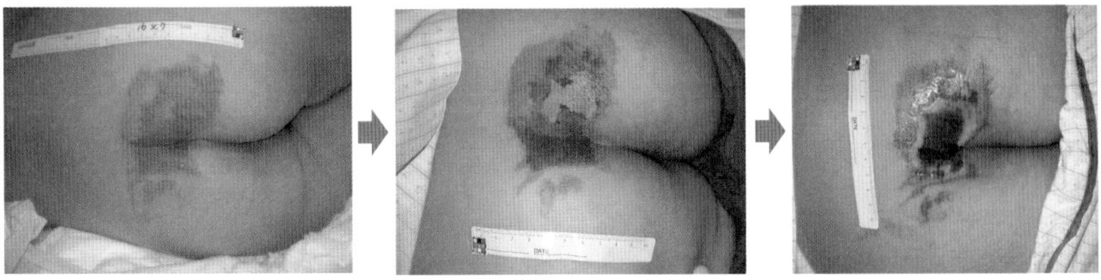

表皮の保護を目的としたケア
・ポリウレタンフィルム材の貼付で摩擦とずれを予防する。

表皮保護（損傷の悪化予防）を目的としたケア
・表皮の欠損で滲出液が多くなる。
・びらん・浅い潰瘍あるいは滲出液が多い場合の管理に準じたケアを行う。真皮に至る創傷用ドレッシング材の貼付で摩擦とずれを予防する。

・壊死組織がある場合のケアへ変更する。

る。急性期の褥瘡と同様に創が視認できるポリウレタンフィルムを使用してもよい（**図3**）。

発赤、紫斑

　紅斑あるいは初期の紫斑によって生じる皮膚の赤みを発赤と総称している。紅斑とは、真皮の毛細血管拡張もしくは充血によってもたらされる皮膚の赤みを指す発疹名である。一方、紫斑は真皮内の内出血（赤血球の血管外漏出）により生じる皮膚の色調変化である[4]。病変部をガラス板（透明プラスチック）または示指で軽く3秒ほど圧迫し、退色する場合は反応性充血、消退しなければ褥瘡と判定される（**図4**）。

　創面保護と創の観察が重要である。創面保護を目的として、ポリウレタンフィルムや真皮に至る創傷用ドレッシング材の中でも、貼付後も創が視認できるハイドロコロイド、ハイドロジェル、ポリウレタンフォームのシートタイプを使用してもよい。

水疱

　圧迫やずれ力により生じた水疱は浅い褥瘡であり、表皮と真皮の境界部に滲出液が貯留する。

　水疱は破らずそのままにし、創面保護を目的として、ポリウレタンフィルムや真皮に至る創傷用ドレッシング材の中でも貼付後も創が視認できるドレッシング材を使用してもよい。水疱が緊満している場合は除圧のために適宜穿刺を行う場合もある[5]。貼付後はフィルム材を通して水疱部を観察し、表皮が破れ真皮に至る創傷に移行した場合にはびらん・浅い潰瘍の処置に変更する。そのため、創の状態を透見できるドレッシング材を使用することが望ましい（**図5**）。

図4 発赤の例

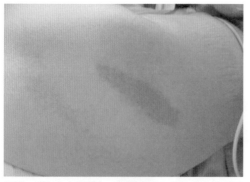

摩擦、ずれから保護し、観察を怠らないことが重要である。
写真提供：山形大学医学部附属病院 皮膚・排泄ケア認定看護師　冨塚佐智子氏

図5 水疱の例

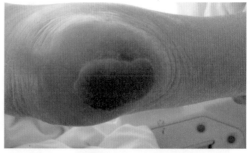

水疱は基本的には破らずそのままにするが、緊満している場合には穿刺する。
写真提供：山形大学医学部附属病院 皮膚・排泄ケア認定看護師　冨塚佐智子氏

図6 びらん・浅い潰瘍へのドレッシング材の使用例

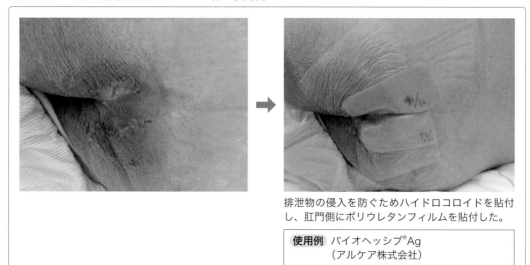

排泄物の侵入を防ぐためハイドロコロイドを貼付し、肛門側にポリウレタンフィルムを貼付した。

使用例 バイオヘッシブ®Ag
（アルケア株式会社）

写真提供：山形大学医学部附属病院 皮膚・排泄ケア認定看護師　冨塚佐智子氏

▌びらん・浅い潰瘍

　瘢痕を残さず再生治癒することができる上皮もしくはその下床組織を含む欠損で、表皮あるいは真皮の浅い層（毛包の一部は残存する）までの欠損を"びらん"と呼ぶ[6]。浅い潰瘍とは、表皮が剥がれ、真皮の一部も損傷を受け、潰瘍化したものを指す。

　保険適用のある真皮に至る創傷用ドレッシング材のハイドロコロイドを使用することが勧められる。皮下組織に至る創傷用ドレッシング材のハイドロコロイドを用いてもよいが保険適用外である。保険適用のある真皮に至る創傷用ドレッシング材のハイドロジェル、ポリウレタンフォーム、親水性ファイバー、親水性メンブランを使用してもよい（**図6**）。

滲出液が少ない場合

　滲出液（exudate）とは、上皮が欠損した創から滲み出す組織間液で、蛋白に富み、創傷治癒にかかわるさまざまな炎症細胞、サイトカイン、増殖因子などを含んでいる[1]。

　滲出液は量だけではなくその性状も観察することが重要である。正常な治癒過程をたどる場合の滲出液の性状は、透明から薄い黄色で粘性が低い。一方、感染が起こると色やにおいが変化する。滲出液の量の程度はDESIGN-R®2020では、ガーゼを貼付している場合の交換回数に換算して判定する。1日1回以下の交換の場合をe（少量）、1日2回以上の交換の場合をE（多量）とする（図7）。

　適切な創傷治癒には湿潤環境が必要である。そのため、滲出液が少ない場合には、創が乾燥しないよう湿潤環境を維持できるドレッシング材を選択する。保険適用のあるハイドロコロイドやハイドロジェルを使用してもよい（図8）。チューブ入りのハイドロジェルはゼリー状のため、二次ドレッシングが必要である。

滲出液が多い場合

　適切な創傷治癒には湿潤環境が必要であるが、過度の湿潤は治癒に悪影響を及ぼす可能性がある（図9）。また、創周囲の皮膚の浸軟にも注意が必要である。そのため、適切な滲出液吸収能をもつドレッシング材を選択することが重要である。

　ポリウレタンフォームは過剰な滲出液を吸収・蒸散し、創周囲皮膚の浸軟を防止する。ドレッシング材の交換時期はドレッシング材の端約1.5cmにまで滲出液が到達したときをめやすとする（図10）。

　親水性ファイバー、親水性メンブランは滲出液を吸収し創面の湿潤環境を維持する（図11）。ロープ状のものやシート状のものは粘着剤を用いていないため、二次ドレッシングが必要である。詰めすぎないよう、創全体に万遍なく充填する。滲出液が減少すると適度な湿潤環境を維持できないため注意する（図12）。

図7　滲出液量のめやす

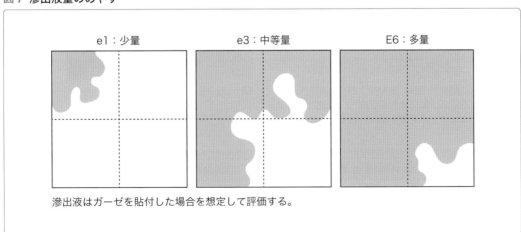

日本褥瘡学会編：改定DESIGN-R®2020コンセンサス・ドキュメント，14，照林社，東京，2020．より引用

図8 滲出液が少ない創へのドレッシング材の使用例

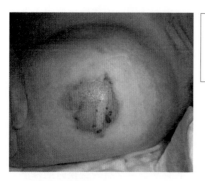

> **症例**
> 左肩峰、d2の褥瘡。
> 1人暮らしで倒れているところを発見される。

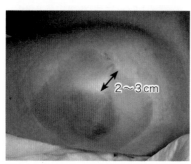

1 貼付時：ハイドロコロイドドレッシング材のバイオヘッシブ®Ag・ライトをサイズより2〜3cm大きめにカットし、創にしっかり密着させて、死腔を作らないように貼付する。

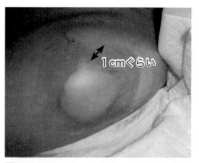

2 滲出液吸収時：貼付中、滲出液は良好に管理されていた。滲出液を吸収し、縁から1cm程度まで白く膨張したら交換とする。

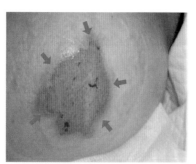

3 貼付翌日：貼付後1日目に剥がしたところ、創辺縁から上皮化、創縮小が認められ、感染徴候はみられなかった。

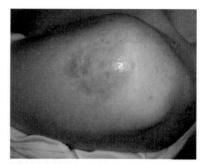

4 入院12日後に治癒。

写真提供：JA長野厚生連北信総合病院 皮膚・排泄ケア認定看護師　中村令子氏

図9 滲出液生成の機序（再掲）

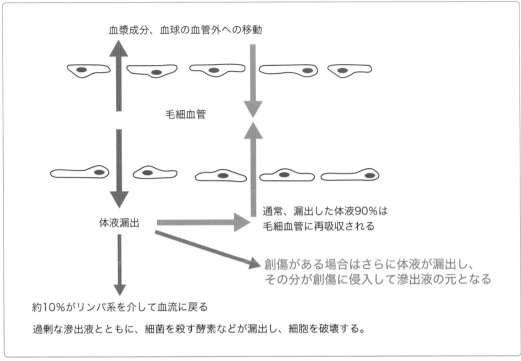

World Union of Wound Healing Societies（WUWHS）. Principles of best practice : Wound Exudate and the Role of Dressings. A consensus document. London : MEP Ltd. 2007. を参考に作成

図10 ポリウレタンフォームドレッシング材の交換のタイミング

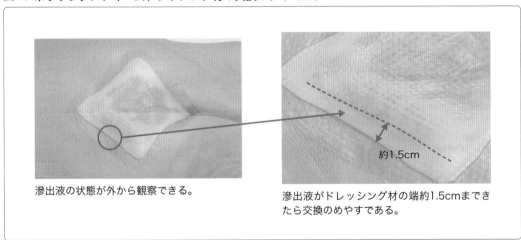

滲出液の状態が外から観察できる。

滲出液がドレッシング材の端約1.5cmまできたら交換のめやすである。

資料提供：スミス・アンド・ネフュー株式会社

図11 ポリウレタンフォーム使用例

使用例
メピレックス®ボーダー フレックス（メンリッケヘルスケア株式会社）

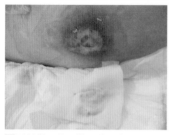 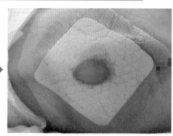 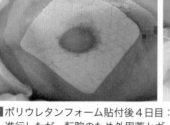

① 貼付前：外用薬とガーゼにて処置。滲出液が多い。

② ポリウレタンフォーム貼付後4日目：浸軟が改善し上皮化が進行したが、転院のため外用薬とガーゼ処置に戻した（右は交換時の状態）。

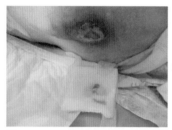 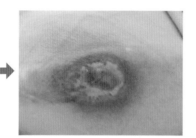

③ 退院後9日目の再入院時：脊柱部の褥瘡は治療継続中で、浸軟も再発していたためポリウレタンフォームを再度使用開始した。

④ 再貼付後7日目：再び浸軟が改善し、上皮化の進行が認められた。

写真提供：稲沢市民病院 皮膚・排泄ケア特定認定看護師　黒木さつき氏

図12 親水性ファイバーの使用例

使用例
アルゴダーム トリオニック（スミス・アンド・ネフュー株式会社）

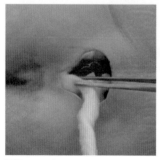 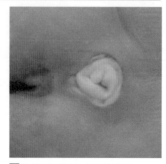 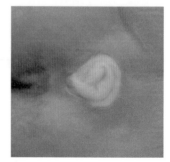

① 深さ、奥行きに合わせてカットする。

② 全体に万遍なく充填する。

③ フィルムドレッシングなどで上から固定する。

臨界的定着により肉芽形成期の創傷治癒遅延が疑われる場合

創部の微生物学的環境を、これまでの無菌あるいは有菌という捉え方から、両者を連続的に捉えることが主流となっている（bacterial balanceの概念）。すなわち、創部の有菌状態を汚染（contamination）、定着（colonization）、感染（infection）というように連続的に捉え、その菌の創部への負担（bacterial burden）と生体側の抵抗力のバランスにより感染が生じるとする考え方である。臨界的定着はその中の定着と感染の間に位置し、両者のバランスにより定着よりも細菌数が多くなり感染へと移行しかけた状態を指す[6]（図13）。

臨界的定着の徴候を評価して銀含有親水性ファイバーとその他のドレッシング材を用い、治癒率や創の縮小について比較したシステマティックレビュー[7]があるものの、肉芽形成が不十分で臨界的定着が疑われる褥瘡については結論が出されていない。臨界的定着あるいは感染リスク状態にある静脈性下腿潰瘍と褥瘡に銀含有親水性ファイバーと銀を含有しない親水性ファイバーを使用し比較した結果、感染の増悪はなく、銀含有親水性ファイバー使用群の創面積が有意に縮小した（p＝0.017）と報告されている[8]。これらのことから、銀含有親水性ファイバーを使用してもよい（図14）。

図13 宿主と細菌の関係

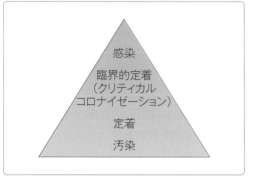

感染
臨界的定着
（クリティカル
コロナイゼーション）
定着
汚染

日本褥瘡学会編：改定DESIGN-R®2020コンセンサス・ドキュメント，26，照林社，東京，2020. より引用

図14 銀含有親水性ファイバーの使用例

使用例

アクアセル®Agアドバンテージ
（コンバテック ジャパン株式会社）

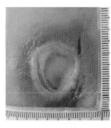

1 初診時、黄色壊死組織で覆われた2×2cmの尾骨部褥瘡。スルファジアジン銀＋非固着性ガーゼ・フィルムドレッシングで1日1回洗浄。

2 10日目、ポケット発見。

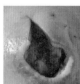

3 18日目、ポケット切開し、精製白糖・ポビドンヨード配合軟膏塗布に処置変更。

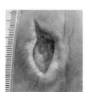

4 30日目、肉芽の色調不良、創面にフィブリン様の物質が付着。アクアセル®Ag アドバンテージ使用開始。

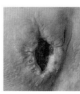

5 37日目、肉芽の色調改善、フィブリン様の付着物減少、アクアセル®Ag アドバンテージ継続。

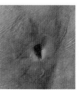

6 51日目、創収縮、肉芽形成顕著。

7 65日目、ほぼ創閉鎖。

写真提供：東京保健医療大学 立川看護学部 看護学科 准教授　内藤亜由美氏

肉芽形成が不十分で肉芽形成を促進させる場合

　親水性ファイバー、銀含有親水性ファイバー、親水性メンブランを使用してもよい。ドレッシング材は湿潤環境を維持し、創傷治癒に最適な環境を整えるため、製品の大きさ、滲出液の吸収量、創面への固着性、剥離の容易さ、二次ドレッシングの必要性、抗菌作用など、各製品の特長を理解し、製品を選択する（図15）。

肉芽が十分に形成された創の縮小を図る場合

　肉芽形成を促進するには適切な湿潤環境を維持することが重要であり、親水性ファイバーの使用が勧められる。滲出液の量によりポリウレタンフォーム、ハイドロコロイド、ハイドロジェル、親水性メンブランを使用してもよい（図16）。

壊死組織がある場合

　壊死組織とは、不可逆的損傷による細胞または組織の死を指す。褥瘡においては血流障害による虚血によって生じる。皮膚に比して脂肪組織や筋肉は虚血に対する耐性が低く、壊死に陥りやすい。壊死組織は水分含有量の程度により色調や硬さが異なる。乾燥した硬い壊死組織はエスカー（eschar）と呼ばれる。水分を含んだ軟らかい黄色調の壊死組織はスラフ（slaugh）と呼ばれる[1]。創傷治癒促進を図るには壊死組織の除去が重要で、壊死組織の除去には、①閉塞性ドレッシングを用いて自己融解作用を利用する方法、②機械的方法（wet to dryドレッシング法、高圧洗浄、水治療法、超音波洗浄など）、③蛋白分解酵素による方法、④外科的方法、⑤ウジによる生物学的方法などがある[1]。

　外科的デブリードマン、壊死組織除去作用を有する外用薬の使用等が難しい場合には、皮下組織に至る創傷用ドレッシング材のハイドロジェルを使用してもよい（図17）。ハイド

図15 肉芽形成不十分な創へのドレッシング材使用例

使用例
アクアセル®Ag アドバンテージ
（コンバテック ジャパン株式会社）

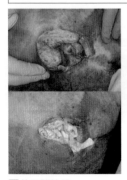
1 使用開始時

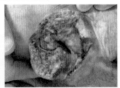
2 使用4日後、壊死組織の融解が進み、肉芽形成が始まっている。

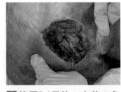
3 使用14日後、肉芽の色調が非常によく、ポケットも埋まってきている。患者本人の談「使用中に滲出液の粘性が低下し、サラサラになった。」

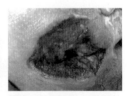
4 使用18日後、さらに肉芽の状態は改善。収縮、上皮化が進行し始めている。

写真提供：医療法人社団心愛会TOWN訪問診療所 理事長　木下幹雄氏

図16 創の縮小を図るドレッシング材の使用例

使用例
デュオアクティブ®CGF、デュオアクティブ®ET
（コンバテック ジャパン株式会社）

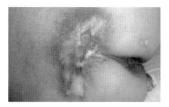

1 使用開始時。

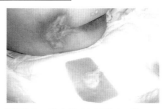

2 翌日、滲出液が殿裂部に沿って漏れている。

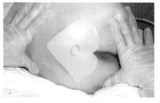

3 デュオアクティブ®の形状を変え、中心部をマーキングし貼付

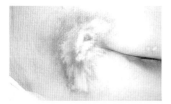

4 2週間後、デュオアクティブ®ETへ変更

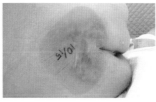

5 貼付した状態が表面から確認できる

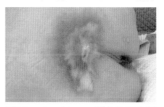

6 デュオアクティブ®ET使用2週間後

写真提供：JA愛知厚生連知多厚生病院 皮膚・排泄ケア認定看護師　近藤貴代氏、宮本昌子氏

図17 ハイドロジェルの使用方法

使用例
イントラサイト ジェル システム
（スミス・アンド・ネフュー株式会社）

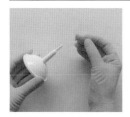

1 保護キャップをノズルから外す。

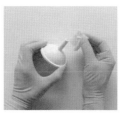

2 ノズルのまわりを消毒綿等で拭い、ノズルの先端を折り取る。

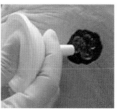

3 容器の底部を軽く押しながら、創部に直接塗布する。

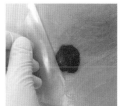

4 塗布したジェルの上からフィルムドレッシング材で被覆する。

滲出液が少量ある場合は、吸収パット（メロリン®など）を貼付し、その上からフィルムドレッシング材で固定する。

交換時期の目安
より効果的な湿潤環境を維持するために、漏れが生じる前に適宜交換する。少なくとも3日ごとに交換する。

図18 ポケットを有する褥瘡の場合のドレッシング材の使用方法

> **使用例**
> アクアセル®AG
> （コンバテック ジャパン株式会社）

周囲にポケットあり

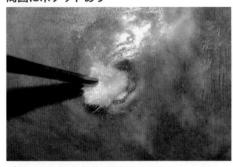

ポケット内の滲出液の吸収を目的としたケア
吸収性がある親水性ファイバー（銀含有製品を含む）、アルギン酸Agを使用する。ポケット内へ挿入する際にはポケットの深さの半分ぐらいまでの挿入にとどめる。

ドレッシング材交換時

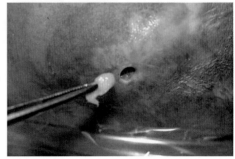

ポケット内にドレッシング材を残さないように、回収と洗浄を行う。

写真提供：奈良県立医科大学医学部看護学科 成人急性期看護学 教授　石澤美保子氏

ロジェルとwet to dryドレッシング法の比較では、ハイドロジェルのほうが壊死組織を除去するための週1回のデブリードマンを必要とする症例が少なかった、と報告されている[9]。

ポケットを有する場合

　ポケットを有する褥瘡では、ずれ力など発生要因を把握し、可能な限りその要因を取り除くことが大切である。使用の際には、ポケット内にドレッシング材を深く挿入したり、圧迫するような用い方にならないように注意する。また、壊死組織が残存する場合はデブリードマンを優先する。これらのことから、ポケット内に壊死組織が残存する場合は、まず創面の清浄化を図り、滲出液が多い場合は親水性ファイバー、銀含有親水性ファイバーを使用してもよい。また、ドレッシング材を交換する際には、ポケット内部を洗浄し、ドレッシング材を残さないように注意する（**図18**）。

疼痛を伴う場合

　ドレッシング材に創部の疼痛を除去する効果はないが、創面を湿潤環境に保つことで疼痛を緩和できる。ハイドロコロイド、ポリウレタンフォーム、親水性ファイバー、親水性メンブラン、ハイドロジェルを使用してもよい。

　ドレッシング材交換時の疼痛緩和には、親水性ファイバー、シリコーン粘着タイプのポリウレタンフォームを使用してもよい。創が乾燥しドレッシング材が固着している場合は、生理食塩水や微温湯などでドレッシング材を湿らせながらゆっくりと剥がす。また、ハイドロコロイドを脆弱な皮膚に使用する場合には、慎重に除去する。

いわゆるラップ療法

　日本褥瘡学会では、いわゆる "ラップ療法" とは「非医療機器の非粘着性プラスチックシート（たとえば、食品包装用ラップなど）を用い、体表の創傷を被覆する処置を総称する。」と定義している[10]。標準的な治療法と比較したランダム化比較試験においては、両者の有効性に有意差は認められていない[11, 12]。医療費に関しては、「ラップ療法」が有意に安価であった[11, 13]。

　以上の報告ならびに2010年の日本褥瘡学会理事会見解より、褥瘡治療にあたっては医療用として認可された創傷被覆材の使用が望ましい。非医療用材料を用いた、いわゆる "ラップ療法" は医療用として認可された創傷被覆材の継続使用が困難な療養環境において使用することを考慮してもよい。ただし、褥瘡の治療について十分な知識と経験を持った医師の責任のもとで、患者・家族に十分な説明をして同意を得たうえで実施すべきである。

文献
1)　日本褥瘡学会用語集検討委員会：日本褥瘡学会で使用する用語の定義・解釈－用語集検討委員会報告1－．褥瘡会誌，9（2）：228-231，2007.
2)　川上重彦，島田賢一：急性期褥瘡の治療．Modern Physician，28（4）：506-507，2008.
3)　日本褥瘡学会用語集検討委員会：日本褥瘡学会で使用する用語の定義・解釈－用語集検討委員会報告3－．褥瘡会誌，11（4）：554-556，2009.
4)　日本褥瘡学会用語集検討委員会：日本褥瘡学会で使用する用語の定義・解釈－用語集検討委員会報告2－．褥瘡会誌，10（2）：162-164，2008.
5)　岸邊美幸：水疱はどうする？．褥瘡局所治療ガイドライン（宮地良樹，真田弘美編），メディカルレビュー社，東京，145-149，2007.
6)　日本褥瘡学会用語集検討委員会：日本褥瘡学会で使用する用語の定義・解釈－用語集検討委員会報告4－．褥瘡会誌，12（4）：544-546，2010.
7)　Carter MJ, Tingley-Kelley K, Warriner RA 3rd：Silver treatments and silver-impregnated dressings for the healing of leg wounds and ulcers：A systematic review and meta-analysis. J Am Acad Dermatol, 63（4）：668-679, 2010.
8)　Beele H, Meuleneire F, Nahuys M, et al：A prospective randomized open label study to evaluate the potential of a new silver alginate/carboxymethylcellulose antimicrobial wound dressing to promote wound healing. Int Wound J, 7（4）：262-270, 2010.
9)　Matzen S, Peschardt A, Alsbjorn B：A new amorphous hydrocolloid for the treatment of pressure sores: A randomised controlled study. Scand J Plast Reconstr Surg Hand Surg, 33（1）：13-15, 1999.
10)　日本褥瘡学会用語集検討委員会：日本褥瘡学会で使用する用語の定義・解釈－用語集検討委員会報告5－．褥瘡会誌，14（1）：86-87，2012.
11)　Bito S, Mizuhara A, Oonishi S, et al：Randomised controlled trial evaluating the efficacy of wrap therapy for wound healing acceleration in patients with NPUAP stage II and III pressure ulcer. BMJ Open, 2（1）：1-8, 2012.
12)　水原章浩，尾藤誠司，大西山大，ほか：ラップ療法の効果～ガイドラインによる標準法との比較検討．褥瘡会誌，13（2）：134-141，2011.
13)　植田俊夫，下窪咲子，本田和代，ほか：褥創に対するラップ療法の有用性の検証．褥瘡会誌，8（4）：551-559，2006.

第 **3** 節

外科的治療

外科的治療の概要

外科的治療の適応

外科的治療に際しては、麻酔や術後体位など周術期の管理が重要であり、手術の施行は全身および局所の状態により、適応範囲や時期が制限される。「褥瘡予防・管理のアルゴリズム」（図1）で示されるように、外科的治療（手術療法）は褥瘡の局所治療の一分野として位置付けられている。すなわち、「外科的治療のアルゴリズム」（図2）のなかに記されている「褥瘡あり」とは、「全身観察・発生予測を行った患者で、外用薬・ドレッシング材などの保存的治療に抵抗する褥瘡」であることを前提としている。

外科的デブリードマン

外科的デブリードマンの有用性に関しては

図1 褥瘡予防・管理のアルゴリズム

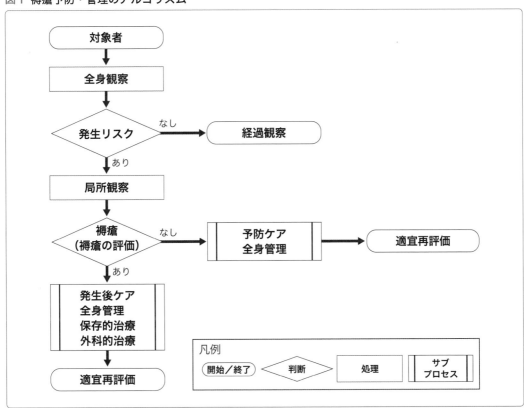

日本褥瘡学会編：褥瘡予防・管理ガイドライン 第5版, 10, 照林社, 東京, 2022. より引用

図2 外科的治療のアルゴリズム

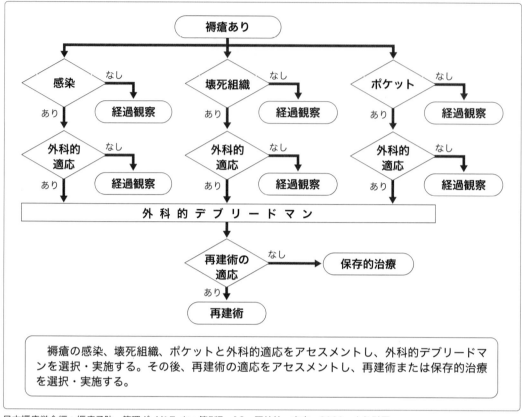

褥瘡の感染、壊死組織、ポケットと外科的適応をアセスメントし、外科的デブリードマンを選択・実施する。その後、再建術の適応をアセスメントし、再建術または保存的治療を選択・実施する。

日本褥瘡学会編：褥瘡予防・管理ガイドライン 第5版，13，照林社，東京，2022．より引用

臨床的にコンセンサスが得られている分野であり、さまざまなガイドラインやシステマティックレビューにおいても推奨度は高い。それゆえ新しい研究や知見はなく、改訂にあたって評価に使用できるエビデンスの高い文献もないことから、『褥瘡予防・管理ガイドライン（第5版)』では総説内での解説とし、CQからは削除された。しかし、臨床的に重要な手技・方法であるため、本ガイドブックでは『褥瘡予防・管理ガイドライン（第4版)』に準拠する形として、外科的デブリードマンについて、感染・炎症がある場合、壊死組織が存在する場合の適切な時期、ポケッ

トがある場合の処置について解説する。

外科的治療のアルゴリズム

外科的治療のアルゴリズムは、褥瘡の感染、壊死組織、ポケットと外科的適応をアセスメントし、外科的デブリードマンを選択・実施するものである。さらに、その後の再建術の適応をアセスメントし、再建術または保存的治療を選択・実施するものである。本ガイドブックでは、外科的再建術の適応とその方法について具体的に解説する。

デブリードマン

デブリードマンを行う判断と創部の状態

1．局所的反応、全身的反応よりデブリードマンの必要性を判断する

1）局所的反応

局所の感染・炎症の診断は創部周辺の発赤の有無、熱感、腫脹、疼痛の有無、滲出液の性状（粘稠度の変化や急激な増加）などから総合的に判断する。皮下の炎症に伴う組織変化、膿瘍やガス産生の有無などを確認するためには、CT、MRI、エコーなどの画像精査を使用することが有用である（図1）。

2）全身的反応

局所的反応とともに、発熱または低体温、頻脈、頻呼吸、低血圧、白血球の増加または減少などの全身的反応がみられる場合は（全身的な）敗血症が考えられ、早急な対応を要することになる。

2．褥瘡の感染に対する初期対応

感染・炎症を有する褥瘡を治療する場合、抗生剤の全身投与や局所抗菌外用薬・ドレッシング材による治療が行われるが、感染の程度が強く、壊死組織下に膿瘍形成が疑われる場合、早期の膿瘍の除去や、壊死組織を除去する意味でのデブリードマンを考慮する必要がある。

局所に形成された膿瘍や貯留滲出液を認める場合は、周囲への感染の拡大や全身感染症へと進展する可能性が高い。感染の拡大を防ぐためには、早期の切開排膿の判断が必要である。

NPUAP/EPUAP[1]やWOCN[2]のガイドラインでは、褥瘡による蜂窩織炎、膿汁、敗血症のあるときに外科的デブリードマンをエビデンスレベルCとして推奨している。

硬く厚い壊死組織が固着した状況で発熱や局所の炎症（発赤、腫脹、疼痛）、悪臭を認める場合は、壊死組織の下に膿が貯留している可能性がある。このような場合には、壊死組織の一部を切開し、膿の有無を確認することが推奨されている[3]。特に全身性の感染症、敗血症の可能性があり、全身状態悪化の原因となっていると考えられる場合には、切開排膿の後、全身状態を考慮しながら早急に壊死組織を除去することが望ましい（図2）。

デブリードマンはベッドサイドで行われることが多いが、全身状態によっては、外科的侵襲は致命的となる場合がある。出血傾向や貧血の有無などについて処置前に評価を行

図1 臀部CT所見

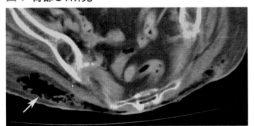

皮下にガス産生像（⇨）を認め、ガス壊疽と診断された。

図2 仙骨部褥瘡の壊死組織

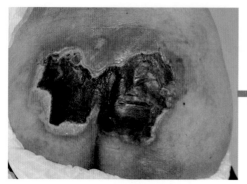
1 仙骨部に硬く固着した壊死組織を認める。周囲に発赤、腫脹を認め、局所感染が示唆される。

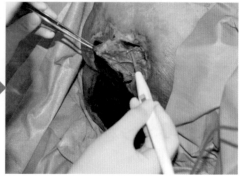
2 壊死組織を切開した所見。下床には膿の貯留を認める。

い、外科的侵襲の程度を考慮することが重要である。また、外科的処置を行う際には、止血のための器具を準備し、慎重に少しずつ行うべきである。

3. 抗生剤投与について

外科的デブリードマンに合わせて、細菌培養の結果に基づいた適切な抗生剤の全身投与が、感染に伴う炎症の沈静化に有効であると報告されている[4]。そのため、感染創のデブリードマンの際には、培養検体をすみやかに提出し、ただちに抗生剤の全身投与を開始すべきである。その後、培養の感受性検査の結果に基づき、適切な抗生剤へと変更して、局所状態、全身状態の推移を観察し、投与を継続する。

褥瘡に随伴する骨髄炎の外科的治療については、エビデンスレベルの高い論文は存在しないが、褥瘡以外の骨髄炎を対象として、腐骨広範囲切除による再発率低下を示した50症例のコホート研究[5]が報告されている。骨髄炎が疑われる場合は、MRIなどの画像診断や術中局所所見より、切除の必要性や切除範囲について検討する。

デブリードマンを行う時期について

褥瘡発生の急性期には、壊死の範囲と健常部位の境界が不明瞭なことが多く、この時期に壊死組織を外科的に切除しようとすると、切除縁からの出血や著しい疼痛のため、デブリードマンを安全に行うことが難しい。

感染徴候を認めない場合には、外科的デブリードマンは、急性期（発生から3週間）が過ぎ、壊死組織と周囲健常組織との境界が明瞭になってから行うべきである[6,7]。

また、感染が沈静化している時期であっても、壊死組織の存在は創傷治癒を妨げることが知られている。患者の全身状態を確認し、可及的すみやかに壊死組織を取り除くことが必要である。

壊死組織と周囲健常組織との境界が明らかな創の状態の例を図3に示す。

ポケットの外科的処置について

ポケットがある褥瘡においては、ポケット形成の原因、悪化因子の一つとして局所のず

図3 壊死組織の明瞭化

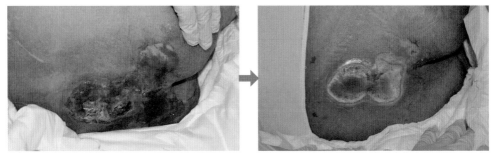

■1 境界が不明瞭な急性期の褥瘡。

■2 急性期を過ぎ、境界が明瞭となった。

れ力がある。まずは体位変換の調整等でずれ力の除去を行うことに加えて、外用薬、ドレッシング材を用いた保存的治療を行うが、形状的に十分な洗浄を行いにくく、滲出液のドレナージを得ることも難しいため、改善傾向が認められないことが多い。

このような場合には、外科的にポケットを切開することが検討される。患者の局所状態、全身状態に応じて、処置の場所、麻酔方法を決定し、手術器具を準備する。

ベッドサイドで行うことも可能であるが、時間や出血量、合併症の有無などによっては、通常の手術に準じて手術室で処置を行うことも検討される。ポケット切開部からの出血が予想されるため、十分な止血を行いうる器具を準備する。特にポケット切開においては、健常部位に対する操作となるため、電気メスやバイポーラなどを準備する。

1．処置と処置後の管理について

外観上では、ポケットの形状を調べることができないため（**図4-1**）、鑷子を挿入してポケット全体の形状を把握し、切開線をデザインする（**図4-2**）。切開に際しては、のちの再建手術の支障にならないように注意することも大切である。

ていねいに止血を行いながらポケットを開放するように皮膚切開を加える（**図4-3**）。ポケット内に壊死組織を認める場合には、同時にデブリードマンを行うことを検討するが、壊死組織の範囲を超えた過剰なデブリードマンは出血の原因となるため注意する。

処置の当日〜翌日は後出血をきたす可能性があるため、ガーゼの出血汚染の程度をチェックする。強い後出血が疑われる場合には、ドレッシングを外して確認を行うべきであるが、圧迫が外れることによって再度出血する可能性もあるため、初回の処置に準じた止血の準備を行った上で確認に臨むべきである。開放創となるため、創の縫合閉鎖を行う手術に比べて疼痛が強い傾向がある。

再建を前提とした デブリードマンと、 メンテナンスデブリードマン

外科的デブリードマンは壊死組織、とりわけ感染の併発している壊死組織を創傷から除去するために非常に有効な手段である。外科的デブリードマンの規模や程度には幅がある。保存的治療を前提に、壊死している組織の内側で組織の切除を行うこと（**図5-a**）も、続いて外科的再建術を行う前提で、周囲

図4 ポケットの外科的処置の実際

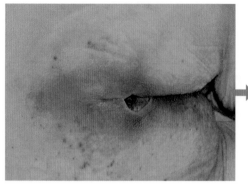
① ポケットを有する褥瘡を認める。

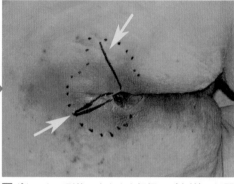
② ポケットの形状、大きさを把握し（点線）、切開線（⇨）をデザインする。

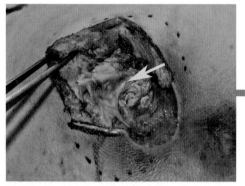
③ デザインに沿って電気メスでポケットの切開を行ったところ。底部に壊死組織を認める（⇨）。

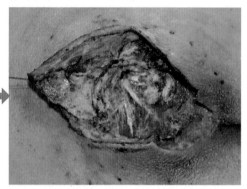
④ 壊死組織のデブリードマンを行ったところ。

の健常組織も含めて切除すること（**図5-b**）も、いずれも外科的デブリードマンという表現の中に含まれる。再建術を一期的に行う場合は、褥瘡辺縁の皮膚、肉芽組織、壊死組織、瘻孔や皮下トンネル、ポケットや滑液包など、これまで外界に露出していた部位を一塊として切除する。

ベッドサイドでの保存的治療に付随して壊死組織の一部を切除すること（メンテナンスデブリードマン、**図6**）も外科的デブリードマンの一環である。

外科的デブリードマンのメリットとデメリット

表層に壊死組織が残存している状態では、褥瘡による血行障害や壊死がどの深さまで及んでいるか、深達度を直接見て評価することが困難である。外科的デブリードマンを徐々に行っていくことにより、深達度の確認が可能となる。また、デブリードマンと洗浄処置を頻回に行うことにより細菌数の減少、感染状態からの改善が期待できる。褥瘡部の壊死組織が全身の感染症状に強い影響を及ぼしているようであれば、外科的デブリードマンを積極的に考慮すべきである。

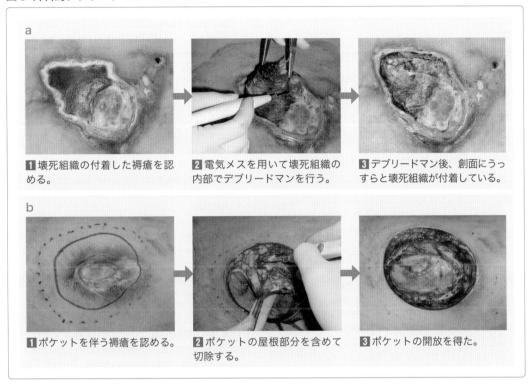

図5 外科的デブリードマン

a

1 壊死組織の付着した褥瘡を認める。

2 電気メスを用いて壊死組織の内部でデブリードマンを行う。

3 デブリードマン後、創面にうっすらと壊死組織が付着している。

b

1 ポケットを伴う褥瘡を認める。

2 ポケットの屋根部分を含めて切除する。

3 ポケットの開放を得た。

図6 メンテナンスデブリードマン

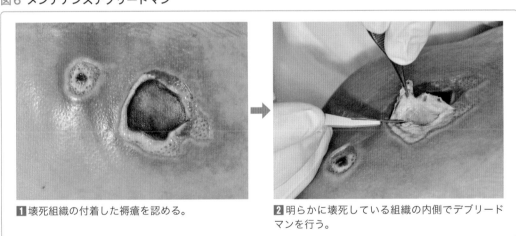

1 壊死組織の付着した褥瘡を認める。

2 明らかに壊死している組織の内側でデブリードマンを行う。

外科的デブリードマンは壊死組織の除去、感染のコントロールの方法としては、効率がよい反面、外科的な侵襲を伴う処置であることがデメリットである。処置の方法次第で、

出血、感染の波及、疼痛など全身状態に対してマイナスの影響を及ぼすこともある。日々の保存的治療に付随して、壊死組織の一部を切除するメンテナンスデブリードマンであれ

ば、これらのデメリットは最小限であると考えられるため、褥瘡の治療には必要な手技である。

患者状態によっては、例えば動脈閉塞による虚血、放射線治療の既往、末期がんの症例などでは、デブリードマンを行っても良好な創部管理が困難なことも考えられる。本人もしくは家族の意思、社会的背景も考慮し、治療の方針、適応を検討することが望ましい。

文献

1) National Pressure Ulcer Advisory Panel, European Pressure Ulcer Advisory Panel : Surgery for pressure ulcers. Prevention and Treatment of Pressure Ulcers : Clinical Practice Guideline, 96-99, National Pressure Ulcer Advisory Panel, Washington DC, 2009.
2) Ratliff CR, Tomaselli N : WOCN update on evidence-based guideline for pressure ulcers. J Wound Ostomy Continence Nurs, 37 (5) : 459-460, 2010.
3) Bergston N, Bemet M, Carlson C, et al : Pressure ulcer treatment, Clinical practice guideline : Quick reference guide for clinicians, No.15. Rockville, MD : U.S. Deparetment of Health and Human Services, Public Health Service, Agency for Health Care Policy and Research. AHCPR Publication, Rockville Maryland, 1994.
4) Galpin JE, Chow AW, Bayer AS, et al : Sepsis associated with decubitus ulcers. Am J Med, 61 (3) : 346-350, 1976.
5) Simpson AH, Deakin M, Latham JM : Chronic osteomyelitis. The effect of the extent of surgical resection on infection-free survival. J Bone Joint Surg Br, 83 (3) : 403-407, 2001.
6) Ratliff CR, Tomaselli N : WOCN update on evidence-based guideline for pressure ulcers. J Wound Ostomy Continence Nurs, 37 (5) : 459-460, 2010.
7) Bergstrom N, Allnan RM, Alvarenz OM, et al : Treatment of Pressure Ulcers Clinical Practice Guideline, number 15. No. 95-0652, US Deparetment of Health and Human Services. Public Health Service, Agency for Health Care Policy and Research. AHCPR Publication, Rockville Maryland, 1994.
8) Kurita M, Ichioka S, Tanaka Y, et al : Validity of the orthopedic POSSUM scoring system for the assessment of postoperative mortality in patients with pressure ulcers. Wound Repair Regen, 17 (3) : 312-317, 2009.

外科的再建術

外科的再建術は、前述のデブリードマンと欠損部に適切な再建法を選択することで、早期の創閉鎖が可能となる方法である。しかしながら、安易に選択する治療法ではなく、あくまでも局所治療の一分野である。麻酔を含めた手術侵襲や術後体位などの周術期管理が患者にとって負担となる場合は、適応すべきではない。一方、手術により短期間で褥瘡が治癒することで患者のADLの向上とあわせて看護および介護の省力化が得られる場合は、検討する必要がある。

外科的再建術の適応

「褥瘡予防・管理のアルゴリズム」（p.29）に則って全身観察や局所観察を行ったうえで、「発生後ケアのアルゴリズム」（p.31）、「発生後全身管理のアルゴリズム」（p.31）、「保存的治療のアルゴリズム」（p.32）で推奨されている治療やケアを十分に行っていく過程で、適応を検討していく。

1．全身観察

1）原疾患のコントロール

外科的治療に限らず、原疾患がコントロールされていることは重要である。特に糖尿病では、周術期の褥瘡発生リスクが有意に高いため、術前にしっかりコントロールする必要がある。下肢における閉塞性動脈硬化症など末梢血管疾患は難治化の原因であるため、事前に治療を行う必要がある。

2）栄養管理

手術侵襲や創傷治癒に関連する栄養管理は、外科的治療においても重要である。基礎疾患を有する場合や重症患者などにおいては、栄養サポートチーム（nutrition support team：NST）の介入も有用である[1]。詳細は第4節「栄養」（p.123～141）参照。

3）感染対策

外科的再建において、外科的デブリードマンや抗菌薬の使用による感染の制御は必要である。褥瘡からの重症軟部組織感染症や敗血症への進展も考慮され、外科的再建術を考慮する場合、術前にこれらが制御されている必要がある。

2．局所観察

1）褥瘡の評価

褥瘡の評価は通常DESIGN-R®2020などの評価ツールで行われ、外科的再建はD3以上の皮下組織よりも深層の褥瘡に対して検討される。「壊死組織で覆われ深さの判定が不能（DU）」では、外科的デブリードマンなどによる壊死組織の除去が必要である。

2）血流の評価

下肢の褥瘡の場合は血流評価が必須である。簡易検査としてのドップラー血流計による検査は有用であるが、外科的治療を考慮する場合には足関節上腕血圧比（ankle brachial index：ABI）や皮膚灌流圧（skin perfusion pressure：SPP）を用いたアセスメントを行い、血流再建などの必要性について検討しておくことが必要である。

3．発生後ケア

「発生後ケアのアルゴリズム」に準じてマットレスの選択や体位変換、ポジショニング、スキンケア、患者教育、運動療法などを行っていく。そのうえで外科的治療を検討する場合は、術後体位や再発予防のためのリハビリテーションを検討する。

4．保存的治療

「保存的治療のアルゴリズム」に準じて、外用薬・ドレッシング材などを使用して治療を行うことが原則である。しかし、皮下組織よりも深層の褥瘡では、骨皮質や靭帯などの血流の乏しい組織が露出している場合や、創周囲が強く陳旧化や瘢痕化する場合がある。このような状況では、保存的治療に抵抗する場合が多い[2,3]。また、骨髄炎を伴う場合は、骨欠損を伴う褥瘡となるため外科的再建術を検討する必要がある[4]。

5．外科的再建術のタイミング（図1）

上記の項目について評価し、患者にとってベストなタイミングを検討する必要がある。

医師、看護師、薬剤師、管理栄養士、作業・理学療法士、ソーシャルワーカーなどの多職種で全身観察、局所観察、発生後のケア、保存的治療を総合的に検討し、外科的治療の必要性が考慮された場合は、手術侵襲や術後体位などを踏まえタイミングを検討する必要がある。手術侵襲が大きい、術後体位が困難などと判断された場合には、外科的治療を考慮したまま保存的加療を継続し、落ち着いた時点で外科的治療を行うことも検討する必要がある。

■ 外科的再建法

外科的再建法には、褥瘡に含まれる皮膚、肉芽組織、壊死組織、瘻孔や皮下トンネル、ポケットや滑液包および骨を切除し、同時に再建術を行う一期的手術[5]と、外科的デブリードマンなどで事前に壊死組織などが切除され、肉芽組織に一部置換された状態で行う二期的手術がある。どちらを選択しても治癒率には有意差がないことが報告されている[6]が、手術侵襲は異なるため患者の状態にあわせて検討する必要がある。

1．再建方法

1）単純縫縮（図2）

簡単で手術侵襲も少なく、皮膚に余裕のある場合に行われる。褥瘡発生部に生じる瘢痕となるため再発の可能性があり、術後体位などの周術期管理をしっかり行うことが必要である。緊張がある場合などは皮弁や植皮などを考慮する。

2）遊離植皮術（図3）

侵襲の少ない治療であるが、外力に対する抵抗力が弱いため褥瘡の治療としては積極的には使用されない。しかし、体位変換や局所の圧再分配などの術後体位が管理できる場合は、人工真皮や陰圧閉鎖療法により良好な肉芽組織を形成した後、遊離植皮術を行う方法もある。

3）局所皮弁、筋膜皮弁（図4）

移動方法から伸展皮弁、回転皮弁、転位皮弁などがあり、一期的に閉鎖できない小範囲の欠損に対して考慮される。死腔が少なく、

図1 外科的再建術のタイミング

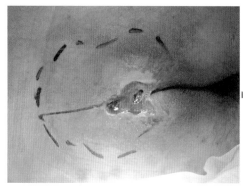

1 初診時。仙骨部に巨大なポケットを有する褥瘡を認めた。同日外来で皮膚切開し可及的に壊死組織を切除した。

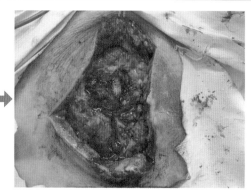

2 比較的大きな創ではあったが、皮弁による閉鎖は可能な大きさと判断した。しかし、患者は低栄養に加え、せん妄状態で術後体位をしっかりとれる状況ではなく、保存的に加療を継続し、いったん慢性期病院へ転院となった。

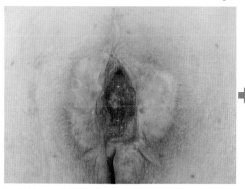

3 術前。転院加療後、栄養状態も改善し、せん妄も軽快。術後体位も安定してとれるようになり、手術施行。

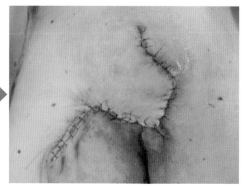

4 術中。術後経過も安定しており、早期に退院が可能であった。

図2 単純縫縮

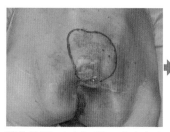

1 仙骨部に大きなポケットを有する褥瘡。以前皮弁で再建されていたが、再発。

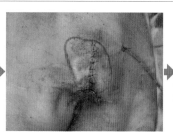

2 仙骨部のポケットを一期的にデブリードマンし皮膚に余裕があったため単純縫縮を行った。

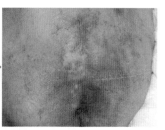

3 縫縮術後。再発なく経過している。単純縫縮でも、術後体位などの基本的周術期管理をしっかり行えば、低侵襲で創閉鎖が可能である。

図3 植皮術

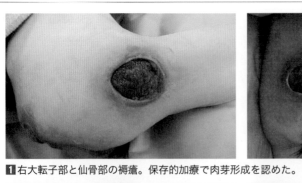

1 右大転子部と仙骨部の褥瘡。保存的加療で肉芽形成を認めた。

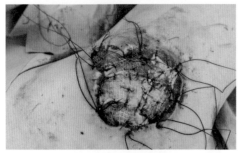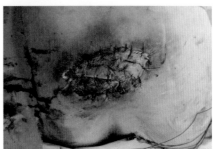

2 右大転子部、仙骨部に植皮術施行。

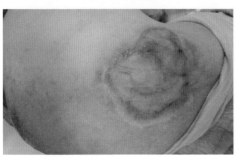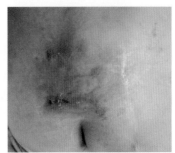

3 術後。再発なく経過している。

図4 筋膜皮弁

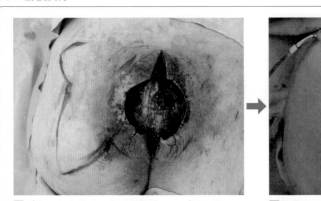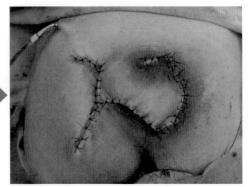

1 ポケットを有する仙骨部褥瘡。デブリードマン後。

2 筋膜下で剥離し皮弁を挙上後閉鎖。

比較的大きな欠損に対しては、筋膜を含めて筋膜皮弁とすることで、より血行の安定した再建が可能である。

4）筋皮弁・穿通枝皮弁（図5、6）

　筋皮弁は安定した血行を持つ組織を移動できるため、死腔の大きな褥瘡には有用である。しかし、筋皮弁に使用される筋肉は、早期に萎縮、変性するためクッションとしての効果はなく、筋肉の使用による機能損失を考慮すると非麻痺患者への適応は慎重であるべきである。このような理由から、筋体を使用せず、筋体から皮膚に穿通する血管を使用した穿通枝皮弁が使用されている[7]。坐骨部などは再発が多い部位であるため、複数回手術となることも想定し、穿通枝の位置を明確にすることで、次回以降も同じ穿通枝を使用した皮弁再建が可能である。

図5　膝屈曲筋皮弁

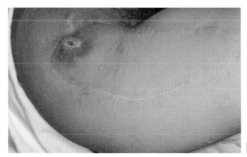

■1 坐骨部褥瘡。膝屈曲筋皮弁後の再発例。

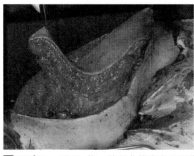

■2 デブリードマン後、膝屈曲筋皮弁を再挙上し閉鎖した。

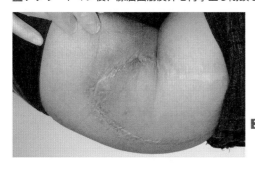

■3 術後。再発なく経過している。再発しやすい部位であり、再発時に再使用できる皮弁は有用である。

図6 穿通枝皮弁

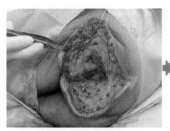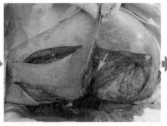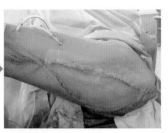

1 坐骨部褥瘡。デブリードマン後、坐骨が露出し一部削っている。

2 穿通枝（→）を確認し皮弁を挙上。この穿通枝の位置を手術記録などに記載しておけば、再発時も使用できる。

3 創閉鎖時。

2．部位別再建法

　再建法ごとの治療成績については十分なエビデンスがなく、特定の再建術は支持されていないが、一般的に使用されているものを示す。

1）仙骨部
①局所・筋膜皮弁
　腰仙部横断皮弁、臀部回転皮弁、VY大殿筋前進皮弁、腰背部筋膜皮弁。

②筋皮弁・穿通枝皮弁
　大殿筋穿通枝皮弁、大腿後部皮弁（臀部大腿皮弁）。

2）大転子部
①局所・筋膜皮弁
　Limberg皮弁などの転位皮弁、VY大殿筋前進皮弁、回転皮弁。

②筋皮弁・穿通枝皮弁
　大腿筋膜張筋皮弁、大腿後部皮弁（臀部大腿皮弁）。

3）坐骨部
①局所・筋膜皮弁
　VY大殿筋前進皮弁、転位皮弁。

②筋皮弁・穿通枝皮弁（図7、8）
　膝屈曲筋皮弁、大腿後部皮弁（臀部大腿皮弁）、薄筋皮弁、内陰部動脈穿通枝皮弁。

3．特殊例

1）化膿性股関節炎を伴う大転子部褥瘡例（図9）
　脊髄損傷などに伴う化膿性股関節炎に対しては、股関節切除であるGirdlestone手術と外側広筋弁を使用することで創の再発防止に有効である[8]。

2）関節拘縮による褥瘡形成に対する腱切術（図10）
　寝たきり患者で関節拘縮により看護ケアが困難である場合に、褥瘡予防や治療のために腱切術が有効である[9]。

4．術後管理

　褥瘡部位と皮弁採取部は、圧再分配が重要

図7 褥瘡好発部位の皮弁採取部

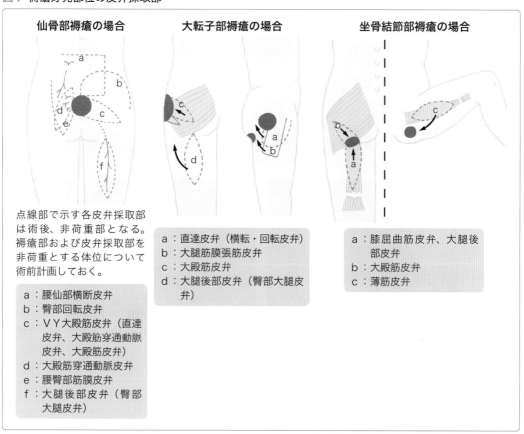

仙骨部褥瘡の場合　**大転子部褥瘡の場合**　**坐骨結節部褥瘡の場合**

点線部で示す各皮弁採取部は術後、非荷重部となる。褥瘡部および皮弁採取部を非荷重とする体位について術前計画しておく。

a：腰仙部横断皮弁
b：臀部回転皮弁
c：VY大殿筋皮弁（直達皮弁、大殿筋穿通動脈皮弁、大殿筋皮弁）
d：大殿筋穿通動脈皮弁
e：腰臀部筋膜皮弁
f：大腿後部皮弁（臀部大腿皮弁）

a：直達皮弁（横転・回転皮弁）
b：大腿筋膜張筋皮弁
c：大殿筋皮弁
d：大腿後部皮弁（臀部大腿皮弁）

a：膝屈曲筋皮弁、大腿後部皮弁
b：大殿筋皮弁
c：薄筋皮弁

吉本信也, 一瀬正治：褥瘡の手術治療における皮弁の選択. 皮弁・筋皮弁実践マニュアル（波利井清紀編）, 141-149, 全日本病院出版会, 東京, 2002. より一部改変

図8 上・下殿動静脈の位置（左）と臀部皮膚の血行（右）

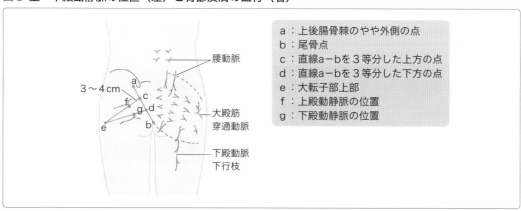

腰動脈
3～4cm
大殿筋穿通動脈
下殿動脈下行枝

a：上後腸骨棘のやや外側の点
b：尾骨点
c：直線a-bを3等分した上方の点
d：直線a-bを3等分した下方の点
e：大転子部上部
f：上殿動静脈の位置
g：下殿動静脈の位置

吉本信也, 一瀬正治：褥瘡の手術治療における皮弁の選択. 皮弁・筋皮弁実践マニュアル（波利井清紀編）, 141-149, 全日本病院出版会, 東京, 2002. より一部改変

図9 化膿性股関節炎

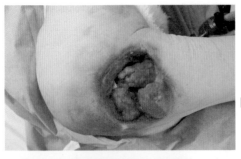

1 右大転子部の褥瘡。保存的加療で肉芽形成を認めるも、大腿骨頭の骨髄炎を認め難治化していた。

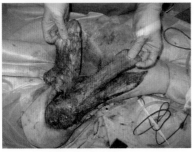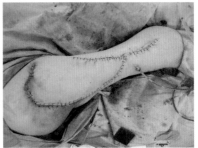

2 骨頭切除後の欠損部に外側広筋弁を充填し、大腿筋膜張筋皮弁で閉鎖した。

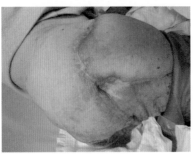

3 術後。再発なく経過している。

図10 腱切術

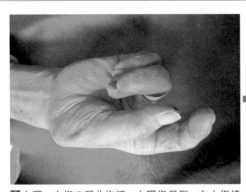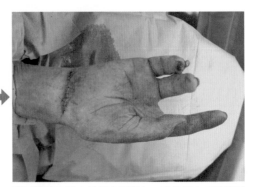

1 右環・小指の屈曲拘縮。右環指尺側、右小指橈側に褥瘡形成。

2 手関節で正中神経を温存し、手根管内で浅深指屈筋腱を切断し、屈曲拘縮が軽快。

である。仙骨部では術後3週間程度、坐骨部では術後5週間を目安とし、エアフローティングベッドもしくはエアマットレスの使用が推奨される。エアマットレス使用の場合は、作業・理学療法士と術後体位について検討を行い、再発や新たな褥瘡形成に留意しなければならない。抜糸は、術後2〜3週を目安とする。持続吸引ドレーンは、10mL/日を目安として抜去を検討するが、7〜10日間を超えないように留意する。特に、坐骨部褥瘡では再発率が高いため、術前から理学療法士とシーティングについて検討を行っておくことが重要である。

文献
1) National Pressure Ulcer Advisory Panel, European Pressure Ulcer Advisory Panel, Pan Pacific Pressure Injury Alliance：Prevention and Treatment of Pressure Ulcers：Quick Reference Guide, Cambridge Media, Perth, Australia 2014.

2) 茂木定之：褥瘡治療の経験とそれに基づく褥瘡治療への取り組み方についての考察. 褥瘡会誌, 2（1）：57-64, 2000.

3) Ichioka S, Ohura N, Nakatsuka T：Benefits of surgical reconstruction in pressure ulcers with a non-advancing edge and scar formation. J Wound Care, 14（7）：301-305, 2005.

4) Whitney J, Phillips L, Aslam R：Guidelines for the treatment of pressure ulcers. Wound Repair Regen, 14（6）：663-679, 2006.

5) 山本有平, 小山明彦, 堤田新, ほか：【対立する形成外科治療 褥瘡】筋膜皮弁を用いた褥瘡の外科治療. 形成外科, 41（12）：1113-1119, 1998.

6) Foster RD, Anthony JP, Mathes SJ, et al：Flap selection as a determinant of success in pressure sore coverage. Arch Surg, 132（8）：868-873, 1997.

7) Koshima I, Moriguchi T, Soeda S, et al：The gluteal perforator-based flap for repair of sacral pressure sores. Plast Reconstr Surg, 95：156-165, 1995.

8) Larson DL, Machol JA 4th, King DM：Vasus lateralis flap reconstruction after girdlestone arthroplasty：thirtee consecutive and outcomes. Ann Plast Surg, 71（4）：398-401, 2013.

9) 南村愛, 市岡滋, 岡部勝行：関節屈曲拘縮に対する筋腱切離術が褥瘡治療に有効であった2症例. 褥瘡会誌, 15（2）：144-148, 2013.

陰圧閉鎖療法

▌陰圧閉鎖療法（NPWT）の概要

　陰圧閉鎖療法（negative pressure wound therapy：NPWT）は、創面全体を閉鎖性ドレッシング材で覆い、創面に陰圧を付加し閉鎖環境を保つことによって創部を管理する方法である。

　その適応は、「既存治療に奏効しない、あるいは奏効しないと考えられる難治性創傷」であり、褥瘡の場合は、肉芽組織が少ない場合に施行する物理療法の１つである。ただし、「感染・壊死がコントロールされた」創が適応となる。具体的には、おおまかに以下のような手順で行う。

①適宜デブリードマンや創洗浄を行い壊死組織や不良肉芽のない感染が制御された状態にする
②治療機器の装着前に十分に洗浄し、フィルムが密着するように、創縁は特によく乾燥させておく
③フォーム材を創の大きさに合わせて裁断する
④フォーム材より一回り大きく裁断したドレープを隙間をつくらないように貼付する
⑤吸引する部位のドレープに孔をあけ、連結チューブの接続用パッドを装着する
⑥連結チューブとキャニスターを陰圧ユニット本体と接続する
⑦チューブのロックを解除して本体の電源を入れ、吸引圧と吸引モードを設定する
⑧陰圧をかけて吸引を開始する
⑨陰圧によりフォーム材が圧縮・固定されるのを確認する

　左坐骨結節部褥瘡での治療例を**図1**に示す。
　文献レビューおよび他のガイドラインで検討されている機器は陰圧閉鎖療法システムとして製品化されたものと自作のシステムがあるが、内圧は−60〜−125mmHgが基本となる[1]。

　陰圧閉鎖療法施行時にはエアリークに対する対策や、創傷治癒機構に影響する栄養状態に留意する必要がある。

　WOCNやNPIAP（NPUAP）/EPUAPなどのガイドライン[2,3]では、従来の治療と比較した場合、褥瘡を浅くする作用、創の治癒が早いこと、肉芽形成を促進することから高いエビデンスレベル（B）を有するとしているが、2015 Cochraneでは、文献のエビデンスが低いことにより褥瘡に対するNPWTの臨床的有効性を示すに至らないと結論づけている[4]。

　褥瘡の治癒をエンドポイントとした場合、感染・壊死がコントロールされていれば陰圧閉鎖療法を行ってよいが、強く推奨するものではない。また、有用性とともに治療の費用対効果についても検討する必要があり、今後さらなるエビデンスの高い研究が待たれるところである。

▌陰圧閉鎖療法の現在、今後の展望

1. 陰圧閉鎖療法機器の現状

　2010年より保険診療による陰圧閉鎖療法が

図1　左坐骨結節部褥瘡での治療例

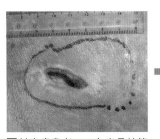

1 対麻痺患者での左坐骨結節部褥瘡。坐骨結節部への荷重を避けられず、難治化していた。保存的治療に抵抗し、感染を併発していた。7×4cmのポケットを形成している。さらにその深部の潰瘍底部に白色の壊死組織（膿瘍壁）を認める。

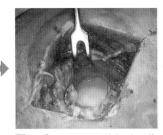

2 デブリードマン施行時の術中所見。膿瘍壁を切開したところ、坐骨結節部直上に膿瘍を認めた。

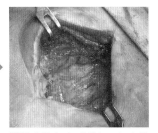

3 膿瘍壁およびポケット内腔をデブリードマンした。

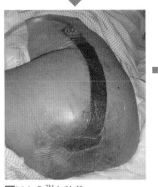

4 V.A.C.™を装着（−125mmHgで吸引中）

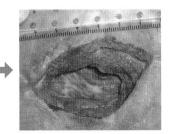

5 陰圧閉鎖療法3週間経過後。肉芽は増生し、骨皮質は覆われている。

可能となり、現在わが国で使用できる機器は、陰圧閉鎖療法システム機器と在宅での使用を視野に入れた単回使用機器、加えて2017年からは洗浄機能付き陰圧閉鎖療法機器が使用可能となった（**表1**）。一方で、感染に対する洗浄機能に着目した独自の工夫によるシステムも臨床で用いられ、数多く報告されている[5,6]。

ただし、わが国では陰圧閉鎖療法機器を用いた陰圧閉鎖療法が行える期間に上限（4週間）が設けられている。製品としての装置が利用可能となった現在では、院内作製の器具による陰圧閉鎖療法を行うためには、その不利益も含めて患者に十分説明し、同意を得た上で開始する必要がある。

2．陰圧閉鎖療法の今後

洗浄機能が付加されたことにより創傷治療における陰圧閉鎖療法の適応が拡大されつつある。また、創傷治療機器としてのみならず整形外科領域では、高度外傷に伴う感染制御を含めた局所創管理を目的に使用され、さらに外科領域では術後SSI（surgical site

表 1 現在使用可能な陰圧閉鎖療法機器

製品名	販売会社	製品名	販売会社
3M™ INFOV.A.C.™ 型 陰圧維持管理装置	ケーシーアイ株式会社	RENASYS® TOUCH 陰圧維持管理装置	スミス・アンド・ネフュー株式会社
3M™ ActiV.A.C.™ 型 陰圧維持管理装置	ケーシーアイ株式会社	PICO® 7創傷治療システム	スミス・アンド・ネフュー株式会社
3M™ V.A.C.® Ulta型 陰圧維持管理装置	ケーシーアイ株式会社	3M™ Snap™ 陰圧閉鎖療法システム	ケーシーアイ株式会社
		UNO単回使用 創傷治療システム	センチュリーメディカル株式会社

infection：手術部位感染）の予防にincisional negative pressure wound therapy（iNPWT）として陰圧閉鎖療法の適応が検討されており[7]、今後さらなる発展が期待される。

文献
1) Wanner MB, Schwarzl F, Strub B, et al：Vacuum-assisted wound closure for cheaper and more comfortable healing of pressure sores：a prospective study. Scand J Plast Reconstr Surg Hand Surg, 37 (1)：28-33. 2003.
2) Ratliff CR, Tomaselli N：WOCN update on evidence-based guideline for pressure ulcers. J Wound Ostomy Continence Nurs, 37 (5)：459-460, 2010.
3) National Pressure Ulcer Advisory Panel, European Pressure Ulcer Advisory Panel：Surgery for Pressure Ulcers. Prevention and Treatment of Pressure Ulcers：Clinical Practice Guideline, 96-99, National Pressure Ulcer Advisory Panel, Washington DC, 2009.
4) Dumville JC, Webster J, Evans D, Land L：Negative pressure wound therapy for treating pressure ulcers. Cochrane Database Syst Rev, 20 (5)：CD011334, 2015.
5) Kiyokawa K, Takahashi N, Rikimaru H, et al：New continuous negative-pressure and irrigation treatment for infected wounds and intractable ulcers. Plast Reconstr Surg, 120 (5)：1257-1265, 2007.
6) 榊原俊介, 北野大希, 島田賢一, ほか：洗浄を付加した各種NPWT法（NPWTci・NPWTi-d）の適正使用を目指して. 形成外科, 61 (10)：1280-1282, 2018.
7) 日本外科感染症学会 消化器外科 SSI予防のための周術期管理ガイドライン作成委員会編：消化器外科SSI予防のための周術期管理ガイドライン2018, 177-180, 診断と治療社, 東京, 2018.

第**4**節

栄養

栄養管理の進め方

褥瘡リスクおよび褥瘡保持患者の栄養管理の基本は、低栄養の回避、改善である。栄養管理は褥瘡の有無にかかわらず図1の流れで行う。

褥瘡を有している場合は、褥瘡治癒促進の手助けになるとされる特定の栄養素を含む補助食品やサプリメントの検討も行うとよい。ただし、必要栄養量を充足していない状態で、特定の栄養素だけを補充するのはあまり効果がない。

栄養補給の効果は評価判定が困難なため、必要栄養量の充足と体重で見る。特定の栄養素の補給を追加する場合は期間を決めて、創傷の状態や生化学検査を観察する。補給前後で栄養状態および創の状態が変わらなければ、補給中止も含めて検討する。

なお、創傷の治癒は、治療内容、看護ケア、リハビリテーションなど他の要因によることが大きい。必要栄養量の充足や特定の栄養素の補給のみで改善するものではないことも理解しておく必要がある。

図1 栄養管理の基本の流れ

1. 種々の指標を使って低栄養、あるいは栄養リスクの有無をスクリーニングする

2. 現状の補給栄養量の過不足を確認し、必要栄養量を算出する

3. 適正な栄養補給方法を具体的に検討し、実行する

4. 摂取量、体重、血清Alb（アルブミン）、血中尿素窒素（blood urea nitrogen：BUN）などで、定期的にモニタリングを行う

5. 患者の状態が変わるたびに、栄養補給方法、栄養素量（エネルギー、蛋白質、水分、電解質、ビタミン、微量元素）が適正かどうかを再評価し、補正していく

褥瘡発生の危険因子となる低栄養状態を確認する指標

褥瘡発生の危険因子となる低栄養状態を確認する指標としては、①血清アルブミン（炎症や脱水などがない場合）、②体重減少率、③上腕周囲長、④血清ビタミンD値、⑤食事摂取率（食事摂取量）、⑥MNA®（mini nutritional assessment）およびMNA®-Short Form（SF）（高齢者）、⑦CONUT（controlling nutritional status）、⑧主観的包括的栄養評価（subjective global assessment：SGA）が挙げられる。

低栄養状態を確認するには、まず食事摂取率（食事摂取量）があり、次に体重、生化学検査、栄養状態のスクリーニングツールを使用する。

生化学検査では総蛋白、アルブミン、プレアルブミンなどが栄養指標となるが、血清アルブミン値を用いた文献が多い。

血清アルブミン値による評価

血清アルブミン値3.5g/dLでは褥瘡発生のリスクが高いとされている[1]。血清アルブミン値は、炎症、脱水、肝疾患、腎疾患などにより偽値を示すことがある。栄養指標として使用するときは、このような要因が影響していないかを確認する必要がある（表1）。

体重減少率

体重測定は、最も簡単に栄養状態を評価することができる指標で、体重減少があると褥瘡発生リスクが高いとされている[2-4]。

体重減少率とは、一定期間に平常時体重（usual body weight：UBW）から低下した割合を示すものである（表2）。意図せずに週に3％以上、1か月間に5％以上、6か月間に10％以上の体重減少がある場合は、栄養状態の低下があると判断される。

体重減少は、摂取栄養量の減少だけでなく、高血糖などの体内での栄養素の利用障害、栄養素の消化吸収障害、甲状腺機能亢進症や侵襲の大きい手術後などによるエネルギーの需要増加でも起こりうるため、原因を確認する。

上腕周囲長

上腕周囲長（arm circumference：AC）は、上腕の周囲を測定した値で、利き手と反対側の上腕中点をメジャーで測定して得られる。ACが小さいほど褥瘡の重症度が高いと報告されている[5]。ACは、浮腫がある場合には過大評価してしまうため、評価の際には浮腫

表1 アルブミン値に影響する要因

低下	上昇
● 肝疾患 （非代償性肝硬変） ● 腎疾患 （ネフローゼ症候群） ● 炎症（CRP高値） ● 代謝亢進 （高血糖、甲状腺機能亢進症、がん） ● 熱傷 ● 術後の失血	● 脱水 ● アルブミン製剤による補正

表2 体重減少率、上腕筋囲（AMC）、上腕筋面積（AMA）の計算式

体重減少率(%)＝［平常時体重(kg)－現在の体重(kg)］÷平常時体重(kg)×100

AMC(cm)＝AC(cm)－TSF(mm)×0.314

AMA(cm²)＝AMC(cm)²÷4π

の有無を確認しておく必要がある。栄養評価では、体脂肪量の指標となる上腕三頭筋部皮下脂肪厚（triceps skinfold thickness：TSF）の測定値と合わせて、骨格筋量の指標となる上腕筋囲（arm muscle circumference：AMC）や上腕筋面積（arm muscle area：AMA）を算出する（表2）。

血清ビタミンD

血清ビタミンD値が低いほど、褥瘡の保有率ならびに発症率が高いとされているが、その理由は明らかにされていない[6,7]。

食事摂取率（食事摂取量）

食事摂取率は、患者からの聞き取りや実際の摂取状況を観察することにより評価できる項目で、ブレーデンスケールにおける栄養評価や栄養状態のスクリーニングツール（SGA、MNA®）にも利用されている。食事摂取率が普段の1/2以下が数日続くときは低栄養状態の可能性がある。同時に、水分、ナトリウム不足による脱水、あるいは食欲不振が起こりうるので確認を行う。

食事摂取率については、たとえ100％であっても、食事の形態（流動食、軟菜食）や提供栄養量が少ないこと、栄養素の消化吸収障害などにより、必要栄養量を充足していない場合も多くあるので、それらを確認しながら評価する。

栄養状態のスクリーニングツールの活用

低栄養状態を早期に発見するためのツールは種々あるが、日本では主観的包括的栄養評価（SGA、**表3**）や簡易栄養状態評価表（MNA®、**表4**）やCONUT（**表5**）が多く利用されている。

1. 主観的包括的栄養評価（SGA）

SGAは、診察や患者情報の聞き取りで入手できる情報で簡単に栄養状態のスクリーニングができるツールである。身体計測、消化器症状、食物摂取状況、ADLなどから構成されている。SGAと褥瘡の重症度の間に関連があることが報告されている[8-10]。

あくまで主観的な評価のため、SGAのみではなく生化学検査や他の栄養情報と組み合わせて評価するのがよい。評価は1項目でも問題があれば低栄養状態の可能性がある。

2. MNA®

MNA®は65歳以上の高齢者に用いられる栄養状態のスクリーニングツールである。その簡易版としてMNA®-SFがあり、より短時間での栄養スクリーニングが可能である。MNA®-SFでは、高齢者の低栄養に強く影響する寝たきりと認知障害に関する6項目によって評価する。これらをポイントに換算し、「低栄養」（0～7ポイント）、「低栄養のおそれあり（At risk）」（8～11ポイント）の場

表3 主観的包括的栄養評価（SGA）

A 病歴

1. 体重変化

   過去6か月間の体重減少：＿＿＿＿＿＿＿＿kg、減少率＿＿＿＿＿＿＿％

   過去2週間の体重変化：□増加　　　　□無変化　　　　□減少

2. 食物摂取変化（平常時との比較）

   □変化なし

   □変化あり（期間）＿＿＿＿＿＿＿＿＿＿＿＿（月、週、日）

   食事内容：□固形食　　　□経腸栄養　　　□経静脈栄養　　　□その他

3. 消化器症状（過去2週間持続している）

   □なし　　　□悪心　　　□嘔吐　　　□下痢　　　□食欲不振

4. 機能性

   □機能障害なし

   □機能障害あり：（期間）＿＿＿＿＿＿＿＿＿＿＿（月、週、日）

   　　　　　　　　　タイプ：□期限ある労働　　　□歩行可能　　　□寝たきり

5. 疾患と栄養必要量

   診断名：

   代謝性ストレス：□なし　　　□軽度　　　□中等度　　　□高度

B 身体（スコア：0＝正常；1＝軽度；2＝中等度；3＝高度）

　皮下脂肪の喪失（三頭筋、胸部）：＿＿＿＿＿＿＿＿

　筋肉喪失（四頭筋、三角筋）：＿＿＿＿＿＿＿　＿＿＿＿＿＿＿

　くるぶし部浮腫：＿＿＿＿＿＿＿仙骨浮腫：＿＿＿＿＿＿＿浮腫：＿＿＿＿＿＿＿

C 主観的包括評価

　　A．□栄養状態良好　B．□中等度の栄養不良　C．□高度の栄養不良

合は、早期の栄養介入を検討する。MNA®は、褥瘡発生のリスク評価に有用であることが報告されている[11, 12]。

3．CONUT

CONUTはアルブミン、コレステロール、リンパ球数の日常診療でよく測定される3項目から栄養状態のスクリーニングを行うためのツールである。これらの値をポイントに換算し、すべての合計ポイントから栄養不良のレベル（正常・軽度・中度・重度）を評価する[13]。

文献

1) Coleman S, Gorecki C, Nelson EA, et al：Patient risk factors for pressure ulcer development：systematic review. Int J Nurs Stud, 50（7）：974-1003, 2013.

2) Guenter P, Malyszek R, Bliss DZ, et al：Survey of nutritional status in newly hospitalized patients with stageⅢ or stageⅣ pressure ulcers. Adv Skin Wound Care. 13（4 Pt 1）：164-168, 2000.

3) Haydock DA, Hill GL：Impaired wound healing in surgical patients with varying degrees of malnutrition. JPEN J Parenter Enteral Nutr, 10（6）：550-554, 1986.

4) Allman RM, Goode PS, Patrick MM, et al：Pressure ulcer risk factors among hospitalized patients with activity limitation. JAMA, 273（11）：865-870, 1995.

5) Montalcini T, Moraca M, Ferro Y, et al：Nutritional parameters predicting pressure ulcers and short-term mortality in patients with minimal conscious state as a result of traumatic and non-traumatic acquired brain injury. J

表4 簡易栄養状態評価表（MNA®）

簡易栄養状態評価表
Mini Nutritional Assessment-Short Form
MNA®

Nestlé
NutritionInstitute

氏名：

性別：　　　年齢：　　　体重：　　　kg　身長：　　　cm　調査日：

下の□欄に適切な数値を記入し、それらを加算してスクリーニング値を算出する。

スクリーニング

A 過去3ヶ月間で食欲不振、消化器系の問題、そしゃく・嚥下困難などで食事量が減少しましたか？
0 = 著しい食事量の減少
1 = 中等度の食事量の減少
2 = 食事量の減少なし

B 過去3ヶ月間で体重の減少がありましたか？
0 = 3 kg 以上の減少
1 = わからない
2 = 1〜3 kg の減少
3 = 体重減少なし

C 自力で歩けますか？
0 = 寝たきりまたは車椅子を常時使用
1 = ベッドや車椅子を離れられるが、歩いて外出はできない
2 = 自由に歩いて外出できる

D 過去3ヶ月間で精神的ストレスや急性疾患を経験しましたか？
0 = はい　　　2 = いいえ

E 神経・精神的問題の有無
0 = 強度認知症またはうつ状態
1 = 中程度の認知症
2 = 精神的問題なし

F1 BMI　　体重(kg)÷[身長(m)]²
0 = BMI が19 未満
1 = BMI が19 以上、21 未満
2 = BMI が21 以上、23 未満
3 = BMI が 23 以上

BMI が測定できない方は、F1 の代わりに F2 に回答してください。
BMI が測定できる方は、F1 のみに回答し、F2 には記入しないでください。

F2 ふくらはぎの周囲長(cm) : CC
0 = 31cm未満
3 = 31cm以上

スクリーニング値
(最大：14ポイント)

保存します
印刷します
リセットします

12-14 ポイント：　　栄養状態良好
8-11 ポイント：　　低栄養のおそれあり (At risk)
0-7 ポイント：　　低栄養

Ref.　Vellas B, Villars H, Abellan G, et al. *Overview of the MNA® - Its History and Challenges.* J Nutr Health Aging 2006;10:456-465.
Rubenstein LZ, Harker JO, Salva A, Guigoz Y, Vellas B. *Screening for Undernutrition in Geriatric Practice: Developing the Short-Form Mini Nutritional Assessment (MNA-SF).* J. Geront 2001;56A: M366-377.
Guigoz Y. *The Mini-Nutritional Assessment (MNA®) Review of the Literature - What does it tell us?* J Nutr Health Aging 2006; 10:466-487.
Kaiser MJ, Bauer JM, Ramsch C, et al. *Validation of the Mini Nutritional Assessment Short-Form (MNA®-SF): A practical tool for identification of nutritional status.* J Nutr Health Aging 2009; 13:782-788.
® Société des Produits Nestlé, S.A., Vevey, Switzerland, Trademark Owners
© Nestlé, 1994, Revision 2009. N67200 12/99 10M
さらに詳しい情報をお知りになりたい方は、**www.mna-elderly.com** にアクセスしてください。

表5 CONUT

検査値	正常	軽度	中度	重度
アルブミン (g/dL)	≧3.50	3.00-3.49	2.50-2.99	＜2.50
スコア	0点	2点	4点	6点
リンパ球数 (/mL)	≧1600	1200-1599	800-1199	＜800
スコア	0点	1点	2点	3点
コレステロール (mg/dL)	≧180	140-179	100-139	＜100
スコア	0点	1点	2点	3点
合計スコア	0-1点	2-4点	5-8点	≧8点

Transl Med, 13：305, 2015.

6) Lussi C, Frotzler A, Jenny A, et al：Nutritional blood parameters and nutritional risk screening in patients with spinal cord injury and deep pressure ulcer-a retrospective chart analysis. Spinal Cord, 56（2）：168-175, 2018.

7) Otero TMN, Canales C, Yeh DD, et al：Vitamin D status is associated with development of hospital-acquired pressure injuries in critically ill surgical patients. Nutr Clin Pract, 34（1）：142-147, 2019.

8) Brito PA, de Vasconcelos Generoso S, Correia MI：Prevalence of pressure ulcers in hospitals in Brazil and association with nutritional status --a multicenter, cross-sectional study. Nutrition, 29（4）：646-649, 2013.

9) Ness SJ, Hickling DF, Bell JJ, et al：The pressures of obesity：The relationship between obesity, malnutrition and pressure injuries in hospital inpatients. Clin Nutr, 37（5）：1569-1574, 2018.

10) Serpa LF, Santos VL：Validity of the braden nutrition subscale in predicting pressure ulcer development. J Wound Ostomy Continence Nurs, 41（5）：436-443, 2014.

11) Hengstermann S, Fischer A, Steinhagen-Thiessen E, et al：Nutrition states and pressure ulcer：what we need for nutrition screening. JPEN J Parenter Enteral Nutr, 31（4）：288-294, 2007.

12) Yatabe MS, Taguchi F, Ishida I, et al：Mini nutritional assessment as a useful method of predicting the development of pressure ulcers in elderly inpatients. Am Geriatr Soc, 61（10）：1698-1704, 2013.

13) 杉森英里, 今里由香里：NST活動における有用な栄養評価法の模索 CONUT（controlling nutritional status）法の有用性および褥瘡・感染症との相関性. 医学検査, 58（8）：928-933, 2009.

第3章　褥瘡予防・治療・ケア クリニカルガイド―栄養

低栄養患者の褥瘡予防に対する栄養介入

蛋白質・エネルギー低栄養状態（protein-energy malnutrition：PEM）はエネルギーおよび蛋白質の摂取不足によって引き起こされる病態で、マラスムス、クワシオルコル、マラスムス・クワシオルコル混合型の３つに分類される（**表1**）。

PEM患者の多くがマラスムスであり、臨床現場では食欲不振の継続や、不十分な絶食輸液管理の長期化などが一因となることが多い。

マラスムスによってエネルギーおよび蛋白質が欠乏しても、１日程度は主に肝臓中のグリコーゲンの分解でエネルギーを賄うことができるが、以降は体脂肪の異化が主体となる。そして、体脂肪の異化に伴って体重が減少し、その後は徐々に骨格筋を主体とした除脂肪体重の減少も進む。除脂肪体重が10％減少しても目立った悪影響はないものの、20％減少で創傷治癒遅延状態、30％減少で創傷治癒不能状態となり、40％減少では生命を維持できなくなる（**図1**）。つまり、摂取した栄養素を生命維持に優先的に利用することとなるため、創傷治癒に有効活用できない状態となる。

これらより、マラスムスの進行で体脂肪だけでなく除脂肪体重まで減少する場合、皮下組織におけるクッション性も損なうことで褥瘡が発生しやすくなり、また発生すると治癒が困難となるケースが少なくないため、いかに低栄養を回避するかが褥瘡予防と治療にお

表1 蛋白質・エネルギー低栄養状態（PEM）の分類と特徴

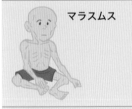	マラスムス	・エネルギーおよび蛋白質が長期間にわたり欠乏した状態 ・著明な体重減少に伴い体脂肪および筋肉組織が減少するが、血清蛋白（アルブミン等）や免疫能は保たれている ・飢餓や消化管疾患等で好発し、臨床では食欲不振の継続や、不十分な絶食輸液管理などが原因となることが多い
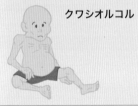	クワシオルコル	・エネルギーに対して蛋白質摂取が不足した状態 ・血清蛋白（アルブミン等）が低下し、浮腫や腹水を伴う ・臨床では侵襲や炎症、感染などで起こる
	マラスムス・クワシオルコル混合型	・著明な体重減少に加えて、血清蛋白（アルブミン等）の低下も伴う

図1 除脂肪体重の低下が及ぼす影響

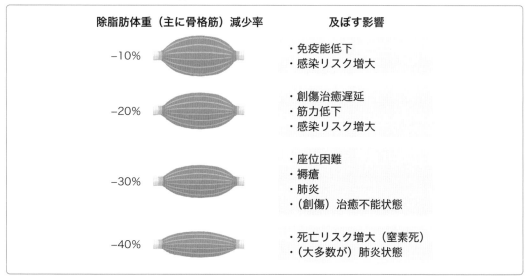

除脂肪体重（主に骨格筋）減少率	及ぼす影響
−10%	・免疫能低下 ・感染リスク増大
−20%	・創傷治癒遅延 ・筋力低下 ・感染リスク増大
−30%	・座位困難 ・褥瘡 ・肺炎 ・（創傷）治癒不能状態
−40%	・死亡リスク増大（窒素死） ・（大多数が）肺炎状態

Demling RH：Nutrition, anabolism, and the wound healing process：an overview. Eplasty, 9：e9, 2009. を参考に作成

ける最重要課題となる。

　褥瘡予防のため早期に栄養アセスメントを実施し、身体測定や血液生化学データ、食生活の聴取によって栄養障害の程度や推移を評価することも重要である。単純に食事量の低下といってもさまざまな背景が考えられ（**表2**）、原因に対応した栄養介入を考慮していくべきである。

必要栄養量の算出

　必要栄養量を算出するにあたっては、エネルギーと蛋白質が特に重要となる。

1．エネルギー

　必要エネルギーの算出方法はさまざまな方法があるが、どの算出方法でもアウトカム評価の上で補正していく。NPIAP（NPUAP）/EPUAP/PPPIAのガイドラインでは、栄養リスクおよび褥瘡発生リスクがある場合は30〜35kcal/kg/日としている[1]。

表2 低栄養の原因となる背景

食習慣/嗜好	・朝は食べない/夕は主食抜き等 ・食の変わったこだわりはないか
摂取量/経管静脈栄養量	・もともとの小食傾向 ・指示通りのEN/PNに不足はないか
消化器症状/咀嚼・嚥下障害	・嘔吐や下痢による消化吸収障害はないか ・歯がない、咀嚼力不足、日常的なむせ等
ライフイベント/精神的ストレス	・家族の他界等による食環境の変化等 ・他の疾病による食事制限等

1）Harris−Benedictの式（表3）

　総エネルギー必要量（total energy expenditure：TEE）は、基礎エネルギー消費量（basal energy expenditure：BEE）に活動係数（active factor：AF）とストレス係数（stress factor：SF）を乗じて算出する。

表3 Harris-Benedictの式

男性：66.47＋13.75×（体重kg）＋5.0×（身長cm）－6.76×（年齢）
女性：655.1＋9.56×（体重kg）＋1.85×（身長cm）－4.68×（年齢）

■総エネルギー必要量（TEE）
＝基礎エネルギー消費量（BEE）×活動係数（AF）×ストレス係数（SF）

●活動係数（AF）の例
　寝たきり：1.2
　ベッド以外での活動あり：1.3

●ストレス係数（SF）の例
　手術：1.1～1.8
　感染症：1.2～1.5
　外傷/骨折：1.35～1.6
　発熱：1.0℃上昇ごと0.2ずつアップ（37℃：1.2、38℃：1.4、39℃：1.6）

日本病態栄養学会編：病態栄養専門師のための病態栄養ガイドブック改訂第4版．メディカルレビュー社，東京，2013．より引用

2）現体重を用いた簡易式

現体重を用いた簡易式を以下に示す。

現体重(kg)×25～30kcal/kg/日

2．蛋白質

NPIAP（NPUAP）/EPUAP/PPPIAのガイドラインでは、栄養リスクおよび褥瘡発生リスクがある場合は1.25～1.5g/kg/日としている[1]。おおむね1.0～1.2g/kg/日から開始し、モニタリングの上で補正する。また、腎疾患や肝不全などの基礎疾患がある場合は、重症度に応じて0.6～0.8g/kg/日より開始し、BUN/Cr比の上昇、尿蛋白の排出やNH$_3$などを確認しながら増量する。

3．水分

一般的な必要量を投与した場合、維持水分量は、年齢により異なるが25～40mL/kg/日である。また、EPUAP/NPIAP/PPPIAクイックリファレンスガイドでは、褥瘡発生リスクがある場合は併存疾患、併発状態および目標に応じて1日に必要な量を摂取するとしている[2]。

栄養介入のポイント

必要栄養量に対して不足が考えられる場合は、課題に応じた食事調整を検討する。例えば、適正量の主食や主菜を1日3食摂取できればエネルギー必要量の大部分に相当するが、朝食抜きの習慣や、夕食は主食抜きとしている場合は、主食と主菜の量を見直すだけでも改善が見込める。また、小食で1回の食事量が増やせない場合は、食間に補食としてサンドイッチやおにぎり等を併用し少量頻回食を行ったり、"ご飯"を"炒飯"に、"食パン"を"クロワッサン"に、"無糖コーヒー"を"カフェオレ"に代替したり、市販のポテトサラダを追加してみるなど、油脂・多脂性食品を活用して簡便にエネルギーアップを図る方法も有効である。

上記のような対応が困難な場合は、PEM患者に対して疾患を考慮した上で、高エネルギー・高蛋白質のサプリメントによる補給を行うことが勧められる。急性期の高齢患者に栄養補助食品を1日200kcal、15日間追加す

ると、追加しない場合と比較して褥瘡発生が少ないとの報告もされている[3]。

適切な栄養アセスメントができなければ、食事介入自体が患者の負担や不安を増大する一因となる可能性もあり、栄養の専門職種と連携して栄養介入を行うことが重要である。

文献
1) National Pressure Ulcer Advisory Panel, European Pressure Ulcer Advisory Panel, Pan Pacific Pressure Injury Alliance：Prevention and Treatment of Pressure Ulcers：Clinical Practice Guideline（Emily Heasler, Ed.）, Cambridge Media, Osborne Park, Western Australia, 2014.
2) European Pressure Ulcer Advisory Panel, National Pressure Injury Advisory Panel, Pan Pacific Pressure Injury Alliance：Prevention and Treatment of Pressure Ulcers/Injuries: Quick Reference Guide（Emily Haesler, Ed.）, 2019.
3) Bourdel-Marchasson I, Barateau M, Rondeau V, et al：A multi-center trial of the effects of oral nutritional supplementation in critically ill older inpatients. GAGE Group. Groupe Aquitain Geriatrique d'Evaluation. Nutrition, 16（1）：1-5, 2000.

経口摂取が不可能な患者の栄養補給（褥瘡発生前）

　経口摂取が不可能な患者に対しては、必要な栄養量を経腸栄養で補給するが、不可能な場合は静脈栄養による補給を行ってもよい。

　経口摂取によって、エネルギー消費量あるいは必要量の60％以下しか摂取できない状態が1週間以上持続することが予想される場合には、栄養補給方法を検討すべき時期とされている[1]。すなわち、ここでいう「経口摂取が不可能な患者」とは「経口摂取のみでは必要栄養量を充足することができない患者」であり、栄養補給方法の選択を考えなければいけないポイントは「必要栄養量を充足できているか否か」ということである。特に、エネルギー必要量を充足できているかどうかの評価は、低栄養予防だけでなく生命維持という観点からも重要である。

　「何」が（エネルギー産生栄養素なのか微量栄養素なのか）、どのくらいの「量」、どのくらいの「期間」不足しているのかについて栄養評価を的確に実施する必要がある。GLIM（Global Leadership Initiative on Malnutrition）による低栄養のetiologic criteriaでは、「1週間以上必要栄養量の50％以下である」もしくは「2週間以上食事量が十分でない」場合を食事量の不足とし、低栄養の要因としている[2]。しかし、そのときの栄養状態によっては1週間という期間を待たずに、もしくは50％以上の摂取量があっても早期に栄養補給ア

クセスの検討が必要となる場合も少なくない。

　EPUAP/NPIAP/PPPIAクイックリファレンスガイド2019年度版においても同様に、「栄養介入を実施しても、経口摂取だけでは必要栄養量を満たすことができない褥瘡のリスクがある個人に対しては、ケアの目標やその優先すべき視点をもって、総括的な健康サポートにおける経腸もしくは静脈栄養法のメリット・デメリットについて十分相談をする（4.11：GPS）。」とされ、栄養評価による多職種による栄養介入に対する検討が重要とされている[3]。摂取量不足の評価指標としてガイドラインによって50％、60％と異なっている。スクリーニングの感度、特異度という視点から、各施設でその指標を決定し、その後共有化が必要である。高齢者施設であれば60％、脳血管障害の後遺症などが多い急性期医療が中心で比較的直前の栄養状態がよいと想定される場合は50％とするというように、その施設の特徴に合わせてカットオフ値を設定する。

　経口摂取が十分にできない場合の栄養補給方法の選択については、経腸（経管）・静脈栄養のメリット・デメリット（**表1**）も考えながら、**図1**を参考に多職種でその投与ルートとそれぞれの投与量について検討していただきたい。

表1 経管栄養と静脈栄養のメリット・デメリット

		メリット	デメリット
経管栄養	経鼻	・消化管本来の機能である消化吸収、あるいは腸管免疫系の機能が維持される（生理的である） ・静脈栄養に比較して、感染性合併症発生頻度が低い	・嚥下訓練の際の違和感 ・下部食道括約筋機能の障害による胃内容物の逆流促進 ・栄養剤貯留による胃食道逆流・誤嚥 ・鼻翼の潰瘍、鼻中隔潰瘍・壊死、副鼻腔炎、中耳炎 ・誤挿入
	消化器瘻	・長期の経腸栄養が可能である ・胃瘻の対象：頭頸部や食道の腫瘍による狭窄、脳血管障害、神経変性疾患による意識障害・嚥下障害、高度の栄養障害や消耗状態、短腸症候群、クローン病、嚥下訓練時	・カテーテル抜去、瘻孔感染 ・消化管穿孔、消化管出血、創部感染、腸閉塞、腸壊死、瘻孔周囲からの漏れ ・状況によって消化器瘻が使用できないことがある ・胃瘻の禁忌：出血傾向がある(INR＞1.5、PTT＜50秒、血小板5万/mm^{3}以下)、大量腹水、腹膜炎 ・胃切除・胃全摘術、腹水などがある→PTEG ・胃の運動低下、食道裂孔ヘルニア、胃食道逆流による誤嚥性肺炎のリスクあり→PEG-J、PEJ
静脈栄養	末梢静脈栄養	・外科的処置が必要ない ・中心静脈栄養に比べて手技が簡便で感染などのリスクも少ない ・1000～1200kcal/日、蛋白質50～60g/日の投与が可能	・小腸粘膜萎縮に伴う機械的なバリア機能の低下、免疫学的バリア機能の低下 ・浸透圧比3程度（浸透圧800～1000mOsm/kgH$_2$O）が輸液濃度の限界 ・浸透圧比やpHによって静脈炎の発生頻度が高くなる ・ビタミンB$_1$の欠乏のリスク ・アミノ酸製剤（NPC/N比が低い）による腎前性高窒素血症 ・水分投与量過剰のリスク
	中心静脈栄養	・確実で信頼できる経路である ・1日あたりの必要エネルギー・蛋白質の投与がおおむね可能である ・さまざまな高カロリー輸液用キット製剤があり、無菌的に調整が可能である	・CVC挿入手技による機械的合併症（気胸、動脈穿刺、血胸、カテーテル先端位置異常） ・カテーテル関連血流感染症（catheter-related bloodstream infection：CRBI） ・輸液量が少ない（2000mL/日以下）の場合は微量栄養素の不足のリスクがある ・脂肪製剤投与速度に対する留意が必要（0.1g/kg/時以下での投与が必要）：重篤な肝障害、重篤な凝固能障害、脂質異常症、糖尿病性ケトーシス ・必須脂肪酸欠乏：小児2週間、成人4週間程度で脂肪製剤を投与しない静脈栄養管理下で発生する ・糖質の過剰投与による脂肪肝、TPN関連肝障害の発生

日本静脈経腸栄養学会編：静脈経腸栄養ガイドライン–第3版, 照林社, 東京, 2019. を参考に作成

図1 栄養補給方法の選択手順

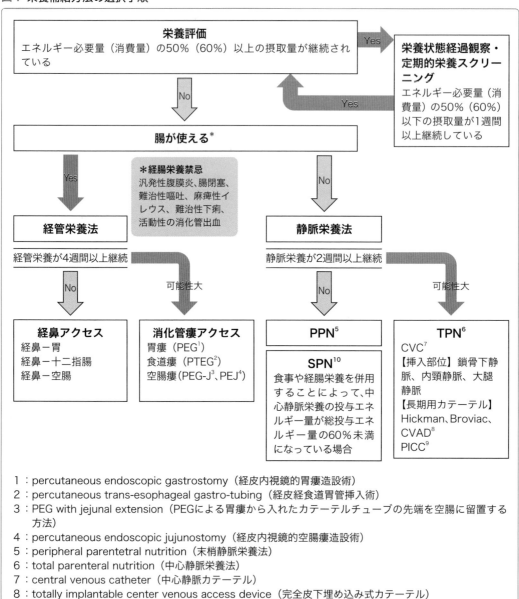

1：percutaneous endoscopic gastrostomy（経皮内視鏡的胃瘻造設術）
2：percutaneous trans-esophageal gastro-tubing（経皮経食道胃管挿入術）
3：PEG with jejunal extension（PEGによる胃瘻から入れたカテーテルチューブの先端を空腸に留置する方法）
4：percutaneous endoscopic jujunostomy（経皮内視鏡的空腸瘻造設術）
5：peripheral parentetal nutrition（末梢静脈栄養法）
6：total parenteral nutrition（中心静脈栄養法）
7：central venous catheter（中心静脈カテーテル）
8：totally implantable center venous access device（完全皮下埋め込み式カテーテル）
9：peripheral inserted central venous catheter（末梢挿入型中心静脈カテーテル）
10：supplemental parenteral nutrition（補完的中心静脈栄養法）

文献
1）日本静脈経腸栄養学会編：栄養療法の選択基準. 静脈経腸栄養ガイドライン－第3版, 照林社, 東京, 14-15, 2019.
2）Cederholm T, Jesen GL, Correa MITD, et al：GLIM criteria for the diagnosis of malnutrition-A consensus report from the global clinical nutrition community. Clin Nutr, 38：1-9, 2019
3）European Pressure Ulcer Advisory Panel, National Pressure Injury Advisory Panel, Pan Pacific Pressure Injury Alliance：Prevention and Treatment of Pressure Ulcer/Injuries：Quick Reference Guide（Emily Haesler, Ed.）, 2019.

褥瘡患者に対する栄養評価

褥瘡患者の個々の症例に対して栄養評価を行い適切な栄養管理を行うことは、栄養状態の改善に寄与するとされている。

栄養評価の頻度は個々の症例により異なるが、NPIAP（NPUAP）/EPUAP/PPPIAクイックリファレンスガイドでは、状態が変化するたび、あるいは創閉鎖に向かう傾向が認められない場合に定期的に行うのが望ましいとされている[1]。

栄養評価の内容および方法は、「褥瘡発生の危険因子となる低栄養状態を確認する指標」（p.125～129）に示した指標を用いて行う。

文献
1) European Pressure Ulcer Advisory Panel, National Pressure Ulcer Advisory Panel, Pan Pacific Pressure Injury Alliance：Prevention and Treatment of Pressure Ulcers：Quick Reference Guide（Emily Heasler, Ed.）, Cambridge Media, Perth, Australia, 2014.

褥瘡患者に対する特定の栄養素の補給

創傷治癒過程においてはエネルギーおよび蛋白質の充足だけでなく、亜鉛、アスコルビン酸、アルギニン、L-カルノシン、n-3系脂肪酸、コラーゲン加水分解物などといった各微量栄養素の補給も必要である。ただし、文献数が少ないため、具体的な適正補給量の設定がなく、疾患を考慮した上で補給してもよいとされている。

1．亜鉛

亜鉛は、核酸や体蛋白の合成、味覚・免疫機能の維持、各細胞や組織の代謝促進に必要な栄養素である。皮膚の新陳代謝に作用し、創傷の修復を促進する作用がある。NPIAP（NPUAP）/EPUAP/PPPIAガイドラインでは、亜鉛欠乏症がみられる場合は40mg/日を超えないレベルで補給することが示されている[1]。創傷治癒に有効な亜鉛量は信頼性の高いエビデンスに乏しく、具体的な目標量の設定はない。そのため、現状ではわが国で褥瘡発生の多いとされる高齢者（75歳以上）であれば、日本人の食事摂取基準（2020年）推奨量の男性10mg/日、女性8mg/日が摂取できているか確認し、不足の場合は補給する。

2．アルギニン

アルギニンは、侵襲下における条件付き必須アミノ酸であり、蛋白質、コラーゲンの合成促進、血管拡張作用、免疫細胞の賦活化などの作用がある。ただし、ICU管理を必要とするような高度の敗血症患者では、一酸化窒素（NO）産生が高まる可能性があり、炎症の助長や予後の悪化につながるおそれがあることから、慎重に補給する。

アルギニンを含むサプリメントの補給によって、褥瘡の治癒が促進したとの報告がある[2,3]。現状では必要量の設定はない。

3．アスコルビン酸

アスコルビン酸（ビタミンC）にはコラーゲン合成、造血機能維持、抗酸化作用があり、アスコルビン酸の補給によって褥瘡の治癒が促進したとの報告がある[4]。

褥瘡治癒のための必要量は明らかではないため、日本人の食事摂取基準（2020年）推奨量の100mg/日とする。

4．L-カルノシン

L-カルノシンは組織修復促進作用があり、L-カルノシンの補給によって褥瘡の治癒が促進したとの報告がある[5]。現状では必要量の設定はない。

5．n-3系不飽和脂肪酸

n-3系不飽和脂肪酸は炎症性サイトカインを抑制する作用があり、n-3系不飽和脂肪酸を豊富に含有した栄養剤を投与すると褥瘡発生、増悪予防に効果があったという報告がある[6,7]。褥瘡治癒のための必要量は現状明ら

表3 その他褥瘡治癒促進のために考慮したい栄養素

	特徴および作用	日本人の食事摂取基準推奨量（2020年）75歳以上の場合
ビタミンA	●コラーゲンの合成 ●血管新生 ●上皮形成	●男性800μg TAE/日 ●女性650μg TAE/日
鉄	●赤血球の構成要素 ●各組織への酸素運搬	●男性7.0mg/日 ●女性6.0mg/日
銅	●エネルギーや鉄の代謝 ●神経伝達物質の産生 ●活性酸素の除去	●男性0.8mg/日 ●女性0.7mg/日
グルタミン	●条件付き必須アミノ酸 ●蛋白質、コラーゲンの合成促進 ●免疫賦活作用 ●腸管粘膜の維持	
HMB	●BCAAであるロイシンの代謝産物 ●蛋白質の合成および分解抑制	
オルニチン	●ポリアミンおよび創傷治癒に関連する他の分子の前駆体 ●グルタミンとプロリンに変換されてコラーゲン生成に関与	

かではない。

6．コラーゲン加水分解物

コラーゲン加水分解物はコラーゲン合成を促進する作用があり、コラーゲン加水分解物の補給によって褥瘡の治癒が促進したとの報告がある[8, 9]。現状では必要量の設定はない。

7．褥瘡治癒に必要なその他の栄養素

褥瘡治癒促進に作用する栄養素や、注目されている他の栄養素について**表3**にまとめた。なお、各栄養素の摂取量は日本人の食事摂取基準（2020年）より、わが国で褥瘡発生の多いとされる高齢者（75歳以上）の値を引用した。

文献
1) National Pressure Ulcer Advisory Panel, European Pressure Ulcer Advisory Panel, Panpacific Pressure Injury Alliance：Prevention and Treatment of Pressure Ulcers：Clinical Practice Guideline（Emily Haesler, Ed.), Cambridge Media, Osborne Park, Western Australia, 2014.
2) Cereda E, Neyen JCL, Caccialanza R, et al：Efficacy of a disease-specific nutritional support for pressure ulcer healing：A systematic Review and meta-analysis. J Nutr Health Aging, 21（6）：655-661, 2017.
3) Liu P, Shen W-Q, Chen H-L：Efficacy of arginine-enriched enteral formulas for the healing of pressure ulcers：A systematic review. J Wound Care, 26（6）：319-323, 2017.
4) Taylor TV, Rimmer S, Day B, et al：Ascorbic acid supplementation in the treatment of pressure-sores. Lancet, 2（7880）：544-546, 1974.
5) Sakae K, Agata T, Kamide R, Yanagisawa H：Effects of L-carnosine and its zinc complex（Polaprezinc）on pressure ulcer healing. Nutr Clin Pract, 28（5）：609-616, 2013.
6) Theilla M, Singer P, Cohen J, Dekeyser F：A dietenriched in eicosapentanoic acid, gamma-linolenicacid and antioxidants in the prevention of newpressure ulcer formation in critically ill patients withacute lung injury：A randomized,

prospective, controlled study. Clin Nutr, 26
(6) : 752-757, 2007.

7) Theilla M, Schwartz B, Zimra Y, et al : Enteral n-3 fatty acids and micronutrients enhance percentage of positive of pressure ulcer healing in critically illpatients. Brit J of Nutr, 107 (7) : 1056-1061, 2012.

8) Lee SK, Posthauer ME, Dorner B, et al : Pressureulcer healing with a concentrated, fortified, collagen protein hydrolysate supplement : a randomized controlled trial. Adv Skin Wound Care, 19 (2) : 92-96, 2006

9) Yamanaka H, Okada S, Sanada H, et al : A multicenter, randomized, controlled study of the use of nutritional supplements containing collagen peptides to facilitate the healing of pressure ulcers. Journal of Nutrition & Intermediary Metabolism, 8 : 51-59, 2017.

褥瘡患者に対する栄養の専門職およびチームの介入

褥瘡患者に対して管理栄養士や栄養サポートチーム（NST）の介入を行ってもよい。

NPIAP（NPUAP）／ EPUAP ／ PPPIAクイックリファレンスガイドにおいて、褥瘡リスクまたは褥瘡を有する患者の栄養介入プランの作成と記録は患者の栄養状態の評価結果に基づき管理栄養士が行うこと、NSTに相談することが推奨されている[1]。

褥瘡管理に対してNSTの介入により、褥瘡発生率の低下、褥瘡処置に要した費用の減少の報告がある[2,3]。

EPUAPの栄養ガイドラインによると、重度の褥瘡（グレードⅢとⅣ）の場合には、多職種チームは基礎代謝量を検討し、創からの滲出液の増加に特に注意を払うとよいと示されている[4]。基礎疾患を有する褥瘡患者や重度の褥瘡を有する患者の褥瘡ケアは、管理栄養士やNSTと連携しながら進める。

文献

1) National Pressure Ulcer Advisory Panel, European Pressure Ulcer Advisory Panel, Pan Pacific Pressure Injury Alliance：Prevention and Treatment of Pressure Ulcers：Quick Reference Guide（Emily Haesler, Ed.）, Cambridge Media, Perth, Australia, 2014.

2) 奥出公美子，東口高志，福村早代子，ほか：栄養療法に基づいた褥瘡管理の経済効果．静脈経腸栄養，17（4）：29-33，2002.

3) 大櫁克也，磯崎泰介，米川修，ほか：NST活動の経済効果について．聖隷浜松病医誌，4（1）：23-27，2004.

4) European Pressure Ulcer Advisory Panel：Nutritional Guidelines for Pressure Ulcer Prevention and Treatment. Registered charity No：1066856, European Pressure Ulcer Advisory Panel, 2003.

第 **5** 節

リハビリテーション

シーティング

座位姿勢を検討することの有効性

座位姿勢のアライメントと褥瘡を考えるときには、股関節の可動域、骨盤の前傾・後傾・側方傾斜に着目するとよい。股関節の可動域に制限がなく90度座位が可能な場合、接触圧は骨盤中間位では坐骨結節部、骨盤前傾位では恥骨部が高くなる（**図1**）。股関節の屈曲に制限があると骨盤が後傾し、尾骨部の接触圧が高まる。また、体幹の側屈や骨盤の側方傾斜がある場合には片側の坐骨結節部や大転子部に、円背の場合には脊椎棘突起部に高い接触圧がかかる。圧迫とずれがかかる部分に褥瘡が発生しやすいことから、評価に基づいて座位姿勢を考慮することが求められる。

褥瘡が坐骨結節部にある場合の対応として、海外のガイドライン[1]では、直立した座位姿勢を避けるべきであるとしており、クッションでの減圧とともにベッド臥床やティルトの使用を検討する必要があるとしている。尾骨部の褥瘡については、高齢者の施設において皮膚・排泄ケア認定看護師とリハビリテーション専門職が難治性の褥瘡ではないことを確認した上で、運動学に基づいて褥瘡部に負荷をかけない座位姿勢やクッションの選択を行ったところ、車椅子座位を維持しながら褥瘡が治癒したという症例報告[2]がある。また、股関節可動域制限があり褥瘡発生リスクが高い頸髄損傷者に対して姿勢の非対称性や骨盤の傾斜を観察しながら車椅子用クッションの調整を行った結果、褥瘡発生なく車椅子乗車ができたという症例報告[3]がある。これらより、車椅子上で褥瘡を予防または治癒を促進するための対応として、座位姿勢を考慮することは選択肢となる。

図1 座位姿勢と負荷

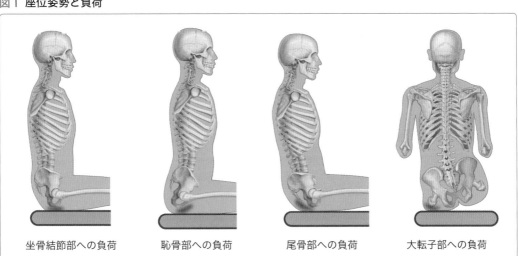

| 坐骨結節部への負荷 | 恥骨部への負荷 | 尾骨部への負荷 | 大転子部への負荷 |

座位姿勢を変換する時間間隔や方法

　座位姿勢変換の頻度は、海外のガイドライン[1]では、皮膚の耐久性、病状、快適性や痛み、個々の姿勢変換能力を考慮しながら決めることを推奨している。専門家による指導書[4]では、車椅子上で自力にて姿勢変換ができる人は、15分おきに荷重移動を行うべきであるとされている。また、褥瘡がない脊髄損傷者を対象とした調査[5]では、車椅子上で17分ごとに姿勢変換をしているという報告がある。これらより、自力で姿勢変換ができる人は、目安として15分ごとに姿勢変換を行ってもよい。自力で姿勢変換ができない人は、皮膚状況に合わせて適切な座位時間を設定する必要がある。

　車椅子上での座位姿勢変換の方法は、プッシュアップ、身体を前傾・側屈・後傾する、ティルト機構を使用するなどがある（図2）。褥瘡発生のリスクがある場合には、10〜15秒のプッシュアップや5〜10度の姿勢変換では除圧が不十分である[4]と報告されており、本人に指導するときには考慮する必要がある。座位姿勢変換の指導時は、介助者が除圧できているか確認し、可能であれば本人が臀部に手を入れ、どのくらい姿勢が傾くと除圧できているかを確認してもらうとよい。さらに、接触圧を計測できる環境では、姿勢変換により身体にかかる圧がどのように変化するかを視覚的に確認することができるため効果的である。ティルト機構は、介助による対応に加えて、頸髄損傷者などは電動車椅子を用いて自分で姿勢変換を行うことも有効な方法となる。

図2 座位姿勢変換の例

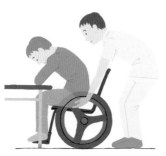

前傾姿勢
（両坐骨結節部および尾骨部の圧迫の程度を確認）

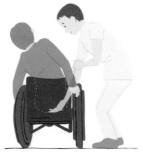

側屈姿勢
（右坐骨部の圧迫の程度を確認）

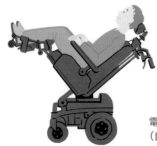

電動ティルト機構付車椅子
（自分でスイッチ等を使って姿勢を変換する）

連続座位時間の制限

　自分で姿勢変換ができない高齢者は、連続座位時間を制限することが選択肢として挙げられる。

　自力で車椅子上での姿勢変換ができない対象者の場合、座位の褥瘡好発部位である骨突出部に一定の圧力が加わり続ける可能性があることから、車椅子からベッドに移る、手動ティルト・リクライニング機構付車椅子を活用して姿勢変換するなどの方法で連続座位時間を制限することを検討する。車椅子とベッ

ド間の移乗では、介助者、対象者ともに安楽な方法として福祉機器の活用も視野に入れるとよい（図3、4）。手動ティルト・リクライニング機構付車椅子を活用する場合は、操作方法を介助者と対象者で共有することが必要である（図5）。電動ティルト・リクライニング機構付車椅子の場合は、対象者が自分で姿勢変換を行うことができる（図6）。

　連続座位が可能な時間は対象者ごとに個別性が高いことから、介助者が対象者の皮膚や様子などを観察して、姿勢変換や移乗を実施する時間間隔について検討することが重要と

図3　リフトを用いた移乗の例

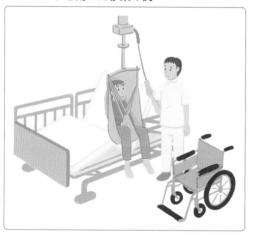

図4　スタンディングリフトを用いた移乗の例

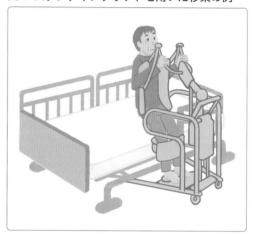

図5　手動ティルト・リクライニング機構付車椅子の例

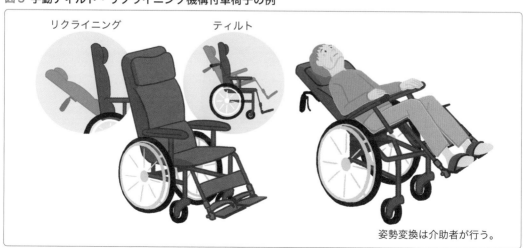

リクライニング　　ティルト

姿勢変換は介助者が行う。

なる。海外のガイドラインにおいても座位時間は制限されるべきと記載しているが、具体的な時間には言及していない[1]。

高齢者の座位における褥瘡予防

高齢者には、脊髄損傷者に使用される体圧再分散クッションが選択肢として挙げられる。また、ダイナミック型クッションが選択肢として挙げられる。

車椅子上座位における褥瘡発生予防のためには圧再分配にすぐれたクッションを使用することが有効である。褥瘡予防においてはク

ッションの厚さが重要で、厚さが10cmあれば最大の減圧性能を持ち、褥瘡発生のリスクがある人に使用できるといわれている[6]（図7）。

圧再分配に優れたクッションの例として、空気室構造クッションやゲルとウレタンの混合クッションなどが挙げられる（図8、9）。ただし、空気室構造クッションは空気量の調整が必須であること、ゲルとウレタンの混合クッションではゲルの部分に坐骨などの骨突出部が位置するように姿勢を調整する必要があることなど、使用にあたっては注意点がある。特に、クッションの前後左右や裏表を間違えないこと、専用カバーを使用することなど、適切な管理が必要である。

図6 電動ティルト・リクライニング機構付車椅子の例

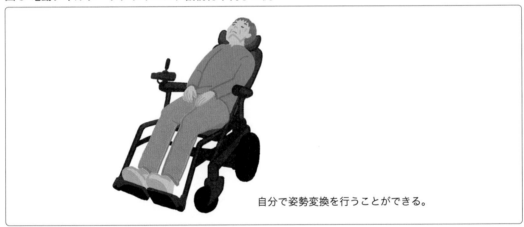

自分で姿勢変換を行うことができる。

図7 クッションに殿部が沈み込む様子とクッションの厚さ

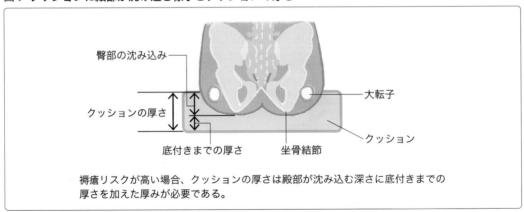

臀部の沈み込み

クッションの厚さ

底付きまでの厚さ

大転子

坐骨結節

クッション

褥瘡リスクが高い場合、クッションの厚さは殿部が沈み込む深さに底付きまでの厚さを加えた厚みが必要である。

廣瀬秀行，木之瀬隆：高齢者のシーティング 第2版，112，三輪書店，東京，2014．を参考に作成

ウレタンクッションの場合、時間の経過とともにウレタンが劣化していくため、使用状況にもよるが半年〜1年程度で硬さを確認し、必要に応じて更新を検討する。硬さの確認は新品のクッションと比較するとわかりやすい。

前述のように、静的に身体を保持するクッションのほか、バッテリーを搭載し、圧力調整と一定時間間隔で除圧を自動的に行うダイナミック型クッションを使用すると接触圧や皮膚血流の改善によいとされている。使用にあたっては、自動的に除圧できる範囲と対象者の骨突出部等との適合を確認する。また、

静的に保持するクッションと同様に、皮膚観察を行いながら褥瘡予防効果を確認することが必要である（**図10**）。

浅い褥瘡を有する患者が車椅子座位を保持するときの方法

海外のガイドライン[1]では、臀部に褥瘡がある患者が車椅子乗車をするときには、褥瘡部に圧迫をかけない座位姿勢の検討、適切なクッションの使用、車椅子のフットサポートやアームサポートの高さ調整、30度以上のティルト、個々の状況に合わせた乗車スケジュ

図8 空気室構造クッションの例

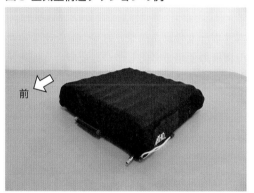

ロホ・クァドトロセレクト ハイタイプ
（製造：ペルモビール株式会社、販売：アビリティーズ・ケアネット社）

図9 ゲルとウレタンの混合クッションの例

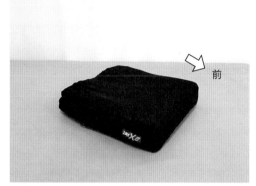

Jay® エクストリーム2クッション
（サンライズメディカルジャパン株式会社）

図10 ダイナミック型クッションの例

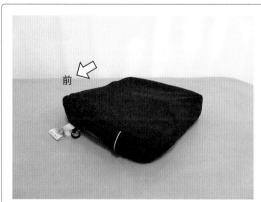

パワークッション（株式会社モルテン）

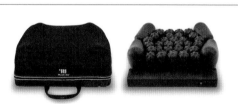

メディエアワン※（株式会社三国東洋）
※2022年12月現在、生産および販売が終了している。介護保険では、一部でレンタルが可能となっている。

図11 骨盤傾斜と姿勢の関係

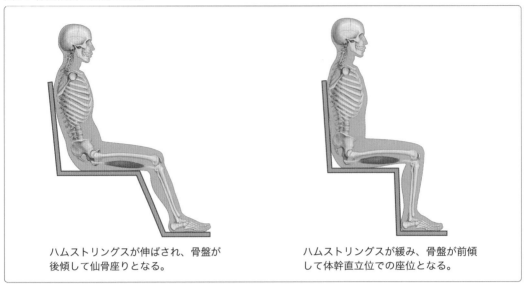

ハムストリングスが伸ばされ、骨盤が
後傾して仙骨座りとなる。

ハムストリングスが緩み、骨盤が前傾
して体幹直立位での座位となる。

ールや除圧動作、接触圧計測、乗車前後の皮膚確認を考慮すべきであるとされている。

一般的に高齢者が車椅子に乗車すると「仙骨座り」となりやすく、仙骨や尾骨部に褥瘡が多発する。仙骨座りの原因の1つとして、ハムストリングス（下腿から骨盤に付着している筋）の短縮による骨盤の後傾が挙げられる（**図11**）。対応として、フットサポートが座面に近い車椅子を選択して膝の屈曲角度を少なくすると、ハムストリングスが緩み骨盤が後傾しにくくなり、仙骨や尾骨への負荷が軽減する。仙骨や尾骨への負荷を軽減する他の方法として、骨盤後傾や体幹屈曲の角度を確認しながら、背張りやシートとバックサポートの角度を調整することが挙げられる。尾骨に浅い褥瘡を有する3症例を対象とした研究[2]では、リハビリテーション専門職が運動学に基づいて褥瘡部に負荷をかけない座位姿勢やクッションを選択した結果、車椅子座位生活を維持しながら褥瘡が治癒した報告がされている。褥瘡部位が坐骨結節の場合には、褥瘡部に負荷をかけない座位姿勢の検討は難しいことが多いため、フットサポートやアー

ムサポートの高さ調整、クッションやティルト機構の使用を考慮しつつ、皮膚の状況を見ながら座位時間の制限も検討していく必要がある。

文献
1) European Pressure Ulcer Advisory Panel, National Pressure Injury Advisory Panel, Pan Pacific Pressure Injury Alliance：Prevention and Treatment of Pressure Ulcers/Injuries：Clinical Practice Guideline. The International Guideline（Emily Haesler Ed），2019.
2) 廣瀬秀行，田中秀子，間脇彩奈，ほか：適切な車いす座位を維持した状態は高齢者尾骨部褥瘡治癒を妨げない．褥瘡会誌，13（1）：54-60，2011.
3) 杉山真理，窪田浩平，清宮清美，ほか：股関節可動域制限を有する頸髄損傷者の車いすクッション選択例．褥瘡会誌，15（1）：48-52，2013.
4) CMS Manual System：Pub. 100-07 State Operations, Provider Certification, Transmittal 5. Guidance to Surveyors for Long Term Care Facilities. November 19, 2004.
5) Morita T, Yamada T, Watanabe T, et al：Lifestyle risk factors for pressure ulcers in community-based patients with spinal cord injuries in Japan. Spinal Cord, 53（6）：476-481, 2015.
6) 廣瀬秀行，木之瀬隆：車椅子クッション．高齢者のシーティング第2版，109-120，三輪書店，東京，2014.

運動療法

関節拘縮に対する運動療法

　関節拘縮改善が高接触圧および褥瘡発生予防に効果があるかどうかの報告はされていないが、わが国の患者を対象とした大浦らの研究で[1]、関節拘縮が褥瘡発生因子として報告されている。ストレッチングが関節拘縮に及ぼす効果について、介入効果を示す研究[2,3]と有意な効果を示さない研究[4-6]が報告されている。これらのことから、褥瘡発生因子である関節拘縮に対する介入を、関節可動域で継続的に効果検証しながら進めることが望まれる。

　臥位での接触圧や接触面積に影響しやすい関節拘縮として、膝関節屈曲拘縮がある。そして、膝関節と股関節は大腿骨で連結しているため運動連鎖が生じ、膝関節が屈曲することにより股関節も屈曲する。これにより、大腿部・下腿部後面がベッド面から離れて、下肢の重さが足部と臀部に集中する（図1）。そのため、膝関節・股関節の屈曲拘縮は予防、改善する必要がある。関節拘縮は、主に関節構成体（関節包や靭帯等）の変化や骨格筋の短縮によってもたらされるが、関節構成体の変化による場合は保存療法による改善が難しい。骨格筋の短縮による場合は、骨格筋のリラクセーションやストレッチングによる改善が見込まれる。さらに、骨格筋の短縮は、痙縮等の神経的要因と、骨格筋線維の架橋構造形成等の器質的要因に分けられる。当然ながら、神経的要因では、患者に抗重力活動を強いるような姿勢や、不快感を伴う肢位によって筋の緊張が亢進するため、安楽なポジショニングを提供することが重要になる。

　手指の屈曲拘縮が重度な場合、指同士が接触してその接触部に褥瘡を形成することがある。そのため、指と指の間を広げることが必要になる。手指は、中手指節間関節（MP関節）と対立運動の機構によって、屈曲すると内転位で固定され、伸展すると外転が可能となり指と指の間が広がる（図2）。さらに、手掌面の対立運動が強まると指が接触する。すなわち、手指が伸展した状態（図2①）、および母指と小指が対立していない状態（図2②）で指間は開く。したがって、左右の指の接触を緩和するには、指の伸展運動の拡大や、指の対立を軽減するストレッチングやガーゼの挿入が必要になる。

図1 膝関節屈曲拘縮による大腿部・下腿部後面の浮き

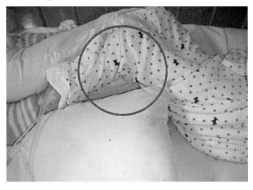

図2 手指屈曲・伸展に伴う内転・外転

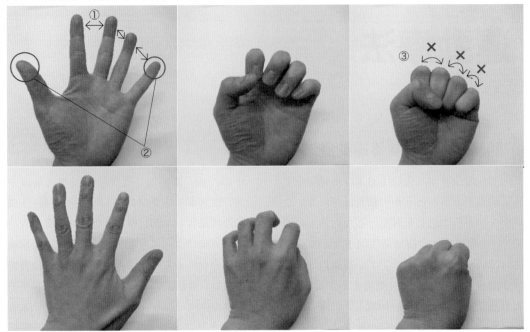

手指は伸展位（①）かつ母指と小指が対立していない状態（②）では手指を広げる運動が可能であり、屈曲・対立位（③）では手指を広げることができない。
上段：手掌面、下段：手背面。

文献

1) 大浦武彦，堀田由浩，石井義輝，ほか：全患者版褥瘡危険要因スケール（大浦・堀田スケール）のエビデンスとその臨床応用. 褥瘡会誌，7（4）：761-772，2005.

2) Reid DA, McNair PJ：Effects of an acute hamstring stretch in people with and without osteoarthritis of the knee. Physiotherapy, 96（1）：14-21, 2010.

3) Aoki O, Tsumura N, Kimura A, et al：Home stretching exercise is effective for improving knee range of motion and gait in patients with knee osteoarthritis. J Phys Ther Sci, 21（2）：113-119, 2009.

4) Moseley AM, Herbert RD, Nightingale EJ, et al：Passive stretching does not enhance outcomes in patients with plantarflextion contracture after cast immobilization for ankle fracture：a randomized controlled trial. Arch Phys Med Rehabil, 86（6）：1118-1126, 2005.

5) Harvey LA, Batty J, Crosbie J, et al：A randomized trail assessing the effects of 4 weeks of daily stretching on ankle mobility in patients with spinal cord injuries. Arch Phys Med Rehabil, 81（10）：1340-1347, 2000.

6) Fox P, Richardson J, MCInners B, et al：Effectiveness of a bed positioning program for treating older adults with knee contractures who are institutionalized. Phys Ther, 80（4）：363-372, 2000.

物理療法

筋萎縮による高接触圧に対する物理療法

複数の研究にて、電気刺激による大殿筋やハムストリングスの筋収縮による一時的な坐骨部圧の減少効果が報告されている[1-3]。交絡因子の関与や研究期間の短さが限界点とされているものの、褥瘡発生に対する予防効果が1編[4]報告されている。以上のことから、筋萎縮による高接触圧および褥瘡発生を予防・改善できる物理療法として電気刺激療法が挙げられ、座圧評価を継続的に行いながら

の適用が望まれる。

生体に対する電気刺激療法は、疼痛緩和を目的として、刺激を感じる強度で行う経皮的電気神経刺激（transcutaneous electrical nerve stimulation：TENS）、主に運動神経を刺激して骨格筋機能を制御する神経筋電気刺激（neuromuscular electrical stimulation：NMES）、および刺激を感じない μA強度で刺激を行う微弱電流刺激に大別される。高接触圧に対する電気刺激療法は、筋収縮を惹起することによって骨突出部の接触圧を軽減させることが目的であるため（**図1**）、神経

図1 大殿筋・ハスムトリングスに対する電気刺激時の坐骨部の接触圧減少

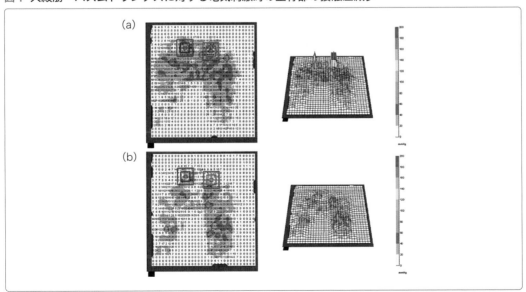

（a）非刺激状態、（b）電気刺激時。
Smit CA.I, Legemate JA, De Koning A, et al : Prolonged electrical stimulation-induced gluteal and hamstring muscle activation and sitting pressure in spinal cord injury : effect of duty cycle. J Rehabil Res Dev, 50（7）: 1035-1046, 2013. より引用

筋電気刺激として確実に運動神経・運動点を刺激し、筋収縮を惹起させる必要がある。したがって、骨格筋に対する電気刺激に習熟している理学療法士による実施、あるいは協同的に実施されることが理想的である。

一方で、末梢神経障害患者や、長期的に神経活動を行っていない患者の筋では、運動神経や運動点を刺激しても骨格筋収縮が生じない。その場合には、骨格筋に対して直接的に脱分極を起こすことが求められ、より高い電気的エネルギーが必要となる。なお、患者によって筋収縮を惹起できない場合があることに留意する必要がある。

感染を有する褥瘡に対する物理療法

渦流浴・ハバードタンクなどの水流を活用した水治療法には、感染の要因となる細菌負荷を減少させて治癒を促進させうるというエキスパートオピニオン[5]があり、Taoらは標準療法と比較して渦流浴を行った群で有意に褥瘡治癒が早かったと報告している[6]。一方、Burkeらのレビューでは創感染や患者間感染の危険性が指摘されているため[5]、実施にあたっては、槽内の洗浄・消毒に注意を払う必要がある。パルス洗浄・吸引療法（**図2**）の実施群において対照群と比較した有意な褥瘡治癒率改善が報告されている[7]が、感染の改善を示す指標は評価項目に挙げられておらず、治癒メカニズムを特定できない。そのため、これらの治療法は1つの選択肢として提示されるべきであり、実施については臨床的な判断が求められる。

壊死組織を有する褥瘡に対する物理療法

感染を有する褥瘡に対する効果と同様に、水流を活用した水治療法による壊死組織除去作用がエキスパートオピニオンとして示されているが、臨床研究報告には至っていない。パルス洗浄・吸引療法についても、感染に対する効果と同様であり、褥瘡の治癒率改善が報告されている[8]が、壊死組織除去を示す指標は評価項目に挙げられておらず、治癒メカニズムを特定できない。またわが国で、臥床時に体圧分散マットレスに加えて加振装置を用いることにより、壊死組織の減少が加速することが準ランダム化比較試験で報告されている[8]が、現状では長期的な効果が明らかでない。以上より、これらの治療法は1つの選択肢として提示されるべきであり、実施については臨床的な判断が求められる。

創の縮小を図る場合に行う物理療法

創の縮小を目的とした物理療法には電気刺激療法、超音波療法、振動刺激療法、近赤外線療法、紫外線療法、低出力レーザー照射がある。電気刺激療法はシステマティックレビューにおいて創縮小効果が認められ、推奨度は"1A"である。その他の物理療法については総論にまとめられており、超音波療法および振動刺激療法、近赤外線療法についての臨床研究にてその有効性が検証されているが、紫外線療法および低出力レーザー照射に

図2 パルス洗浄・吸引療法

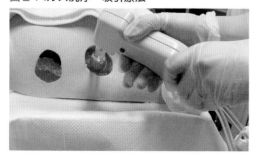

ついては明確な有効性は認められていない。

1. 電気刺激療法

電気刺激療法は創の縮小を促進させるが、その刺激条件（刺激強度、周波数、パルス幅、極性）は多岐にわたっている[9-11]。波形については、主に高電圧パルス電流刺激、直流電流刺激、交流電流刺激が用いられることが多いが、いずれの電気刺激療法も感染や炎症が制御されているステージⅡ、Ⅲの褥瘡に対する創縮小効果を有している。わが国では直流微弱電流刺激の効果が報告されており[12,13]、滅菌した電極をフォームドレッシング材に挿入する方法と、生理食塩水に浸したガーゼを巻いた電極を創に設置する方法が適用されている（**図3**）。電気刺激療法の治療メカニズムとして微弱電流刺激が線維芽細胞の遊走、増殖、筋線維芽細胞への分化を促進させることが基礎研究で検証されている[14-16]

が、最適刺激条件や対象となる褥瘡の病態については、今後の検証が望まれる。なお、低周波治療器の使用は医師の管理下で実施する。

2. 超音波療法

超音波療法に関して、システマティック・レビュー[17]ではその治療効果が不十分としているが、Ⅱ度の褥瘡の創面積を縮小させたというランダム化比較試験や症例報告がある[18,19]。照射条件は目的組織によって変更が必要だが、臨床研究で治療効果の認められた条件は、周波数1MHzもしくは3MHz、照射強度0.5W/cm^2、照射時間率20%、照射時間10分[19]、あるいは創傷面積に応じて設定している[18]。ドレッシング材の上から超音波を照射する方法[19]では、超音波透過性のある被覆材の上から照射し、強度は各ドレッシング材の超音波透過率[20]を考慮して決定する（**図4**）。滅菌した超音波ゲルを創傷に直接塗布

図3 創縮小のための電気刺激療法

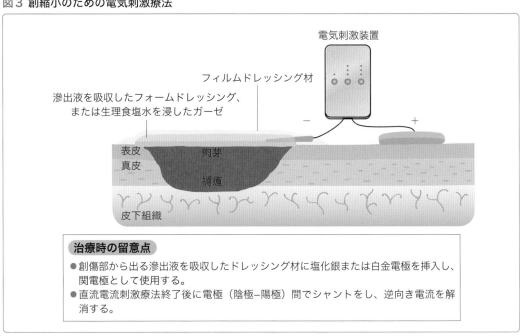

電気刺激装置

フィルムドレッシング材

滲出液を吸収したフォームドレッシング、または生理食塩水を浸したガーゼ

表皮
真皮
肉芽
褥瘡
皮下組織

治療時の留意点
- 創傷部から出る滲出液を吸収したドレッシング材に塩化銀または白金電極を挿入し、関電極として使用する。
- 直流電流刺激療法終了後に電極（陰極–陽極）間でシャントをし、逆向き電流を解消する。

図4 腸骨稜にできた褥瘡への超音波照射

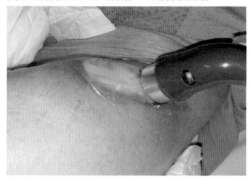

図5 加振装置

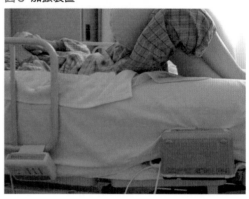

する手段を選択している研究が報告されているが[18]、安全性の面で課題が残る。超音波療法の治療メカニズムとして、線維芽細胞からの線維化促進因子の発現増加が基礎研究で確認されている[21]。

3．振動刺激療法

体圧分散マットレスとベッドの間に加振装置を挿入し、振動を加える治療法である（図5）。振動刺激療法の治療効果については、1回15分、1日計3回の振動刺激（周波数47Hz）によりステージⅠの褥瘡の治癒が促進されたことが報告されている[22]。振動刺激療法の治療メカニズムとして、皮膚血流量の増加が報告されている[23]。

4．近赤外線療法

褥瘡治癒に対する近赤外線療法に関して、近赤外線の中でも生体深達度の高い近赤外線（0.6～1.6μm）が用いられている[24, 25]。創縮小効果のあった刺激条件として、出力80％、3秒照射、1秒休止のサイクルで照射時間10～15分、照射距離5mmが報告されているが、その治療メカニズムについては明らかではない。

文献

1) Smit CA, Haverkamp GL, de Groot S, et al：Effects of electrical stimulation-induced gluteal versus gluteal and hamstring muscles activation on sitting pressure distribution in persons with a spinal cord injury. Spinal Cord, 50（8）：590-594, 2012.

2) Smit CA, Zwinkels M, van Dijk T, et al：Gluteal blood flow and oxygenation during electrical stimulation-induced muscle activation versus pressure relief movements in wheelchair users with a spinal cord injury. Spinal Cord, 51（9）：694-699, 2013.

3) Smit CA, Legemate KJ, de Koning A, et al：Prolonged electrical stimulation-induced gluteal and hamstring muscle activation and sitting pressure in spinal cord injury：effect of duty cycle. J Rehabil Res Dev, 50（7）：1035-1046, 2013.

4) Kane A, Warwaruk-Rogers R, Ho C, et al：A feasibility study of intermittent electrical stimulation to prevent deep tissue injury in the intensive care unit. Adv Wound Care（New Rochelle）, 6（4）：115-124, 2017.

5) Burke DT, Ho CH, Saucier MA, et al：Effects of hydrotherapy on pressure ulcer healing. Am J Phys Med Rehabil, 77（5）：394-398, 1998.

6) Tao H, Butler JP, Luttrell T：The role of whirlpool in wound care. J Am Coll Clin Wound Spec, 4（1）：7-12, 2013.

7) Ho CH, Bensitel T, Wang X, et al：Pulsatile lavage for the enhancement of pressure ulcer healing：A randomized controlled trial. Physical Therapy, 92（1）：38-48, 2012.

8) 上田葵子，須釜淳子，大桑麻由美，ほか：壊死組織を有する褥瘡に対する振動の効果. 褥瘡会誌，12（2）：111-117, 2010.

9) Liu L, Moody J, Gall A：A quantitative, pooled analysis and systematic review of controlled trials on the impact of electrical stimulation settings and placement on pressure ulcer healing rates in persons with spinal cord injuries. Ostomy Wound Manage, 62（7）：16-34, 2016.

10) Khouri C, Kotzki S, Roustit M, et al：Hierarchical evaluation of electrical stimulation protocols for chronic wound healing：An effect size meta-analysis. Wound Repair Regen, 35（5）：883-891, 2017

11) Lala D, Spaulding SJ, Burke SM, et al：Electrical stimulation therapy for the treatment of pressure ulcers in individuals with spinal cord injury：a systematic review and meta-analysis. Int Wound J, 13（6）：1214-26, 2015.

12) Yoshikawa Y, Hiramatsu T, Sugimoto M, et al：Efficacy of low-frequency monophasic pulsed microcurrent stimulation therapy in undermining pressure injury：A double-blind crossover-controlled Study. Prog Rehabil Med, 7：20220045, 2022.

13) 吉川義之，杉元雅晴，前重伯壮，ほか：褥瘡部を陰極とした微弱直流電流刺激療法による創の縮小効果．理学療法学，40（3）：200-206, 2013.

14) Uemura M, Maeshige N, Koga Y, et al：Monophasic pulsed 200-μA current promotes galvanotaxis with polarization of actin filament and integrin $\alpha_2\beta_1$ in human dermal fibroblasts. Eplasty, 16：e6, 2016.

15) Yoshikawa Y, Sugimoto M, Uemura M, et al：Monophasic pulsed microcurrent of 1-8 Hz increases the number of human dermal fibroblasts. Prog Rehabil Med, 1：2016005, 2016.

16) Uemura M, Sugimoto M, Yoshikawa Y, et al：Monophasic pulsed current stimulation of duty cycle 10% promotes differentiation of human dermal fibroblasts into myofibroblasts. Physical Therapy Research, 24（2）：145-152, 2021.

17) Flemming K, Cullum NK, Cullum N, et al：Therapeutic ultrasound for pressure ulcer. Cochrane Database Syst Rev, Issue 4, 2009.

18) Polak A, Franek A, Vlaszczak E, et al：A prospective, randomized, controlled, clinical study to evaluate the efficacy of high-frequency ultrasound in the treatment of Stage II and Stage III pressure ulcers in geriatric patients. Ostomy Wound Mange, 60（8）：16-28, 2014.

19) Maeshige N, Terashi H, Sugimoto M, et al：Evaluation of combined use of ultrasound irradiation and wound dressing on pressure ulcer. J Wound Care, 19（2）：63-68, 2010.

20) 杉元雅晴，嶋田智明，寺師浩人，ほか：ドレッシング材における超音波周波数による透過率への影響．褥瘡会誌，9（4）：508-514, 2007.

21) Maeshige N, Terashi H, Aoyama M, et al：Effect of ultrasound irradiation on α-SMA and TGF-β_1 expression in human dermal fibroblasts. The Kobe Journal of Medical Sciences, 56（6）：E242-E252, 2011.

22) Arashi M, Sugama J, Sanada H, et al：Vibration therapy accelerates healing of Stage I pressure ulcers in older adult patients. Adv Skin Wound Care, 23（7）：321-327, 2010.

23) Tzen YT, Weinheimer-Haus EM, Corbiere TF, et al：Increased skin blood flow during low intensity vibration in human participants：Analysis of control mechanisms using short-time fourier transform. PLoS One, 13（7）：e0200247, 2018.

24) Dehlin O, Elmstahl S, Gottrup F：Monochromatic phototherapy in elderly patients：a new way of treating chronic pressure ulcers? Aging Clin Exp Res, 15（3）：259-263, 2003.

25) 黒川正人，山田信幸，羽森由佳，ほか：褥瘡に対する直線偏光近赤外線治療．Geriat Med, 40（8）：1165-1170, 2002.

脊髄損傷者の褥瘡

慢性期脊髄損傷者の褥瘡発生の要因

褥瘡の病歴がある場合、再発に注意する。

慢性期脊髄損傷者の褥瘡発生要因に関するシステマティックレビュー[1]では、褥瘡発生要因として強いエビデンスがあるものは、女性より男性、受傷後長い期間、不全損傷より完全損傷、深部静脈血栓あり、肺炎あり、褥瘡歴あり、などであった。また、年齢と損傷レベルについては相関がないことが示された。そのほかにも、脊髄損傷者の褥瘡再発については報告が複数ある。

脊髄損傷者の褥瘡が発生している状況は、ベッド、車椅子、浴室、トイレ、床の上、自動車など日常生活のあらゆる場面に及ぶ。また、旅行や冠婚葬祭などの日常生活から離れたイベントの際に発生することもある[2]。一度褥瘡が発生した部位は組織が脆弱になっていることもあり、外力がわずかな場合や、外力が加わった時間が短時間でも再発する可能性がある。そのため、発生場面を追求する問診が重要となる。それをもとに発生場面を想定して接触圧計測器を用いた圧力の評価、圧力が加わった時間の推定、移乗など動作の評価などを行い、発生原因の仮説立案と検証を繰り返すことが必要である。

脊髄損傷者では褥瘡が主な原因である敗血症による死亡率が高いという報告があり、褥瘡を予防することの重要性を示している[3]。

脊髄損傷者の褥瘡予防の方法

接触圧計測をしながら指導するという方法が選択肢となる。

接触圧計測は身体に加わっている圧力を可

図1 携帯型接触圧計測器の例

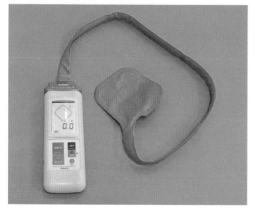

パームQ（ケープ株式会社）

図2 センサーがシート状の体圧分布測定装置の例

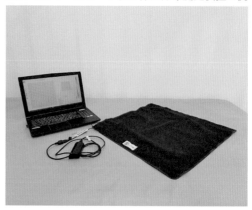

BodiTrak2 Pro
（製造：Vista Medical、販売：タカノ株式会社）

視化することができるという点において、褥瘡発生予防に有用である。接触圧計測器は、携帯型計測器とシート状の測定装置に大別される（**図1、2**）。携帯型計測器は持ち運びにすぐれ、局所の接触圧を計測することができる。シート状の測定器は車椅子上では臀部全体の接触圧を計測できることから、圧力が高い部位や接触面積を知ることができる（**図3、4**）。車椅子上での計測では、車椅子の設定やクッションの違いによる圧力の変化を知ることができ、これらを比較する際に有用である。また、再発予防の場合は褥瘡発生場面と推測される場面で計測を行うことで、発生場面の推定に役立つ。

図3 センサーがシート状の測定装置での計測場面の例

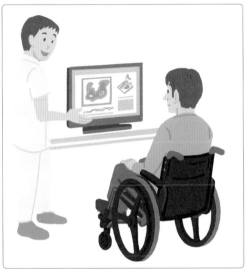

視覚的に圧力分布の状態を表示することができる。そのため対象者と支援者で圧力分布の状態を共有することができる。

文献
1) Gelis A, Dupeyron A, Legros P, et al：Pressure ulcer risk factors in persons with spinal cord injury Part2：the chronic stage. Spinal Cord, 47 (9)：651-661, 2009.
2) 廣瀬秀行，新妻淳子，伊集玲子，ほか：当センター シーティングクリニックにおける褥瘡対応について．日パラプレジア医会誌，14 (1)：30-31，2001.
3) Imai K, Kadowaki T, Aizawa Y：Standardized indices of mortality among persons with spinal cord Injury：accelerated aging process. Ind Health, 42 (2)：213-218, 2004.

図4 計測結果の例

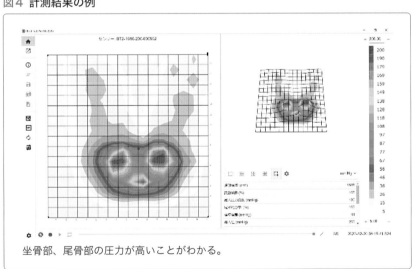

坐骨部、尾骨部の圧力が高いことがわかる。

禁忌とされる事項

円座の使用

海外のガイドライン[1]では、円座は一部の組織への圧集中を招くことに加え、循環を阻害することで浮腫を引き起こしやすいため、使用すべきではないと記載されている。さらに、入院中の高齢者に円座を使用して褥瘡の有無を調べた研究[2]では、使用した患者全員に褥瘡が発生したか、あるいは悪化したと報告されている。また、ビーズやエアなどの円座は、骨盤傾斜などの不良姿勢を招きやすく、厚さが薄いものは底付きの危険性がある。これらにより、円座は褥瘡予防や治癒を目的としては用いるべきではないため、適切な厚さがあり広い面積で支持できる座クッションを選択すべきである（**図1**）。なお、座クッションの厚さは、褥瘡のリスクがある場合は10cm、ない場合は5cmが基本と言われている[3]。

骨突出部のマッサージ

褥瘡ケアにおけるマッサージについての報告は、システマティックレビュー[4,5]が2編とランダム化比較試験[6]の1編がある。Bussら[4]は、10文献のレビューを行い、皮膚温、皮下血流量の改善についての効果はあるものの、褥瘡発生の危険度の高い患者に対する褥瘡予防としてのマッサージは推奨できないと結論づけている。

また、Duimel-Peetersら[5]は、12文献のレビューを行い、皮膚温、皮下血流量の改善についてポジティブな結果を報告しているものの統計学的に有意な差がなく、特に骨隆起部に対するマッサージは避けるべきであるという考えを支持するものが多いとまとめている。Duimel-Peetersら[6]は、ブレーデンスケール20点以下の褥瘡ハイリスク者144例を対象に、ランダム化クロスオーバー試験を行った。褥

図1 クッションと骨盤の関係

薄いクッション	厚いクッション	円座
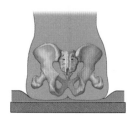	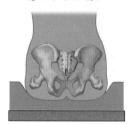	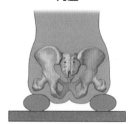
底付きを起こしている。	沈み込んで、臀部を包み込んでいる。	部分的に重さを受け、その部分は強く圧迫されている。

瘡の発生率（Period 1、Period 2）は、対照群を用いたマッサージでは41.9％、13.6％であり、ジメチルスルホキシド（dimethyl sulfoxide：DMSO）クリームを用いたマッサージでは62.1％、12.0％であったのに対して、体位変換のみでは38.9％、5.9％であり、使用クリーム間に差がなく、体位変換のみとも差がなかったとしている。さらに、WOCNのガイドライン[7]においても「力強いマッサージは避けるべきである」とされている。以上の報告から、骨突出部に対するマッサージは行われるべきではないと考えられる。

一方で、骨格筋に対するマッサージは、筋緊張を緩和する作用を介して関節可動域を改善させることができる。マッサージを適用する場合には、骨突出部と骨格筋を触知の上、明確に分離して、正確に骨格筋に対して実施する必要がある。

文献

1) European Pressure Ulcer Advisory Panel, National Pressure Injury Advisory Panel, Pan Pacific Pressure Injury Alliance：Prevention and Treatment of Pressure Ulcers/Injuries：Clinical Practice Guideline. The International Guideline（Emily Haesler, Ed）, 2019.
2) Crewe RA：Problems of rubber ring nursing cushions and a clinical survey of alternative cushions for ill patients. Care Sci Pract, 5（2）：9-11, 1987.
3) 廣瀬秀行, 木之瀬隆：高齢者のシーティング 第2版, 109-122, 三輪書店, 東京, 2014.
4) Buss IC, Halfens RJ, Abu-Saad HH：The effectiveness of massage in preventing pressure sores：a literature review. Rehab Nursing, 22（5）：229-234, 242, 1997.
5) Duimel-Peeters IG, Halfens RJ, Berger MP, et al：The effects of massage as a method to prevent pressure ulcers. A review of the literature. Ostomy Wound Manage, 51（4）：70-80, 2005.
6) Duimel-Peeters IG, JG Halfens R, Ambergen AW, et al：The effective of massage with and without dimethyl sulfoxide in preventing pressure ulcers：A randomized, double-blind crossover trial in patients prone to pressure ulcers. Int J Nurs Stud, 44（8）：1285-1295, 2007.
7) Ratliff CR：WOCN's evidence based pressure ulcer guideline. Adv Skin Wound Care, 18（4）：204-208, 2005.

発生予測

褥瘡発生要因と
リスクアセスメントスケール

　褥瘡発生には、個体要因、環境・ケア要因と、それらが重なり合う共通要因が挙げられる（**図1**）。その他、褥瘡が発生しやすい状況と要因としては、急性・周術期、終末期、特殊疾患、脊髄損傷等が挙げられる。そのため、対象の特性や治療・処置を受ける場に応じて褥瘡発生リスクは異なることが予想される。

　褥瘡発生予測のためのリスクアセスメントでは、褥瘡予防の観点から、予測妥当性の高いスケールを使用することが勧められる。スケールの妥当性とは褥瘡発生をどれくらい予測するかというものであり、臨床における対象者への使用・適用にあたって重要な指標である。どのスケールをどの対象にどのように

使用していけばよいか、スケールの使用によって褥瘡発生予測がどのくらい正確なのか、褥瘡予防や治療・看護・介護などの活用にどう役立てられるのか、などについては十分に検証がなされていない。しかし、リスクアセスメントスケールから得られた情報をもとに、適切な予防介入が行われると褥瘡発生を低減させられることは明らかである。

　本項では、『褥瘡予防・管理ガイドライン（第5版）』に採用されたリスクアセスメントスケールを取り上げ、スケールの使用方法、使用上の留意点を付記する。また、日本人を対象にした研究の結果から開発されたスケールであるOHスケールやK式スケール、褥瘡に関する危険因子評価票をはじめ、スケール開

図1 褥瘡発生の要因

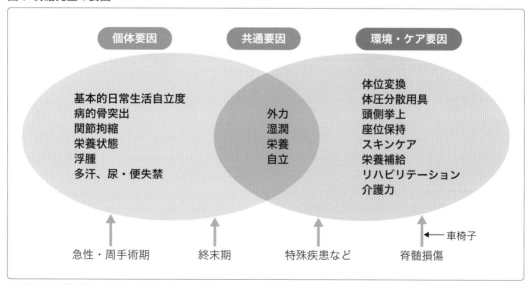

日本褥瘡学会学術教育委員会：褥瘡発生要因の抽出とその評価. 褥瘡会誌，5（1-2）：139，2003. より一部改変

発後の臨床使用報告および妥当性研究により有効性が認められたスケールなどを紹介する。

　各リスクアセスメントスケールの概要や留意点を理解し、それぞれの対象者や病期に応じてスケールを選択することが重要である（**表1**）。また、医療者や介護者の使用しやすさを考慮して、選択することも必要である。さらに、正しい方法での測定、定期的な評価と変化が追えるような記録も不可欠である。そして、スケールを活用して、予防・治療ケアへとつなげていただきたい。

表1 リスクアセスメントスケールの種類と対象者

スケール名	対象者
ブレーデンスケール	一般療養者
厚生労働省危険因子評価（票）	高齢者
OHスケール	寝たきり高齢者
K式スケール	寝たきり入院高齢者
ブレーデンQスケール	小児
SCIPUS	脊髄損傷者
在宅版K式スケール	在宅療養者

発生予測

リスクアセスメントスケールの有効性

褥瘡予防にはリスクアセスメントスケールを使用することが勧められる。

Nortonスケール、Gosnellスケール、Knollスケール、ブレーデンスケール、Waterlowスケール、Pressure Sore Predictor Scale（PSPSスケール）、Andersenスケールの感度、特異度、褥瘡発生率について検討されたシステマティックレビューがある[1]。標本サイズと対象母集団が異なるため、どのリスクアセスメントスケールを用いることが褥瘡予防に効果があるのかははっきりしない。しかし、リスクアセスメントスケールの使用から得られた情報をもとに適切な予防介入が行われれば、褥瘡発生を低減できることが明らかにされている。

また、臨床判断と褥瘡リスクアセスメントスケールの褥瘡発生予測（発生確率）の比較では、臨床判断より、リスクアセスメントスケールの発生予測のほうが高かった[2,3]。つまり、臨床判断単独で褥瘡発生を予測するのではなく、リスクアセスメントスケールとの組み合わせによって行い、適切な予防介入と連動して使用されることで褥瘡発生率を低減できる。

ブレーデンスケール（表1）

1. スケールの特徴

ブレーデンスケールは、1991年に真田ら[4]が日本語に翻訳し導入したスケールである。「知覚の認知」「湿潤」「活動性」「可動性」「栄養状態」「摩擦とずれ」の6項目から構成されており、各項目は1点（最も悪い）〜4点（最もよい）で評価する（摩擦とずれの項目のみ、1〜3点で評価する）。合計点は6〜23点となり、合計点が低いほど褥瘡発生リスクが高いと判断できる。

カットオフ値は、システマティックレビュー[5]では14〜20点で幅があり、施設の看護力によって影響されるものである。比較的看護力が大きい病院施設では14点、小さい施設では17点を目安とする。

各項目においては2点以下の場合、その項目に特化したケア計画を立案する。

2. 注意点

周術期やクリティカルな状況にある患者での評価は特異度が低いという問題がある。呼吸状態や循環動態を示す客観的指標との連動が不足していることが理由として挙げられる。身体状態が急変しやすい状況においては、アセスメントの間隔を短く、綿密に実施する。

また、各項目の評価が1〜4点となり判断が評価者によって異なる（評価者間での一致率が低い）ことがあり注意を要する。

表1 ブレーデンスケール

患者氏名：

評価者氏名：

評価年月日：

知覚の認知 圧迫による不快感に対して適切に反応できる能力	1．全く知覚なし 痛みに対する反応（うめく、避ける、つかむ等）なし。この反応は、意識レベルの低下や鎮静による。あるいは、体のおおよそ全体にわたり痛覚の障害がある。	2．重度の障害あり 痛みにのみ反応する。不快感を伝えるときには、うめくことや身の置き場なく動くことしかできない。あるいは、知覚障害があり、体の1/2以上にわたり痛みや不快感の感じ方が完全ではない。	3．軽度の障害あり 呼びかけに反応する。しかし、不快感や体位変換のニードを伝えることが、いつもできるとは限らない。あるいは、いくぶん知覚障害があり、四肢の1、2本において痛みや不快感の感じ方が完全ではない部位がある。	4．障害なし 呼びかけに反応する。知覚欠損はなく、痛みや不快感を訴えることができる。	
湿潤 皮膚が湿潤にさらされる程度	1．常に湿っている 皮膚は汗や尿などのために、ほとんどいつも湿っている。患者を移動したり、体位変換するごとに湿気が認められる。	2．たいてい湿っている 皮膚はいつもではないが、しばしば湿っている。各勤務時間中に少なくとも1回は寝衣寝具を交換しなければならない。	3．時々湿っている 皮膚は時々湿っている。定期的な交換以外に、1日1回程度、寝衣寝具を追加して交換する必要がある。	4．めったに湿っていない 皮膚は通常乾燥している。定期的に寝衣寝具を交換すればよい。	
活動性 行動の範囲	1．臥床 寝たきりの状態である。	2．座位可能 ほとんど、または全く歩けない。自力で体重を支えられなかったり、椅子や車椅子に座るときは、介助が必要であったりする。	3．時々歩行可能 介助の有無にかかわらず、日中時々歩くが、非常に短い距離に限られる。各勤務時間中にほとんどの時間を床上で過ごす。	4．歩行可能 起きている間は少なくとも1日2回は部屋の外を歩く。そして少なくとも2時間に1回は室内を歩く。	
可動性 体位を変えたり整えたりできる能力	1．全く体動なし 介助なしでは、体幹または四肢を少しも動かさない。	2．非常に限られる 時々体幹または四肢を少し動かす。しかし、しばしば自力で動かしたり、または有効な（圧迫を除去するような）体動はしない。	3．やや限られる 少しの動きではあるが、しばしば自力で体幹または四肢を動かす。	4．自由に体動する 介助なしで頻回にかつ適切な（体位を変えるような）体動をする。	
栄養状態 普段の食事摂取状況	1．不良 決して全量摂取しない。めったに出された食事の1/3以上を食べない。蛋白質・乳製品は1日2皿（カップ）分以下の摂取である。水分摂取が不足している。消化態栄養剤（半消化態、経腸栄養剤）の補充はない。あるいは、絶食であったり、透明な流動食（お茶、ジュース等）なら摂取したりする。または、末梢点滴を5日間以上続けている。	2．やや不良 めったに全量摂取しない。普段は出された食事の約1/2しか食べない。蛋白質・乳製品は1日3皿（カップ）分の摂取である。時々消化態栄養剤（半消化態、経腸栄養剤）を摂取することもある。あるいは、流動食や経管栄養を受けているが、その量は1日必要摂取量以下である。	3．良好 たいていは1日3回以上食事をし、1食につき半分以上は食べる。蛋白質・乳製品を1日4皿（カップ）分摂取する。時々食事を拒否することもあるが、勧めれば通常補食する。あるいは、栄養的におおよそ整った経管栄養や高カロリー輸液を受けている。	4．非常に良好 毎食おおよそ食べる。通常は蛋白質・乳製品を1日4皿（カップ）分以上摂取する。時々間食（おやつ）を食べる。補食する必要はない。	
摩擦とずれ	1．問題あり 移動のためには、中等度から最大限の介助を要する。シーツでこすれず体を動かすことは不可能である。しばしば床上や椅子の上でずり落ち、全面介助で何度も元の位置に戻すことが必要となる。痙攣、拘縮、振戦は持続的に摩擦を引き起こす。	2．潜在的に問題あり 弱々しく動く。または最小限の介助が必要である。移動時皮膚は、ある程度シーツや椅子、抑制帯、補助具等にこすれている可能性がある。たいがいの時間は、椅子や床上で比較的よい体位を保つことができる。	3．問題なし 自力で椅子や床上を動き、移動中十分に体を支える筋力を備えている。いつでも、椅子や床上でよい体位を保つことができる。		
				Total Score	

訳：真田弘美（東京大学大学院医学系研究科）／大岡みち子（North West Community Hospital.IL.U.S.A.）

厚生労働省危険因子評価（票）、OHスケール、K式スケール

1. 評価票、スケールの特徴

　褥瘡保有者の多くは高齢者である。日本の寝たきり高齢者や虚弱高齢者を主な対象として開発されたスケールとしてOHスケール、K式スケールがあり、さらに厚生労働省から示されている「褥瘡対策に関する診療計画書」別紙3にある危険因子の評価（票）がある。

2. 厚生労働省危険因子評価（票）（表2）

　日常生活自立度が低い（ランクB、C）患者の褥瘡危険因子をアセスメントする。7項目で構成され、「基本的動作能力（ベッド上・椅子上）」はできる・できない、「病的骨突出」「関節拘縮」「栄養状態低下」「皮膚湿潤（多汗、尿失禁、便失禁）」「皮膚の脆弱性（浮腫）」「皮膚の脆弱性（スキン-テアの保有、既往）」は、なし・ありの2者択一で判断する。

　危険因子が「できない」「あり」となった項目に対して褥瘡診療計画を立てるものであるが、スケール化されていないため、褥瘡発生リスクの程度については示すことができない。

3. OHスケール（表3）

　厚生労働省長寿科学総合研究班による調査[6]をもとに作成された大浦式褥瘡発生危険因子である「意識状態」「仙骨突出度」「浮腫」「関節拘縮」の4因子について重みづけ

表3 OHスケール

危険要因		点数
自力体位変換能力	できる	0
	どちらでもない	1.5
	できない	3
病的骨突出	なし	0
	軽度・中等度	1.5
	高度	3
浮腫	なし	0
	あり	3
関節拘縮	なし	0
	あり	1

表2 厚生労働省 褥瘡に関する危険因子評価（票）

	日常生活自立度　J（1, 2）A（1, 2）B（1, 2）C（1, 2）			対処
危険因子の評価	基本的動作能力 1）ベッド上　自力体位変換 2）椅子上　座位姿勢の保持、除圧（車椅子での座位を含む）	できる できる	できない できない	「あり」もしくは「できない」が1つ以上の場合、看護計画を立案し実施する
	病的骨突出	なし	あり	
	関節拘縮	なし	あり	
	栄養状態低下	なし	あり	
	皮膚湿潤（多汗、尿失禁、便失禁）	なし	あり	
	皮膚の脆弱性（浮腫）	なし	あり	
	皮膚の脆弱性（スキン-テアの保有、既往）	なし	あり	

をし、その後OHスケールとなった。4項目で構成され、「自力体位変換能力」「病的骨突出」「浮腫」「関節拘縮」をそれぞれ0～3点の範囲で評価する。合計得点は0～10点となり、点数が高いほど危険要因ランクが高いとする。合計点0点は偶発性褥瘡、1点以上を起因性褥瘡と呼ぶ。

危険要因ランクは軽度レベル（1～3点）、中等度レベル（4～6点）、高度レベル（7～10点）にランク付けされ、ランクに応じたマットレスの選択を行う、としている[7]。

4．K式スケール（図1）

ブレーデンスケールの使用上の注意点（評価者間一致率が低い）を解消した、わが国の高齢者の褥瘡発生要因とその経過をとらえたスケールであり、「前段階要因」と「引き金要因」で構成されている。前段階要因は患者が普段から有している要因であり、「自力体位変換不可」「骨突出」「栄養状態悪い」の3項目、引き金要因は「体圧」「湿潤」「ずれ」である。

図1 K式スケール

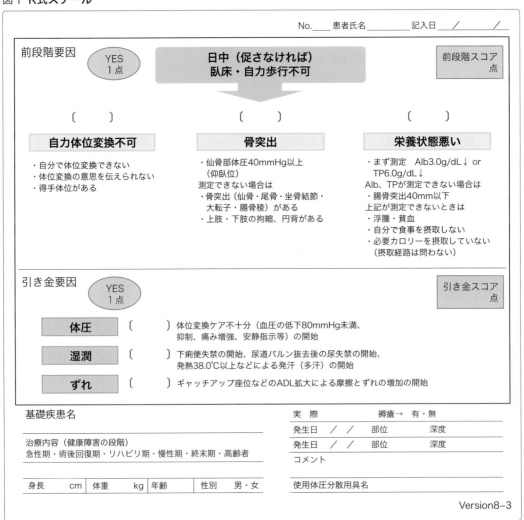

前段階要因、引き金要因の各 3 項目は「YES：1 点」「NO：0 点」で回答し、前段階要因 0 ～ 3 点、引き金要因 0 ～ 3 点となる。前段階要因が 1 点以上の場合に、引き金要因が 1 つ（1 点）でも加わると褥瘡発生リスクが高いと判断する[8]。つまり、前段階要因でスクリーニングを、引き金要因で褥瘡発生を予測する。引き金要因に加点項目があると短時間での褥瘡発生が予測されるため、身体状態が変化しやすいときは引き金要因を48時間ごとに評価する。

■ ブレーデンQスケール（表4）

1．スケールの特徴

小児のリスクアセスメントスケールとしてブレーデンQスケールがある。1996年にQuigleyとCurleyが既存のブレーデンスケールに小児の特徴を踏まえて改変した[9] ものである。それを宮下らが日本語版ブレーデンスケールの表現を用いて翻訳[10] した。ブレーデンスケール 6 項目に「組織灌流と酸素化」を加えた 7 項目で構成され、各項目は 1 ～ 4 点で評価する。合計点は 7 ～28点となり、点数が低いほどリスクが高いと評価できる。PICU入室中の先天性心疾患（congenital heart disease：CHD）のない小児（生後21日～ 8 歳）におけるカットオフ値は16点[9-11] としている。

2．注意点

国内での使用報告は少なく、今後の検証が待たれる。

■ SCIPUSスケール（Spinal Cord Injury Pressure Ulcer Scale）（表5）

1．スケールの特徴

脊髄損傷者の褥瘡リスクアセスメントスケールとしてSCIPUSスケール[12] がある。「活動のレベル」「可動性」「完全脊髄損傷」「尿失禁または常時湿潤」「自律神経失調または重症な痙性」「年齢」「喫煙」「呼吸器疾患」「心疾患または心電図」「糖尿病または血糖値≧110mg/dL」「腎疾患」「認知機能障害」「ナーシングホームまたは病院」「アルブミン＜3.4または総蛋白＜6.4」「ヘマトクリット＜36.0％（ヘモグロビン＜12.0g/dL）」の15項目で構成されている。各項目は 0 ～ 4 点で評価し、合計点を算出する。合計点は 0 ～25点となり、「低：0 ～ 2 点」「中：3 ～ 5 点」「高：6 ～ 8 点」「とても高い：9 ～25点」とリスクの程度を決める。

2．注意点

評価をするときには、アルブミン、ヘマトクリットなどの血液データを必要とすることに注意を要する。また、国内での使用報告は少なく、今後の検証が待たれる。

■ 在宅版褥瘡発生リスクアセスメントスケール（図2）

1．スケールの特徴

在宅版褥瘡発生リスクアセスメントスケールは、K式スケールに介護力評価を合わせたもの[13] であり、褥瘡発生要因が在宅療養者すなわち個体要因なのか、介護者すなわち環境要因なのかがわかり、ケア介入の視点が明確

表4 ブレーデンQスケール

	圧の強さと持続時間				得点
可動性	1. まったく体動なし 介助なしでは、体または四肢を少しも動かさない。	2. 非常に限られる 時々体幹または四肢を少し動かす。しかし、しばしば自力で動かしたり、または有効な（圧迫を除去するような）体動はしない。	3. やや限られる 少しの動きではあるが、しばしば自力で体幹または四肢を動かす。	4. 自由に体動する 介助なしで頻回にかつ適切な（体位を変えるような）体動をする。	
活動性	1. 臥床 寝たきりの状態である。	2. 座位可能 ほとんど、またはまったく歩けない。自力で体重を支えられなかったり、椅子や車椅子に座るときは、介助が必要であったりする。	3. ときどき歩行可能 介助の有無にかかわらず、日中時々歩くが、非常に短い距離に限られる。各勤務時間内に、ほとんどの時間を床上で過ごす。	4. 幼すぎて歩けないすべての患者；もしくは歩行可能 起きている間は少なくとも1日2回は部屋の外を歩く。そして少なくとも2時間に1度は室内を歩く。	
知覚の認知	1. まったく知覚なし 痛みに対する反応（うめく、避ける、つかむなど）なし。この反応は意識レベルの低下や鎮静による。あるいは、体のおおよそ全体にわたり痛覚の障害がある。	2. 重度の障害あり 痛みにのみ反応する。不快感を伝えるときはうめくことや身の置き場なく動くことしかできない。あるいは、知覚障害があり、体の1/2以上にわたり痛みや不快感の感じ方が完全ではない。	3. 軽度の障害あり 呼びかけに反応する。しかし、不快感や体位変換のニードを伝えることがいつもできるとは限らない。あるいは、いくぶん知覚障害があり、四肢の1、2本において痛みや不快感の感じ方が完全ではない部分がある。	4. 障害なし 呼びかけに反応する。知覚欠損はなく、痛みや不快感を訴えることができる。	
	組織耐久性と支持組織				
湿潤	1. 常に湿っている	2. たいてい湿っている	3. ときどき湿っている	4. めったに湿っていない	
摩擦とずれ 摩擦：皮膚が支持面に反して動くときに起こる。ずれ：皮膚と隣接する骨がそれぞれ反対側に滑るときに起こる。	1. 著しく問題あり 痙攣、拘縮、振戦は持続的に摩擦を引き起こす。	2. 問題あり 移動のためには中等度から最大限の介助を要する。シーツでこすれずに体を移動することは不可能である。しばしば床上や椅子の上でもずり落ち、全面介助で何度も元の位置に戻すことが必要となる。	3. 潜在的に問題あり 弱々しく動く、または最小限の介助が必要である。移動時皮膚は、ある程度シーツや椅子、抑制帯、補助具などにこすれている可能性がある。たいがいの時間は、椅子や床上で比較的良い体位を保つことができる。	4. 問題なし 体位変換時に完全に持ち上げることができる。自力で椅子や床上を動き、移動中十分に体を支える筋力を備えている。いつでも椅子や床上で良い体位を保つことができる。	
栄養状態 普通の食事摂取状況	1. 非常に不良 絶食であったり、透明な流動食なら摂取する。または末梢点滴を5日間以上続けている。または、アルブミン値が2.5g/dL未満、あるいは、決して全量摂取しない。出された食事の1/2以上を食べることはめったにない。蛋白質・乳製品は1日2皿のみの摂取である。水分摂取が不足している。消化態栄養剤の補充はない。	2. 不良 流動食や経管栄養を受けているが、年齢相応の十分なカロリーやミネラルは供給されていない。または、アルブミン値が3g/dL未満、またはめったに全量摂取しない。普段は出された食事の約1/2しか食べない。蛋白質・乳製品は1日3皿分の摂取である。時々消化態栄養剤を摂取することがある。	3. 良好 経管栄養や高カロリー輸液を受けており、年齢相応の十分なカロリーやミネラルが供給されている。またはたいていは1食につき半分以上は食べる。蛋白質・乳製品を1日4皿分摂取する。時々食事を拒否することもあるが、勧めれば通常補食する。	4. 非常に良好 年齢相応の十分なカロリーが正常な栄養法で供給されている。　例えば：毎食あるいは授乳ごとにおおよそ食べるあるいは飲む。食事は決して拒否しない。通常は蛋白質・乳製品は1日4皿分以上摂取する。時々間食（おやつ）を食べる。補食する必要はない。	
組織灌流と酸素化	1. 極度に低下している 低血圧（平均動脈血圧が50mmHg未満；新生児では40mmHg未満）または生理学的に体位変換に耐えられない。	2. 低下している 正常血圧、酸素飽和度95%未満、またはHbが10g/dL未満、または毛細血管再充満が2秒以上；血清pHが7.40未満	3. 良好 正常血圧、酸素飽和度95%未満、またはHbが10g/dL未満、または毛細血管再充満が2秒以上；血清pH正常	4. 非常に良好 正常血圧、酸素飽和度95%以上、Hb値正常；そして毛細血管再充満が2秒以下	
				計：	

Quigley SM, Curley MA：Skin integrity in the pediatric population：preventing and managing pressure ulcers. J Soc Pediaty Nurs, 1（1）：7-18, 1996. より引用

表5 SCIPUS（脊髄損傷褥瘡スケール）

Version 1.16
1994年10月25日改定

氏名＿＿＿＿＿＿＿＿＿＿＿＿＿＿＿＿＿

月日＿＿＿＿＿＿＿＿＿＿

危険因子	コード得点	スコア
1. 活動のレベル	0〔　〕歩行 1〔　〕車椅子 4〔　〕ベッド	
2. 可動性	0〔　〕可能 1〔　〕限界あり 3〔　〕不動	
3. 完全脊髄損傷	0〔　〕いいえ　　1〔　　〕はい	
4. 尿失禁または常時湿潤	0〔　〕いいえ　　1〔　　〕はい	
5. 自律神経失調または重症な痙性	0〔　〕いいえ　　1〔　　〕はい	
6. 年齢（歳）	0〔　〕≧34 1〔　〕35〜64 2〔　〕≧65	
7. 喫煙	0〔　〕既往なし 1〔　〕以前あり 3〔　〕現在	
8. 呼吸器疾患	0〔　〕いいえ　　2〔　　〕はい	
9. 心疾患または心電図	0〔　〕いいえ　　1〔　　〕はい	
10. 糖尿病または血糖値≧110mg/dL	0〔　〕いいえ　　1〔　　〕はい	
11. 腎疾患	0〔　〕いいえ　　1〔　　〕はい	
12. 認知機能障害	0〔　〕いいえ　　1〔　　〕はい	
13. ナーシングホームまたは病院	0〔　〕いいえ　　2〔　　〕はい	
14. アルブミン＜3.4または総蛋白＜6.4g/dL	0〔　〕いいえ　　1〔　　〕はい	
15. ヘマトクリット＜36.0% 　　（ヘモグロビン＜12.0g/dL）	0〔　〕いいえ　　1〔　　〕はい	
総スコア（0〜25）		

リスク．低い0〜2、中3〜5、高6〜8、とくも高い9〜25

看護師評価者サイン＿＿＿＿＿＿＿＿＿＿＿＿＿＿

Salzberg C, Byrne D, Cayten C, et al：A new pressure ulcer risk assessment scale for individuals with spinal cord injury：by Association of Academic Physiatrists. Am J Pnys Med Rehabil, 75（2）：96-104, 1996. より引用

図2 在宅版褥瘡発生リスクアセスメントスケール（在宅版K式スケール）

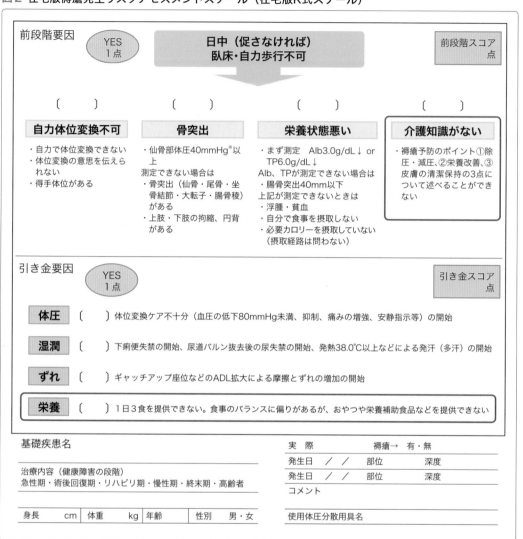

太枠⬭は、K式スケールに加えた介護力を評価する項目。
※測定用具をパームQにしたときは50mmHg。

になる。

　前段階要因に「介護知識がない」、引き金要因に「栄養」の項目を加えた8項目で構成されている。使用方法はK式スケールに準じ、前段階要因を評価して1点以上であれば、引き金要因を評価する。引き金要因が1点以上で褥瘡発生の危険が高いと評価する。

　在宅療養者の身体状態が大きく変化しない場合は、前段階要因を月に1回、引き金要因は毎週評価を行うとよい。

2. 注意点

　介護者を同居家族と設定して開発されたスケールであり、在宅療養者の置かれた環境の違いから介護力が変化すると予測され、異なる結果になる可能性がある。そのため、それらを考慮した上で使用する。

文献————

1) Deeks JJ：Pressure sore prevention：using and evaluating risk assessment tools. Br J Nurs, 5 (5)：313-314, 316-320, 1996.

2) Pancorbo-Hidalgo PL, Garcia-Fernandez FP, Lopez-Medina IM, et al：Risk assessment scalesb for pressure ulcer prevention：a systematic review. J Adv Nurs, 54 (1)：94-110, 2006.

3) García-Fernández FP, Pancorbo-Hidalgo PL, Agreda JJ：Predictive capacity of risk assessment scales and clinical judgment for pressure ulcers：a meta-analysis. J Wound Ostomy Continence Nurs, 41 (1)：24-34, 2014.

4) 真田弘美, 金川克子, 稲垣美智子, ほか：日本語版Braden Scaleの信頼性と妥当性の検討. 金沢医短紀要, 15：101-105, 1991.

5) Brown SJ：The Braden Scale. A review of the research evidence. Orthop Nurs, 23 (1)：30-38, 2004.

6) 大浦武彦, 阿曽洋子, 近藤喜代太郎, ほか：平成12年度厚労省長寿科学総合研究事業−褥瘡治療・看護・介護・介護支援機器の総合評価ならびに褥瘡予防に関する研究, 2001.

7) 大浦武彦, 菅原啓, 天野冨士子, ほか：看護計画を立てる際の褥瘡危険要因を評価する大浦・堀田スケールの用い方. エキスパートナース, 20 (4)：128-137, 2004.

8) 大桑麻由美, 真田弘美, 須釜淳子, ほか：K式スケール（金沢大学式褥瘡発生予測スケール）の信頼性と妥当性の検討−高齢者を対象にして−. 褥瘡会誌, 3 (1)：7-13, 2001.

9) Curley MAQ, Razmus IS, Roberts KE, et al：Predicting pressure ulcer risk in pedatric patients：the Braden Q Scale. Nurs Res, 52 (1)：22-33, 2003.

10) 宮下弘子, 草野圭子, 江口忍：未熟児・乳幼児・小児の褥瘡　予防と治療. エキスパートナース, 19 (11)：52-55, 2003.

11) Tume LN, Siner S, Scott E, et al：The Prognostic ability of early Braden Q scores in critically ill children. Nurs Crit Care, 19 (2)：98-103, 2014.

12) Salzberg CA, Byrne DW, Cayten CG, et al：A new pressure ulcer risk assessment scale for individuals with spinal cord injury. Am J Phys Med Rehabil, 75 (2)：96-104, 1996.

13) 村山志津子, 北山幸枝, 大桑麻由美, ほか：在宅版褥瘡発生リスクアセスメントスケールの開発. 褥瘡会誌, 9 (1)：28-37, 2007.

皮膚観察

褥瘡の深達度のアセスメント（d1、DTI疑い）

　褥瘡発生リスクの高い患者の褥瘡好発部位（骨突出部）の皮膚観察は、1日1回は行うことが重要であり、特に清潔ケア、排泄ケアなどの日常ケアの際に行うとよい。何らかの皮膚変化があり、それが褥瘡と判断された場合はその深達度を予測し、DESIGN-R®2020に従い深さを判断し、褥瘡ケアを計画することに

つなげることが重要である。

　DESIGN-R®2020では、「Depth（深さ）」は真皮までの損傷を「d」、皮下組織を越える損傷を「D」とし、「D」には深部損傷褥瘡（DTI）疑いが追加され、DTI疑いを客観的に判断する方法が必要となっている（**表1**）。

表1 DESIGN-R®2020の「Depth（深さ）」の判定

d0	●皮膚損傷・発赤のない状態 ●主に褥瘡が治癒した状態のときに評価される
d1	●持続する発赤の状態 ●皮膚の発赤のみで、皮膚の欠損のない状態である。この発赤は指で押しても消退しない紅斑を指す
d2	●真皮までの損傷の状態 ●創面に毛根や真皮乳頭層の白い斑点状の表皮が観察される ●水疱も真皮までの損傷をきたしている状態 ●褥瘡の治癒過程においては、創縁と創底に段差がなくなり、表皮細胞が見え始めるころ
D3	●皮下脂肪までの損傷 ●創縁と創底に段差があり、創底には脂肪層の壊死組織がみられることがある ●壊死組織が厚い場合，深さの判定は困難 ●褥瘡の治癒過程においては、ほとんど壊死組織がなく、肉芽組織で充填されているが、まだ創底と創縁に段差がみられる状態
D4	●皮下組織を越える損傷で、筋膜、筋肉、腱、骨のいずれかが見える状態 ●褥瘡の治癒過程においては、皮下脂肪層よりも深い状態で肉芽がうっすらと覆っていたり、腱がみえながらも肉芽でその周囲が覆われている状態
D5	●関節腔、体腔に至る状態 ●D5には治癒過程の評価はない
DTI	●深部損傷褥瘡（DTI）疑い[*]
DU	●壊死組織で覆われ深さ判定が不能な状態

DESIGN-R®2020の採点では、深さ（Depth：d、D）の得点は合計点に加えない。
＊深部損傷褥瘡（DTI）疑いは、視診・触診、補助データ（発生経緯、血液検査、画像診断等）から判断する。
宇野光子，大江真琴，真田弘美：創部から何を観る．改訂版 実践に基づく最新 褥瘡看護技術（真田弘美，須釜淳子編），85，照林社，東京，2009．より改変

図1 発赤・d1褥瘡の判定法

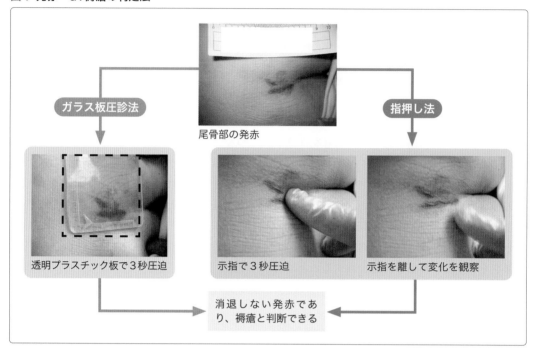

ガラス板圧診法 | 尾骨部の発赤 | 指押し法

透明プラスチック板で3秒圧迫 | 示指で3秒圧迫 | 示指を離して変化を観察

消退しない発赤であり、褥瘡と判断できる

d1褥瘡の判断と予後予測

　皮膚の発赤を褥瘡と判断するかどうかは、「ガラス板圧診法」または「指押し法」にて行う（**図1**）。ともに診断法としては精度が高く[1]有用であるが、ガラス板圧診法のほうが、力の加減や皮膚圧迫時の退色の有無の観察が容易である。

　「d1褥瘡の予後を予測する」とは、表皮または真皮以上の皮膚欠損に至るかを予測することであり、視診で行う。「二重紅斑（濃淡のある発赤）」と「骨突出部から離れた位置の発赤」の2つのサインがある場合、皮膚欠損に至ると予測できる[2]。

DTI疑い褥瘡

　DTI疑い褥瘡は、触診と客観的な指標と合わせて判断することが望ましい。NPUAP（NPIAP）は「触診[3]によって近接する組織と比較し、疼痛、硬結・泥のような浮遊感、皮膚温の変化（温かい・冷たい）を観察する方法を行う」とある。この触診で得られた「硬結」や「皮膚温の変化」をサーモグラフィ[4]や超音波診断法[5]を用いる方法によって検証し、より正確なアセスメントを行えるようになる（**図2、3**）。いずれも装置は小型化し、ベッドサイドで結果を得ることができるようになっている。

踵部褥瘡の深達度予測

　踵部褥瘡には下肢血流が影響するため、足関節上腕血圧比（ankle brachial index：ABI）の値を活用する。測定は、簡易ドップラー血流計を用いるドップラー法、自動血圧測定器を用いるオシロメトリック法のいずれかとする。ABIが0.9未満の場合は、虚血性変化を疑い、0.6未満の場合は、D3より深い踵部褥瘡となる可能性がある[6]。ただし、糖

図2 DTI疑いのサーモグラフィ画像

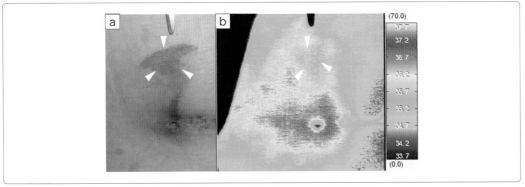

暗紫色を呈しDTIが疑われる。皮膚欠損は認めない（a：矢頭で囲まれた部位）。対応部位の温度が周囲皮膚の温度よりも低い（b：矢頭で囲まれた部位）。

日本褥瘡学会編：改定DESIGN-R®2020 コンセンサスドキュメント，21，照林社，東京，2020．より引用

図3 超音波診断装置によるDTI疑いの判断方法

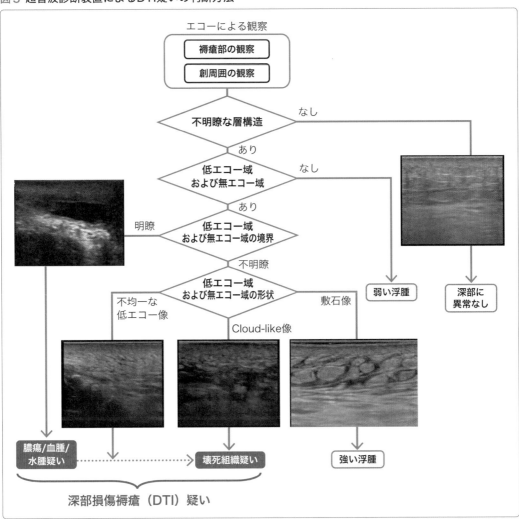

Matsumoto M, Nakagami G, Kitamura A, et al：Ultrasound assessment of deep tissue on the wound bed and periwound skin：A classification system using ultrasound images. J Tissue Viability, 30（1）：28-35, 2021. より引用

尿病患者や血液透析療法を受けている患者では動脈硬化が進行し、ABIが1.3より大きくなることがあるため判断を誤らないことが必要である。

文献
1) Vanderwee K, Grypdonck M, Defloor T：The reliability of two observation methods of nonblanchable erythema, Grade 1 pressure ulcer. Appl Nurs Res, 19（3）：156-162, 2006.
2) Sato M, Sanada H, Konya C, et al：Prognosis of stage I pressure ulcers and related factors. Int Wound J, 3（4）：355-362, 2006.
3) Black J, Baharestani MM, Cuddigan J, et al：National Pressure Ulcer Advisory Panel. National Pressure Ulcer Advisory Panel's update pressure ulcer staging system. Adv Skin Wound Care, 20（5）：269-274, 2007.
4) Higashino T, Nakagami G, Kadono T, et al：Combination of thermographic and ultrasonographic assessments for early detection of deep tissue injury. Int Wound J, 11（5）：509-516, 2014.
5) Matsumoto M, Nakagami G, Kitamura A, et al：Ultrasound assessment of deep tissue on the wound bed and periwound skin: A classification system using ultrasound image. J Tissue Viability, 30（1）：28-35, 2021.
6) 大桑麻由美，真田弘美，須釜淳子，ほか：寝たきり高齢者における踵部褥瘡深達度とABI（ankle brachial index）との関係. 褥瘡会誌, 9（2）：177-182, 2007.

第 **8** 節

スキンケア

スキンケアの概要

スキンケアとは

　日本褥瘡学会では、スキンケアを以下のように定義している。

　「皮膚の生理機能を良好に維持する、あるいは向上させるために行うケアの総称である。具体的には、皮膚から刺激物、異物、感染源などを取り除く洗浄、皮膚と刺激物、異物、感染源などを遮断したり、皮膚への光熱刺激や物理的刺激を小さくしたりする被覆、角質層の水分を保持する保湿、皮膚の浸軟を防ぐ水分の除去などをいう」[1]。

褥瘡の発生予防や改善に有効なスキンケア

　創周囲皮膚には、水に不溶性の蛋白質や脂質などの汚れが含まれているため、健常皮膚と同様に洗浄する必要がある[2]。褥瘡周囲皮膚の洗浄を生理食塩水使用群と弱酸性洗浄による洗浄剤使用群とで褥瘡治癒期間を比較した調査[3]では、すべての褥瘡ステージで洗浄剤使用群の治癒期間が短縮した。さらに、ステージⅡの褥瘡では洗浄剤使用群は生理食塩水使用群と比較して1.79倍早く治癒したことなどから、洗浄は有効なスキンケアと言える。

　どのような種類の洗浄剤が褥瘡の治癒を促進するかについての報告はないが、皮膚の生理機能を正常に保つことが創周囲からの上皮化を妨げないとするならば、石鹸より弱酸性の洗浄剤、さらに皮膚保護成分配合の洗浄剤を選択することが望ましいと言える。なお、褥瘡周囲皮膚の洗浄時に創内に入った皮膚洗浄剤は、生理食塩水や微温湯などで洗い流すとよい。

　また、洗浄後は創周囲皮膚に皮膚保護剤（クリーム、スプレー）を使用することも有効なスキンケアである。

文献
1) 日本褥瘡学会 用語集検討委員会：日本褥瘡学会で使用する用語の定義・解説 − 用語集検討委員会報告1 −. 褥瘡会誌, 9（2）：228-231, 2007.
2) Konya C, Sanada H, Sugama J, et al：Skin debris and micro-organisms on the periwound skin of pressure ulcers and the influence of periwound cleansing on microbial flora. Ostomy Wound Manage, 51（1）：50-59, 2005.
3) Konya C, Sanada H, Sugama J, et al：Dose the use of a cleanser on skin surrounding pressure ulcers in older people promote healing?. J Wound Care, 14（4）：169-171, 2005.

褥瘡ならびに周囲皮膚の洗浄

褥瘡周囲の皮膚は、表面の汗や皮脂、空気中の埃に加え褥瘡からの滲出液や細菌が接触するため常に汚染されている。また、滲出液が多量である場合には創縁の湿潤から浸軟を招いてしまう可能性があるため、創周囲の皮膚のバリア機能を保つケアが求められる。

洗浄方法の手順として、褥瘡周囲皮膚を洗浄した後、褥瘡の創内を洗浄し、最後に創周囲も含めて流す方法がよい。

褥瘡周囲皮膚の洗浄方法は、弱酸性洗浄剤を泡立てて、創周囲皮膚に置き、1分程度放置する。泡のミセル効果は、皮膚の余分な水分を取らずに汚れのみを浮き立たせてくれる。その後微温湯で十分洗い流し、洗浄剤が残存していないことを確認する。

次に褥瘡の創内を微温湯で洗浄し、創と創周囲皮膚の水分を除去する。水分を除去する際は皮膚を擦らず押さえ拭きを行う。臨床では創内と創周囲を一緒に洗浄する場合が多くあるが（図1）、創周囲の洗浄を行った後、創内を洗浄するという2段階で洗浄することで創治癒を促進する効果があることから、通常の洗浄手順にひと手間加えて実施することが望ましい（図2）。

褥瘡および周囲皮膚の洗浄に使用する洗浄剤について、生理食塩水使用群と弱酸性洗浄剤使用群を比較した調査[1]では、弱酸性洗浄剤使用群において褥瘡治癒期間が短縮した報告があることから、弱酸性洗浄剤を用いた洗浄を行うことが望ましい。また、通常の弱酸性洗浄剤とセラミド入り弱酸性洗浄剤の洗浄効果を比較した調査[2]では、セラミド入り弱酸性洗浄剤において皮膚表面の鱗屑や菌が減少し、セラミド量の減少が抑えられていたとの報告があることから、脆弱な皮膚や皮膚トラブルのリスクが高い褥瘡周囲皮膚に使用することも考慮しながら洗浄剤を選択する（図3）。

文献
1) Konya C, Sanada H, Sugama J, et al：Dose the use of a clenser on skin surrouding pressure ulcer in older people promote healing?. Jwound Care, 14（4）：169-171, 2005.
2) 石川伸二，富樫博靖，田村成，他：合成セラミド含有皮膚洗浄剤の褥瘡周囲皮膚への影響. 褥瘡会誌，5（3）：508-514，2003.

図3 セラミド入り洗浄剤の一例

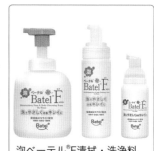

泡ベーテル®F清拭・洗浄料
（株式会社ベーテル・プラス）

図1 創内と創周囲を一緒に洗浄

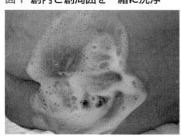

図2 創周囲の洗浄

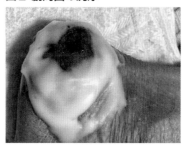

この後創内を洗浄すると治癒を促進する。

尿・便失禁がある場合のスキンケア（湿潤に関するスキンケア含む）

尿・便失禁が持続すると、おむつ内の湿潤環境が続く。湿潤環境が続くと角質層が過度の水分によって膨潤し始め、徐々に皮膚は見た目に白くなり、一般的に"ふやけ"と言われる「浸軟」の状態となる（図1）。浸軟は可逆的な変化であるが、皮膚の浸軟が持続すると少しのずれや摩擦で皮膚損傷が起こりやすくなるため、おむつを使用する場合は皮膚のバリア機能を高めるケアが必要である。

尿・便失禁に対するスキンケアの目標は、排泄物をできるだけ皮膚に直接付着させないようにすることである。失禁が続くと排泄物の消化酵素・細菌等の化学的刺激が皮膚のバリア機能を損ねてしまう（図2）。また、尿失禁と便失禁を併発している場合は、尿素がアンモニアに変化し、皮膚のpHを上昇させ、アルカリ性に傾いてしまう。そのため、排泄物が付着しないような予防ケアが皮膚トラブル回避の鍵となる。

尿・便失禁がある場合、付着した排泄物の除去をする際はできるだけ摩擦を回避することが重要である。おしり拭き等で過度に擦るとバリア機能が低下している皮膚に過度な摩擦が加わり、新たな皮膚トラブルが発生しやすくなるため油脂性洗浄剤（図3）で排泄物を取り除くようにする。その後、皮膚の洗浄は以下のように皮膚を擦らないように愛護的

図1 皮膚の浸軟により発生した褥瘡

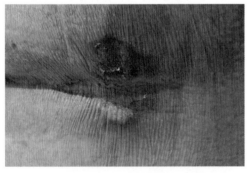

図2 便失禁の持続による失禁関連皮膚炎

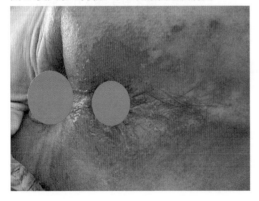

図3 油脂性洗浄剤

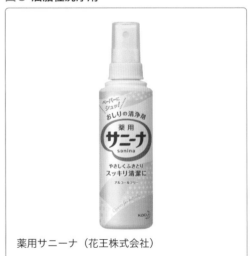

薬用サニーナ（花王株式会社）

に行う。

①石鹸をよく泡立て皮膚に泡を置き、10〜20秒程度待つ。

②微温湯でていねいに洗い流す。

③皮膚の水分は擦らず押さえ拭きする。

④臀部皮膚の保護を行う。

    a）皮膚を保護するためのクリームなどを塗布する場合（図4）

      クリームが固まった状態で塗布すると皮膚に摩擦が加わるため、ディスポーザブル手袋で柔らかくした状態で肌を押さえるように塗布することが必要である。

    b）撥水効果のあるスプレータイプを用いる場合（図5）

      皮膚が非常に脆弱で塗布すること自体が摩擦になる場合は、スプレータイプの保護剤を使用する。

図4 クリーム等を使用したスキンケア

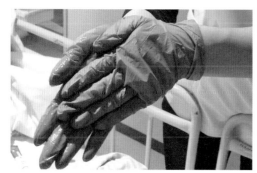
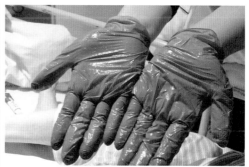

クリームが固まった状態で塗布すると皮膚に摩擦が加わるため、掌で柔らかくしてから塗布する。

図5 撥水スプレーを用いたスキンケア

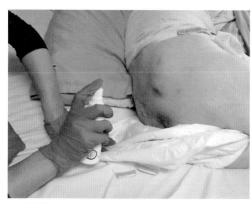
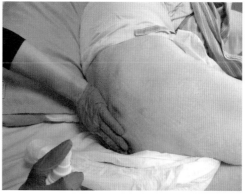

皮膚が非常に脆弱でクリームなどの塗布自体が摩擦になる場合は、スプレータイプを使用する。

高齢者の褥瘡発生予防のための
スキンケア（摩擦・ずれ、スキン-テア含む）

摩擦・ずれ

　高齢者が寝たきり状態になると、栄養状態の低下によるるい瘦から病的骨突出となり圧迫が加わりやすい。それに加え、高齢者の皮膚は表皮突起の消失による皮膚の平坦化や菲薄化から、少しの外的刺激でも損傷が起こりやすい。そのため、高齢者の病的骨突出部位の褥瘡発生予防のために、圧迫予防と外的刺激からの保護が重要となる。圧迫予防については「体圧分散マットレス」の項（p.207〜）を参照されたい。

　外的刺激からの保護として、日々のスキンケアの他にドレッシング材を使用する方法がある。ポリウレタンフィルムドレッシング材、すべり機能つきドレッシング材、ポリウレタンフォーム/ソフトシリコンドレッシング材の貼付をすることで予防が可能である（図1）。しかし、仙骨部付近ではドレッシング材が剥がれやすく、汚染しやすい傾向にあることから、排泄物に汚染されにくい場所など、貼付する場所を考慮して使用する必要がある。なお、使用するドレッシング材は保険適用ではないことを考慮する。

スキン-テア

　スキン-テアとは、摩擦・ずれによって皮膚が裂けて生じる真皮深層までの損傷（部分層損傷）である[1]。主に高齢者に発生し、発生時の状況としてテープ剥離時や転倒、ベッド柵にぶつかった等が挙げられている[2]（図2）。スキン-テアの発生要因を表1、2に示す[3]。このように、スキン-テアの発生要因は多岐にわたるため、日々の皮膚観察と外的刺激からの保護およびスキンケアを積極的に行

図1 ポリウレタンフォームを使用しての褥瘡予防の例

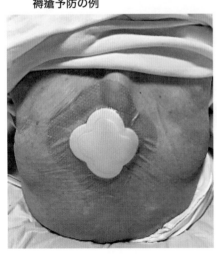

図2 ベッド柵にぶつかって発生したスキン-テア

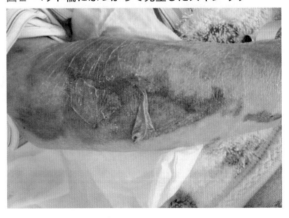

表1 スキン-テアの個体要因

個体要因のリスクアセスメント	
（該当項目の■に✓をつける）	
全身状態	皮膚状態
☐ 加齢（75歳以上） ☐ 治療（長期ステロイド薬使用、抗凝固薬使用） ☐ 低活動性 ☐ 過度な日光曝露歴（屋外作業・レジャー歴） ☐ 抗がん剤・分子標的薬治療歴 ☐ 放射線治療歴 ☐ 透析治療歴 ☐ 低栄養状態（脱水含む） ☐ 認知機能低下	☐ 乾燥・鱗屑 ☐ 紫斑 ☐ 浮腫 ☐ 水疱 ☐ ティッシュペーパー様（皮膚が白くカサカサして薄い状態）

日本創傷・オストミー・失禁管理学会編：ベストプラクティス スキン-テア（皮膚裂傷）の予防と管理，19，照林社，東京，2015．より引用

表2 スキン-テアの外力発生要因

外力発生要因のリスクアセスメント	
（該当項目の■に✓をつける）	
患者行動 （患者本人の行動によって摩擦・ずれが生じる場合）	管理状況 （ケアによって摩擦・ずれが生じる場合）
☐ 痙攣・不随意運動 ☐ 不穏行動 ☐ 物にぶつかる（ベッド柵、車椅子など）	☐ 体位変換・移動介助（車椅子、ストレッチャーなど） ☐ 入浴・清拭等の清潔ケアの介助 ☐ 更衣の介助 ☐ 医療用テープの貼付 ☐ 器具（抑制具、医療用リストバンドなど）の使用 ☐ リハビリテーションの実施

日本創傷・オストミー・失禁管理学会編：ベストプラクティス スキン-テア（皮膚裂傷）の予防と管理，19，照林社，東京，2015．より引用

う必要がある。

　外的刺激からの予防として、アームカバーやフットカバーなどを用いて露出されている四肢の皮膚を保護する方法がある。また、ベッド柵の隙間に腕を挟まないようにカバーを装着する方法や（図3）、ベッド柵にぶつかっても緩衝できる用具を利用する方法がある（図4）。

　日々のスキンケアの方法として、ローションタイプの保湿剤を1日1～2回塗布する。塗布する際は、摩擦を加えず、けっして擦らず皮膚の溝に沿って押さえるように塗布する。

図3 ベッド柵の保護の例

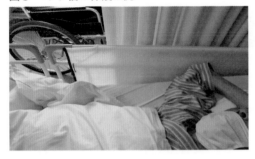

図4 ベッド柵の緩衝の例

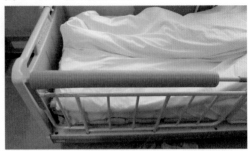

文献
1) 日本創傷・オストミー・失禁管理学会編：ベストプラクティス スキン-テア（皮膚裂傷）の予防と管理, 7, 照林社, 東京, 2015.
2) 日本創傷・オストミー・失禁管理学会編：ベストプラクティス スキン-テア（皮膚裂傷）の予防と管理, 13, 照林社, 東京, 2015.
3) 日本創傷・オストミー・失禁管理学会編：ベストプラクティス スキン-テア（皮膚裂傷）の予防と管理, 19, 照林社, 東京, 2015.

集中治療中の患者の褥瘡発生予防のためのスキンケア（MDRPU含む）

集中治療中の患者の褥瘡発生予防のためのスキンケア

　集中治療中の患者は、原疾患やその後に続発した臓器障害などの重篤な病態によって生命の危機的状態に置かれている[1]。そのような状態にある患者は、さまざまな生体侵襲や治療により浮腫、末梢循環の虚血等が起こり、皮膚のバリア機能が低下し褥瘡が発生しやすい。また、清潔ケア自体が循環動態を左右することもある。そのため、集中治療中の患者に対する褥瘡予防のためのスキンケアの目標は、患者への負担をできるだけ少なくしたケアを行うことである。

　弱酸性洗浄剤を用いた洗浄がケアの基本であるが、洗い流すのが難しい場合は霧吹きを用いて泡を洗い流す方法も考慮するとよい（図1）。失禁がある場合や滲出液がある部位には、清潔ケア後に撥水性のあるスキンケア用品を用いて皮膚を保護する方法もある（図2）。

医療関連機器圧迫創傷（MDRPU）発生予防のためのスキンケア

　医療関連機器圧迫創傷（medical device related pressure ulcer：MDRPU）とは、医療関連機器による圧迫で生じる皮膚ないし下床の組織損傷と定義されている[2]。集中治療中の患者は治療のために多くの医療機器を装着することが多く、それに伴いMDRPU発生リスクが高い状況に置かれている（図3）。

図1 霧吹きを用いた洗浄法の例

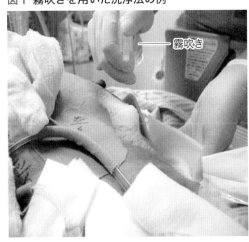

霧吹き

図2 撥水性クリームの例

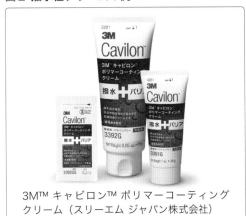

3M™ キャビロン™ ポリマーコーティングクリーム（スリーエム ジャパン株式会社）

　一般病院におけるMDRPUが発生しやすい医療関連機器は、①シーネ、ギプス、②医療用弾性ストッキング、③気管内チューブ、④NPPVマスク等とされている[3]。MDRPUの発生要因について図4に示す[4]。

　MDRPUの予防方法は、スキンケアと外力

**図3 NPPVマスクで発生
したMDRPU**

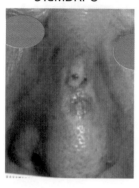

**図5 NPPVマスクでの
MDRPU予防の例**

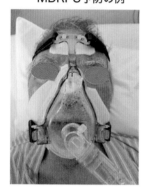

図4 MDRPU発生概念図

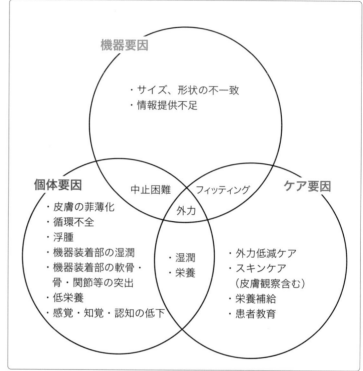

日本褥瘡学会編：ベストプラクティス 医療関連機器圧迫創傷の予防と管理，16，照林社，東京，2016．より引用

の低減である。1日1〜2回の観察を行い、皮膚の洗浄を行う。洗浄剤を用いて洗い流すスキンケアが基本であるが、洗い流すことが困難な部位には拭き取りタイプの保湿洗浄剤を用いるとよい。また、外力の低減については、患者に合ったサイズの医療用弾性ストッキングやNPPVマスクを選ぶこと、そして正しく装着することが基本である。外力低減ケアとして、ポリウレタンフィルムドレッシング材やシリコーンフォームドレッシング材を使用することが有効である（**図5**）。

文献
1) 志村知子：クリティカルケアにおけるスキンケアと医療関連機器圧迫創傷（MDRPU）の予防. エキスパートナース，34（5）：97，2018
2) 日本褥瘡学会編：ベストプラクティス 医療関連機器圧迫創傷の予防と管理，6，照林社，東京，2016.
3) 日本褥瘡学会編：ベストプラクティス 医療関連機器圧迫創傷の予防と管理，12，照林社，東京，2016.
4) 日本褥瘡学会編：ベストプラクティス 医療関連機器圧迫創傷の予防と管理，16，照林社，東京，2016.
5) 志村知子：クリティカルケアにおけるスキンケアと医療関連機器圧迫創傷（MDRPU）の予防. エキスパートナース，34（5）：97-100，2018.

体位変換

体位変換とポジショニング

体位変換・ポジショニングとは

日本褥瘡学会は、体位変換やポジショニングを表1のように定義している[1]。体位変換は、自力で有効な体位変換が困難な患者に対する体圧の管理として、体位を変えて外力を排除または軽減させるケア、体圧分散マットレスの選択・使用を行うケアである。また、ポジショニングは、専用のクッション（ピロー）などを使用して、安静時や、体位変換後の姿勢（体位）を安全・安楽に整えるケアである。

体位を変える技術としては、これまで人の手によって体幹の向きを左右に変える方法や、頭側挙上を行う方法が行われてきた。しかし、近年、自動体位変換機能を搭載した体圧分散マットレスが多く開発されてきており、これらは、「体位を変える」「ポジション（姿勢）を変える」という機能を援助し、看護者や介護者の負担をサポートしうるものとなっている。

また、体位変換において、大きく体幹の体位を仰臥位から側臥位に変えるという方法のみが述べられていたが、最近では、クッションなどの予防を専用に考慮した用具を使用しつつ、「スモールチェンジ」という一部の体位を変えるという考え方が述べられている。田中は、その道具の効果が最大限に活かされるように細やかな（小さな）動きが取れるようにサポートする体位変換方法の一つの技術として、スモールチェンジを意識することの重要性を述べており[2]、その有効性に関する研究も増えつつある[3]。スモールチェンジの考え方と方法については別項で述べる（p.192）。スモールチェンジの概念が搭載された自動体位変換マットレスも普及してきている[4]。これについては「体圧分散マットレス」の項（p.211）を参考にされたい。

このように、近年、褥瘡予防における体位変換やポジショニングの概念は変わりつつある。体位変換を自動で行う製品の活用は、看護者、介護者のケアの負担の軽減に寄与するが、その一方で、人間の身体は左右、上下対称ではなく、可動性も一通りではないため、個別性を考慮することは大切である。また、人が声をかけ手を触れることによるケアが行われることでもたらされる心理的ケアや安楽は、機器だけでは求められないものであり、個々に合わせた適切なアセスメントとケアが

表1 体位変換とポジショニングの定義（日本褥瘡学会）

■**体位変換（Changing position）**
　ベッド、椅子などの支持体と接触しているために体重がかかって圧迫されている身体の部位を、身体に向いている方向、頭部の角度、身体の恰好、姿勢などを変えることによって移動させることをいう。

■**ポジショニング（Positioning）**
　運動機能障害を有する者に、クッションなどを活用して身体各部の相対的な位置関係を設定し、目的に適した姿勢（体位）を安全で快適に保持することをいう。

重要と言える。

体位変換を行う際に必要なアセスメント

体位変換のケアを行う際、まず自力体位変換能力、活動性、可動性の状態をアセスメントする。ブレーデンスケールでは、活動性、可動性の項目で「3」となっている段階で注意を払い、「2」「1」ではケア介入を行う。厚生労働省の褥瘡発生危険因子評価（票）やOHスケール、K式スケールの評価では、自力体位変換能力、関節拘縮、骨突出の項目に着目し、問題がある場合には、体圧分散マットレスの使用、体位変換・ポジショニングのケアを計画していく。

さらに、個体要因として、適切な自力体位変換が困難となる関節拘縮、体位を変えるケア介入に影響を及ぼす痛み、呼吸状態、心理・精神的な状態、個人の好みなどを考慮してケア計画を立てる。患者の体格、関節拘縮の部位・程度など個々によって異なり、一律な方法や用具ではなく、理学療法士をはじめ多職種による検討を行い、ケアの工夫や選択が必要となる。

体圧の管理、安楽な姿勢（体位）とポジショニングクッション（ピロー）

1．体位

褥瘡好発部位である以下の部位は骨突出部にあたり、体圧分散マットレスおよびポジショニングクッション（ピロー）の使用によりこれらの圧の管理ができているか、簡易体圧計を活用して確認する。簡易体圧計がない場合は、皮膚の観察を行いながら使用する。

・**仰臥位**：後頭部、脊椎部、仙骨部、上肢の関節拘縮がある場合には上肢の重なり・胸骨との接触、踵部。
・**側臥位**：側頭部（耳介部を含めた）、肩甲骨部、大転子部、腓骨部、外果部、左右の下肢の重なり部分。
・**頭部挙上位**：円背のある場合は脊椎部、挙上角度により仙骨部、尾骨部、踵部。

2．ポジショニングクッション（ピロー）の役割と機能

人間の身体には凹凸がある。また、柔らかい部位・硬い部位がある。体幹と四肢および頭部は関節によって各部位とつながっている。この関節部の可動性に制限のある場合、あるいはるい痩が著明な場合や骨突出のある場合、身体とマットレスの間に隙間が生じる。それらの隙間にポジショニングクッションを挿入する。可動性や関節拘縮の程度により厚み、大きさを調整し、患者の可動性を妨げないよう、神経障害が生じないように注意する。ポジショニングクッションの有無によって体圧は異なることが示されており[4]、自力で体位を変えることができない対象には体圧分散機能を持つポジショニングクッションを使用し、これらの接触面積を広げることで圧の分散を図る（**図1**）。また、安定した姿勢（体位）をとることで、ずれや摩擦を少なくすることができる。

3．ポジショニングクッション（ピロー）の種類と特徴

ポジショニングクッションの種類は多彩で、大きさ、形状、素材などの要素がある（**表2**）。クッションの大きさや形状は、使用する部位、個々の体格や可動域の程度に応じて選択する。良肢位や可動域を考慮しながら、体幹と四肢の間、関節と関節の間に使用

図1 ポジショニングピロー使用による接触面積の比較

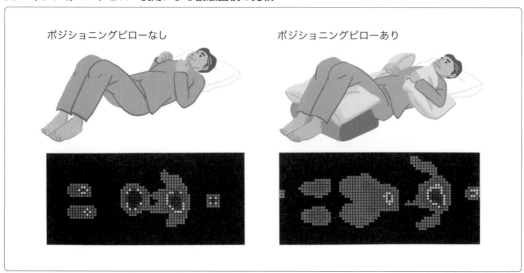

田中マキ子：ポジショニング学ー体位管理の基礎と実践，22，中山書店，東京，2013．より引用

表2 ポジショニングクッションの要素

大きさ	長さ、幅、高さ（厚み）	
本体の形状	長方形、正方形、楕円形、三角形、ブーメラン型、スネイク型、スティック型、ウェーブ型、ミニ	
クッション内部（本体）の素材	・オレフィン系エラストマー、特殊ポリエチレン樹脂	洗濯への耐久性はウレタンフォームより高く、長期間の使用によるへたり（劣化）も少ない
	・ロンボフィル（ポリウレタンスニペット）、ウレタンフォーム、低反発性高密度特殊ウレタン	オレフィン系エラストマー、特殊ポリエチレン樹脂より当たりが柔らかく、より低圧の保持が期待できる。ポリエチレン樹脂に比べ、洗濯や長期使用により劣化は早い
素材の形状	ビーズ、チップ	
構造	カバーの有無	
用途の部位	体幹、上肢、下肢、頭部など	

していく。不適切な使用は苦痛や関節可動域に影響を与える。

　使用にあたっては、個体差に応じて選択できる熟練した知識と経験が求められる。ポジショニングクッションは素材により柔らかさも異なり、接触部位の体圧に影響を与える。低圧の保持を求めるのか、姿勢（体位）の保持・安定性を求めるのかによって製品を考慮する。

4．ポジショニングクッション（ピロー）の管理

　表2のように、多種多様なポジショニングクッションが市販されているが、施設ですべての種類を設置することは困難であり、管理も煩雑になりうる。素材の特徴として、ウレタンフォームのものはポリエチレン樹脂のものに比べ、洗濯、乾燥機により劣化が早い。劣化したものは、体圧分散機能も低下するた

め定期的なチェックが必要である。施設または病棟において、褥瘡管理の担当者は、患者の特殊性、使用部位に合わせた標準的な選択のポイント、使用例、洗濯方法や廃棄の基準など管理方法を提示するとよい。

文献
1) 日本褥瘡学会：用語集．〔http://www.jspu.org/jpn/journal/yougo.html〕，2023/1/24.
2) 田中マキ子：ポジショニング学－体位管理の基礎と実践，14-19，中山書店，東京，2013.
3) 古冨敬子，下村瑞恵，森田薫：大腿骨骨折患者の褥瘡予防目的で小枕法を使用した効果．第51回日本看護学会論文集，急性期看護・慢性期看護，72-75，2021.
4) 臺美佐子，山中知子，松本勝，ほか：スモールチェンジシステム搭載型エアーマットレス導入による褥瘡予防効果；長期療養型施設におけるパイロットスタディ．日創傷オストミー失禁管理会誌，22（4）：357-362，2018.
5) 田中マキ子：ポジショニング学－体位管理の基礎と実践，20-28，中山書店，東京，2013.

スモールチェンジの考え方・行い方

スモールチェンジとは、身体の一部を移動させることで血液循環への変化を起こす方法を言う。スモールチェンジの方法にはいくつかあるが、1つの方法を繰り返し行うことも、複数を組み合わせることも自由で、どの方法が効果的で、かつ実施者の負担の軽減につながるか等を考慮し実施することが必要である。スモールチェンジには、①置きなおし、②自重圧の開放、③間接法の3つがある。

等を考慮することが重要である。不用意に行うことで、脱臼等を起こすこともある。また、「ひっぱる」「ずらす」などのことはしない。必ず持ち上げ、移動させることを意識して行う。持ち上げる際には、関節の付け根まで浮かして持ち上げると、関節拘縮の予防や筋肉の緊張・弛緩にも効果がある。関節の付け根までを意識しないと、違和感や苦痛を招く可能性がある。

置きなおし（図1）

身体の一部を置きなおす方法である。身体は各関節でつながり分節されているが、身体の一部の角度や位置関係が変わるだけでも血液循環には好影響を及ぼす。そこで、頭の位置を変える、上肢の位置を変えるなどの方法を行う。このとき、関節可動域や可動の方向

自重圧の開放：圧抜き（図2）

同一体位が持続することで、自身の重さ＝自重で沈み込みが起こり、部分圧とずれ力が上昇する。この状態を改善するために自重圧の開放を行う。具体的には、沈み込んでいる部分に対して滑る手袋を使用して抜き差しする。この結果、部分圧やずれ力を軽減させる

図1 置きなおし

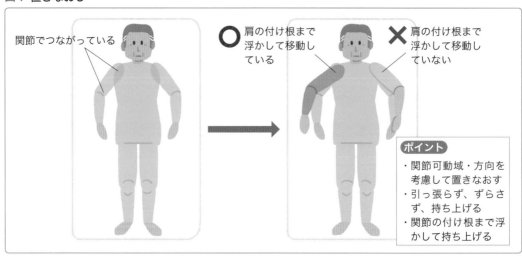

関節でつながっている

○ 肩の付け根まで浮かして移動している

✕ 肩の付け根まで浮かして移動していない

ポイント
・関節可動域・方向を考慮して置きなおす
・引っ張らず、ずらさず、持ち上げる
・関節の付け根まで浮かして持ち上げる

ことができると同時に、安楽感を持たせることもできる。挿入する際には、マットレス側を押すように挿入するとスムーズに挿入できる。その他、寝衣のよれを生じさせたり、身体をつついたりすることを回避する。

▌間接法（図3）

間接法とは、マットレスの下からポジショニングクッション等を挿入し、臥床面に勾配をつけることで、重心移動を起こさせる方法である。わずかな高さの勾配でも、変化した姿勢に対して平衡を維持しようとする、ある

いは姿勢を保持しようと筋緊張が反射的に起こる"姿勢反射"が機能する。意識レベルの低下に対しては、姿勢反射が機能しない場合が考慮されるが、勾配が生じることは重心移動となり身体に作用するため、同一体位・同一部位といった圧迫持続を回避できる。留意点として、点で持ち上げるのではなく面で持ち上げることを意識すると自然な勾配となり、違和感が生じない。

文献
1）田中マキ子，北出貴則，永吉恭子：トータルケアをめざす 褥瘡予防のためのポジショニング，照林社，東京，2018.

図2 自重圧の開放

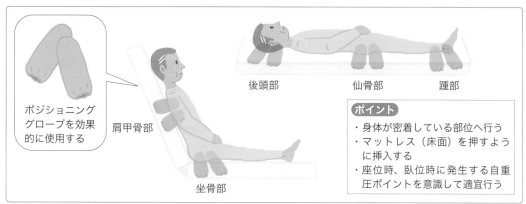

ポジショニンググローブを効果的に使用する

肩甲骨部　後頭部　仙骨部　踵部

坐骨部

ポイント
・身体が密着している部位へ行う
・マットレス（床面）を押すように挿入する
・座位時、臥位時に発生する自重圧ポイントを意識して適宜行う

図3 間接法

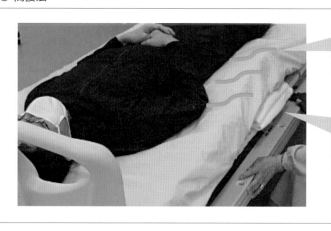

挿入する小さなピロー等は、ベッドの下からでも、面で持ち上げるよう意識する

マットレスの下に、小さく畳んだバスタオルを挿入することで勾配が生じる。この勾配が、姿勢反射を惹起する

褥瘡発生リスクのある高齢者に対する褥瘡の発生予防のための体位変換の間隔（頻度）と角度

■ 4時間をこえない 体位変換間隔を提案

　EPUAP/NPIAP/PPPIAなどの国際的な診療ガイドラインでは、体位変換間隔（頻度）、技術、ベッド上のポジション、リスクのある対象者について記されている[1]。

　高齢者を対象とした体位変換の間隔（頻度）について、国外のランダム化比較試験2編のうち1編[2]は、標準的ケア（従来どおりのケア）、標準マットレスを使用したうえでの2時間ごともしくは3時間ごとの体位変換と比較したところ、粘弾性マットレスを使用したうえでの4時間ごとの体位変換によって、有意に褥瘡発生率が減少したと報告している。もう1編[3]は、複数の長期療養施設のブレーデンスケールにおいて中等度リスク・ハイリスクである高齢者を対象に、高密度ウレタンマットレスを使用した場合は、3時間ごとの体位変換か4時間ごとの体位変換かは褥瘡発生に影響を与えない（差がない）ことを述べている。

　これら2編は、いずれも対象は80歳前後で、高密度フォームマットレスまたは粘弾性マットレスが使用されていた。製品の詳細やブレーデンスケールによる褥瘡リスクには不明な点があり、また、わが国の高齢者と体格や療養状況、使用マットレスは異なる可能性があるが、高齢者に対する褥瘡の発生予防のために、体圧分散マットレスを使用した上での体位変換間隔は、一律2時間でなくとも褥瘡予防は可能であるとした。そこで、『褥瘡予防・管理ガイドライン（第5版）』では、「4時間をこえない体位変換間隔を提案する」こととした。

　これに関しては、最近のナーシングホームにおける研究においても否定されていない[4]。佐藤は、実態調査から在宅の体位変換の時間と褥瘡の発生について述べており、必ずしも2時間や4時間ごとの実施が行われなくとも褥瘡の発生はみられなかったと報告している[5]。しかし、適切に体圧分散マットレスを使用していたとしても、身体にかかる体圧はゼロになっているわけではなく、体位変換は不要というわけではない。スモールチェンジやポジショニングクッション（ピロー）の使用による効果が関連すると考えられるが、4時間を目安として、その患者にとっての好発部位の皮膚を観察しつつ体位を変える頻度や方法、使用するクッションを検討していく。

■ 体位変換の角度について

　体位変換の角度については、仰臥位、30度側臥位、90度側臥位などが検討されているが、使用マットレスや角度の条件がさまざまであり、一概に述べることはできない。

　長期療養にある高齢者においては、著明な骨突出や関節拘縮のある患者は少なくない。

上記の２編では、褥瘡のリスクは高いことは述べているが、骨突出や関節拘縮の程度は不明である。以下の項で、骨突出が著明な対象、関節拘縮を有する患者における体位変換・ポジショニングについて述べる。

文献

1) European Pressure Ulcer Advisory Panel, National Pressure Injury Advisory Panel, Pan Pacific Pressure Injury Alliance：Prevention and Treatment of Pressure Ulcers/Injuries：Clinical Practice Guideline. The International Guideline（Emily Haesler, ed.）, 2019.
2) Defloor T, De Bacquer D, Grypdonck MH：The effect of various combinations of turning and pressure reducing devices on the incidence of pressure ulcers. Int J Nurs Stud, 42（1）：37-46, 2005.
3) Bergstrom N, Horn SD, Rapp M, et al：Preventing pressure ulcers：A multisite randomized controlled trial in nursing homes. Ont Health Technol Assess Ser, 14（11）：1-32, 2014
4) Trancy L, Susan D, Phoebe D, et al：Effect of Varying Repositioning Frequency on Pressure Injury Prevention in Nuesing Home Residents: TEAM-UP Trial Results, Adv Skin Wound Care, 35（6）：315-325, 2022.
5) 佐藤明子：在宅における褥瘡保有状況と家族介護者が実施する体圧分散ケア－要介護４および５の高齢者の分析－. 褥瘡会誌, 20（1）：16-25, 2018.

第３章 褥瘡予防・治療・ケア クリニカルガイド─体位変換

骨突出が著明な患者における体位変換・ポジショニング

　自力体位変換が困難な上に、骨突出が著明な患者（**図1**）は、殿筋も少なく、どのような体位をとっても突出部の圧迫は避けられず、高い体圧が加わることとなる。突出部一点にかかる圧を分散できるよう接触面を広くするために、身体全体を沈み込ませる圧の分散の概念に基づいて、頭側挙上の体位や側臥位などの体位をとっても底付きが生じないように十分な（13～15cm程度の）厚みのある体圧分散マットレスを選択する。

　それに加えて、関節の屈曲部位や側臥位時に生じるマットレスと身体の空間を埋め、体圧を分散するよう厚みのあるポジショニングクッションを使用し殿筋の代わりをするように使用する必要がある（**図2**）。

　また、皮膚の発赤を観察しながら、体位を変える頻度は4時間を目途に調整していく。体圧分散マットレスに骨突出モードがある場合は、医療スタッフ間での情報共有のもとに活用し、体圧の分散を図る。体位変換後や移乗動作後には突出部にかかるずれ力（引っ張り応力、せん断応力）を低減できるように、スモールチェンジの項で説明されている「置きなおし」のケアを行うこと（p.192、図1）、あるいはポジショニンググローブを使用して圧抜きを行う（**図3**）。圧抜きは患者の安楽にもつながる[1]。

文献
1) 田口薫，佐藤祐貴子，原田千鶴：体圧とVASからみた圧抜きの介入による安楽性とその持続に関する研究．第49回日本看護学会論文集 急性期看護．2019：186-189.

図2 ポジショニングクッションを殿筋の代わりとした使用例

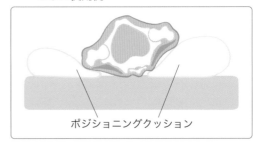

ポジショニングクッション

図1 骨突出が著明な高齢者

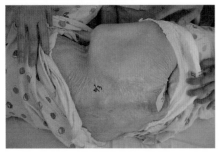

図3 ポジショニンググローブを使用した圧抜き

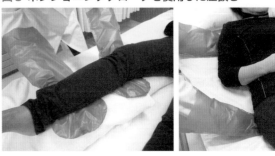

関節拘縮を有する患者における体位変換・ポジショニング

関節拘縮を有する患者における褥瘡のリスク

関節拘縮により体幹や四肢のバランスが不良となり、体圧が一部位に高く加わってしまうことがある。さらに、拘縮による可動域制限により、通常の体位変換を実施することが困難となり、一部位に体圧が高く加わる可能性がある。また、拘縮のために四肢が重なって圧迫が生じたり、関節拘縮のある患者では拘縮部の骨突出が著明となっていることもある。

高齢者の四肢の関節拘縮部位に無理にクッションを挿入すると、苦痛を与えるばかりでなく、骨折や脱臼を引き起こす可能性がある。そのため、関節拘縮を有する患者の体位を変える場合やクッションを挿入する際は、その部位、程度、可動域制限の程度等の情報を共有し、知識を持った看護師、理学療法士と連携して、可動域の改善も一つの目的として介入を検討する[1]。

関節拘縮の評価と効果的なポジショニングクッションの使用

関節可動域の程度を考慮したクッションを用いたポジショニングにより、可動域の拡大とともに体圧値の改善ができたという報告[2]がある。適切なポジショニングクッションの使用により体圧の分散を図ることが重要である。体幹、上肢、下肢など屈曲部位に不安定な空間はないか、左右の下肢の重なりはないか、上肢の拘縮により胸部を圧迫していないか、下肢は屈曲しすぎていないかなどの点を確認していく。

図1 著明な関節拘縮に対するポジショニングクッションの使用例

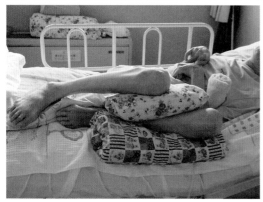

著明な関節拘縮。

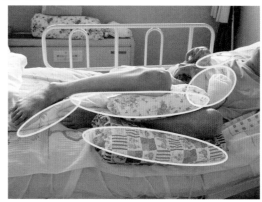

体圧分散機能を持ったポジショニングクッションを使用する部位。

ポジショニングクッション、体圧分散用具

　在宅でも病院でも、家族が持参したり、タオルや座布団を使用している場合がある。これは、体圧分散機能が期待できないばかりか、かえって高い体圧が加わり、褥瘡発生・悪化となることもありうる（**図1**）。そのためポジショニングクッションは、体圧分散機能をもった製品が勧められる。マットレスも含めて簡易体圧計で体圧測定を行いながら体圧分散効果を評価する。簡易体圧計がない場合は、ケア施行者の手を用いた重さの感覚で評価することもできる。

文献
1) 岡部美保：四肢関節拘縮がある患者の褥瘡ケア. エンド・オブ・ライフ期における皮膚障害のケア（祖父江正代編）, 168-181, 日本看護協会出版会, 東京, 2021.
2) 道券夕紀子, 安田智美, 梅村俊彰, ほか：関節拘縮を有する寝たきり高齢者へのポジショニング効果の検討. 褥瘡会誌, 15（4）：476-483, 2013.

体位変換が困難となる疼痛や呼吸困難を有する患者の体位変換・ポジショニング

がん終末期患者にとっては、終末期特有の症状、倦怠感や疼痛などにより、体圧分散のケアそのものが苦痛となることがある。特に臨死状態では、患者の安楽を優先して考える必要がある[1]。呼吸困難のある場合は呼吸状態の悪化を避け、最大限に呼吸量が得られる体位を目指し[2]、かつ褥瘡発生を予防する体位となるよう工夫する必要がある。医療スタッフは本人と相談して安楽なポジションを見つけ、身体症状や精神症状を踏まえながらエネルギーの消耗を最小限にすることを考え、間隔や方法を検討する。

頭側挙上は避けたいが、それが本人が好む体位であったり、体圧分散用具は必要だが不安定であるために本人が使用を好まなかったりすることもある。さらに、痛みにより有効な体位変換が困難であることも多く、医療スタッフにとって悩みどころである。このような場合は、スモールチェンジの概念に基づいたポジショニングクッションの活用（**図1、2**）を考慮したい。このとき、体幹を大きく支えるためには、大きい正方形のクッションや、脇を支持したり寄りかかれる大きさである長方形やボックスタイプ、体幹全体を支えたい場合はスネーク型クッションなどがうまく使用できると考えられる。

図1 腰部に痛みがある患者のポジショニング

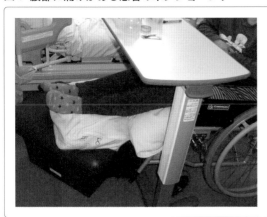

膝関節を曲げ、足を下ろすことによって腰部の痛みが増すため、膝関節を曲げずに長座位で車椅子乗車できるようオットマンやポジショニングピロー（ポスフィット®Cを1層にしたもの）を使用し、大腿から下腿を固定して腰痛を増強させず、安楽に車椅子に乗れるようにした。

写真提供：JA愛知厚生連 江南厚生病院看護部 がん看護専門看護師／皮膚・排泄ケア認定看護師　祖父江正代氏

図2 呼吸困難や倦怠感がある患者のポジショニング

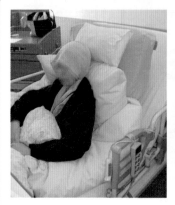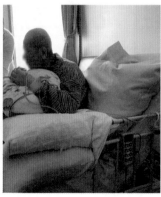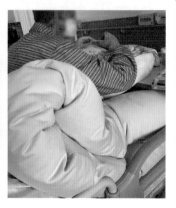

筋緊張を和らげ呼吸しやすくしたり、筋力が低下していても身体を保持したりできるようスネーククッションで身体全体を支えた。背部には大きい正方形クッション（ロンボ®ポジショニングクッションRF5）で支え、本人の安楽が維持できるよう隙間をクッション（ポスフィット®Cを1層のみ）等で埋めて座位姿勢を保持した。

写真提供：JA愛知厚生連 江南厚生病院看護部 がん看護専門看護師／皮膚・排泄ケア認定看護師　祖父江正代氏

文献———
1）祖父江正代：全身倦怠感がある患者の褥瘡ケア．エンド・オブ・ライフ期における皮膚障害のケア（祖父江正代編），83-94，日本看護協会出版会，東京，2021.
2）松本仁美：呼吸器症状をもつターミナル患者へのケア．緩和・ターミナルケア看護論（鈴木志津枝，内布敦子編），167-176，ヌーベルヒロカワ，東京，2005.

重症集中ケアを必要とする患者の体位変換・ポジショニング

どの程度の体位変換を行うかをアセスメントする

重症集中ケアを必要とする患者は、循環動態が安定していれば、皮膚と寝床の接触範囲を変更するような4時間間隔以内の体位変換を提案する[1]が、最大量の昇圧剤を使用しても循環動態が不安定で、体幹を大きく動かすような体位変換が行えない場合もある。このような場合には、①体幹の下に手を入れてマットレスを沈み込ませて一時的な圧再分配を行う、②スモールチェンジなどを行う。また、入室の時点で全身状態の管理に難渋が予想される場合は、③熱傷などに使用するフローティングベッドを用いることもある（図1）。

重症集中領域で行う褥瘡対策は、提供している医療体制を評価する指標として褥瘡発生率があるから行うという側面だけではなく、集中治療後症候群（post intensive care syndrome：PICS）[2]の身体的影響を低減する可能性がある活動と考えることが必要である。褥瘡予防は患者の身体的活動の自立によって実現性が高まるため、リハビリテーションを実施して自立性を高める活動を行うことが褥瘡予防活動そのものに一致する。したがって、集中治療ケア中の体位変換はPICS予防を念頭に、関節可動域訓練を併用し、リハビリテーションの一つであると考えることが重要である。

集中治療ケア領域での特殊なポジショニング

集中治療ケア領域では、人工呼吸器関連肺炎を予防するために半座位（semi-recumbent position）[3]がとられるほか、急性呼吸窮迫症候群（acute respiratory distress syndrome：ARDS）に対する治療として腹臥位療法[4]が行われることがある。半座位では、足側に体

図1 全身状態が悪く、体位変換が行えないためフローティングベッドを導入した一例

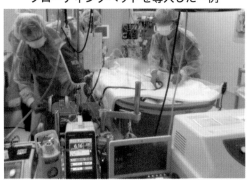

図2 ベッドの機能を利用してずれを防止するポジショニング

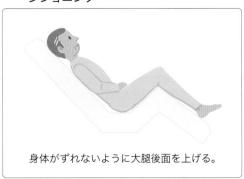

身体がずれないように大腿後面を上げる。

図3 強度な浮腫がある場合

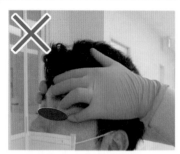
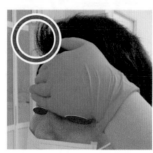
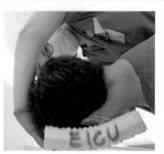

指先で持たない。　　　　　手のひらで顔を持ち上げる。　　枕ごと持ち上げて圧再分配する。

幹が落ちていくと坐骨部や尾骨部にはずれ力が加わることから、身体がずれないように大腿後面を上げる（**図2**）などの工夫を行う。

　腹臥位療法では、顔面に褥瘡が発生する[5]ことから、顔面の圧再分配を重点的に行う。その際、多くの症例で顔面に強度な浮腫を起こしており、手で顔を触るだけで皮膚損傷を起こすことがある。そこで、強度な浮腫がある場合には、指先ではなく、手のひらで顔を持ち上げるか枕ごと持ち上げて圧再分配することを提案する（**図3**）。

文献
1) 日本褥瘡学会編：体位変換. 褥瘡予防・管理ガイドライン 第5版, 照林社, 東京, 36-37, 2022.
2) Needham DM, Davidson J, Cohen H, et al：Improving long-term outcomes after discharge from intensive care unit：report from a stakeholders' conference. Crit Care Med, 40（2）：502–509, 2012.
3) Wang L, Li X, Yang Z, et al：Semi-recumbent position versus supine position for the prevention of ventilator-associated pneumonia in adults requiring mechanical ventilation. Cochrane Database Syst Rev, 8（1）：CD009946, 2016.
4) Guérin C, Reignier J, Richard JC, et al：PROSEVA Study Group. Prone positioning in severe acute respiratory distress syndrome. N Engl J Med, 368（23）：2159-2168. 2013.
5) González-Seguel F, Pinto-Concha JJ, Aranis N, et al："Adverse events of prone positioning in mechanically ventilated adults with ARDS. Respir Care, 66（12）：1898-1911, 2021.

手術室における
ポジショニング

手術室での褥瘡発生要因： 長時間手術と特殊体位

手術室で褥瘡が発生する要因としては、褥瘡ハイリスク患者ケア加算の中にあるハイリスク項目にも示されている通り、6時間以上の長時間手術と特殊体位手術が褥瘡発生リスクの高い手術に挙げられる。

1．長時間手術

長時間手術は、血管外科手術（図1）や、摘出した部位の再建などを伴うような難易度の高い手術が該当し、いずれも身体に加わる侵襲は過大となる手術である。これらの手術は血管吻合などのために体外循環を併用するなど直接循環に影響する手技が褥瘡発生要因[1]となるだけではなく、受傷による生体反応として、炎症性サイトカインなどの活動が血圧低下・心拍出量低下・循環血液量低下といった全身の循環動態の変調を引き起こし[2]、筋肉や皮膚組織の血流障害は直接的な褥瘡発生要因であることから褥瘡発生に至ると考えられる。

また、一般病棟では可能な定期的な体位変換は、手術進行によっては難しい場合が少なくないため、褥瘡予防ケアには制限がある。したがって、長時間手術が予定されている場合での体位変換は、事前に術者と手術進行を共有し、どのタイミングであれば圧再分配（図2）を行うことができるかを話し合っておくことが重要である。特に、鏡視下手術やロボット支援下手術では、アームが体内に挿入されていると患者に触れるあらゆる行為が危険となるため、術者が手を洗い直すときなど、患者に触れてもよいタイミングが手術開

図1 血管外科手術

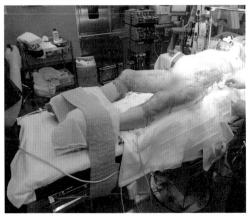

術野が全身に及ぶ手術は身体不動だけではなく消毒剤による湿潤も全身に及ぶ。

図2 用手的圧再分配の実際

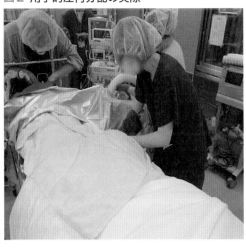

図3 手術台を左右に傾けた手術体位

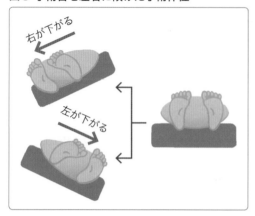

右が下がる

左が下がる

図4 手術台を頭側/脚側に傾けた手術体位

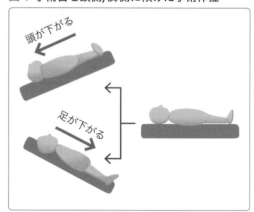

頭が下がる

足が下がる

始からどのくらいの時間で訪れるかといった情報を共有しておく。

2. 特殊体位手術

特殊体位手術の中でも長時間かつ皮膚と寝床面（手術台）の接触範囲が狭い、よりハイリスクな体位としては、脳血管外科のパークベンチ体位と脊椎手術の腹臥位がある。また、手術室では記録に記載された体位名に加えてローテーションという、体を傾ける操作が行われることもあり（図3、4）、想定していない場所に褥瘡ができたという場合には、担当した手術室看護師や術者にも確認が必要である。

パークベンチ体位では、体圧分散用具を併用した上で、身体にずれが加わらないように強固に固定を行う。そのためには、体圧分散ウレタンフォームや底付き防止用のゲル系のパッド、陰圧式体位固定具などを用いてポジショニングを行う[3]。整形外科の脊椎に対する腹臥位手術では、腹圧の上昇を避けるために4点フレームを用いて体幹を支える。これは、狭い範囲で体重を支えることになり、接触面には高い体圧が加わることになる。また

術中は、本来脊髄を保護している脊椎という骨格そのものにアプローチを行う。術式によっては、椎骨を切除してインプラントで固定し直すこともあるが、こうした操作の間は本来の体を支える固定性を失った状態となり、体幹を動かすような体位変換を行うことは、通常の手術よりいっそう困難となる。こうした場合には、体圧分散だけではなく、多層性シリコーンフォームドレッシング材の使用など、スキンケアにも留意する[4]。

文献————
1) 室岡陽子，武田利明：心臓血管外科手術患者の褥瘡発生要因に関する検討．岩手看会誌，4（1）：3-8，2010.
2) 道又元裕：過大侵襲を受けた患者の生体反応の基本的理解．重症患者の全身管理−生体侵襲から病態と看護ケアが見える，6-31，日総研，愛知，2009.
3) 吉村美音，長田理，河野道宏，ほか：パークベンチ体位における陰圧式固定具・体圧分散用具での固定法の褥瘡予防における有効性と発汗の影響についての検討．褥瘡会誌，16（2）：135-143，2014.
4) Yoshimura M, Ohura N, Tanaka J, et al：Soft silicone foam dressing is more effective than polyurethane film dressing for preventing intraoperatively acquired pressure ulcers in spinal surgery patients: the border operating room spinal surgery（BOSS）trial in Japan. Int Wound J, 15（2）：188-197, 2018.

褥瘡を有する患者の
体位変換・ポジショニング

褥瘡部の治癒促進を図るためには、創部の血流を阻害することなく外力から保護する必要がある。したがって、体圧分散マットレスを使用した上で、基本的に褥瘡発生部位を下にしない体位とし、褥瘡の部位や患者の体型によって体位変換スケジュールを設定し、共有する。例えば、図1のような左大転子部後面に褥瘡を有する患者では、通常の30度の左側臥位では、褥瘡部が圧迫を受ける可能性がある。この場合、一辺倒の体位変換プログラムを行うのではなく、左側臥位を避けるか10〜15度程度の浅い側臥位とし、側臥位をとった場合に褥瘡部が圧迫を受けていないか確認をしながら、仰臥位、右側臥位の体位変換スケジュールとする。避けるべき体位や体位変換スケジュールは、ベッドサイドやカルテに明記し情報共有する。消退しない発赤を認めた場合は特に注意して体位変換時に圧迫しな

いようなポジションを考慮する[1]。

北川らは、褥瘡部の辺縁皮膚の肥厚部では体圧が高値であったことや褥瘡部の形状が変形したことなどを述べている[2, 3]。

創面の組織は脆弱であるとともに、創の辺縁と創底との段差が著明な場合は、辺縁皮膚は圧迫の原因となる可能性がある。褥瘡部を観察していると、褥瘡部に新たに暗赤色の部分を確認することがある（褥瘡の中の褥瘡：D in D）（図2）。これは、創傷部位が圧迫されることで、創部に新たな褥瘡が生じている現象である。この場合は、褥瘡部を下にしないケアを徹底するとともに、ドレッシング材は適切か、ガーゼは厚みが多すぎていないか、おむつのあて方も検討する必要がある。

このように、褥瘡を有する患者の体位変換の際は、均一に左右の体位変換を行うのではなく、褥瘡発生部位が圧迫されていないか確

図1　褥瘡を有する場合の考慮すべき体位変換・ポジショニング

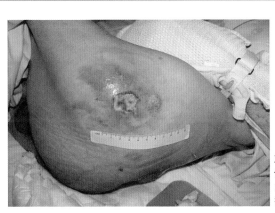

● 可能な限り体圧を測定する
● 創や周囲皮膚を観察しながら時間や身体の向きを設定する
● 原則として褥瘡のある部位側への体位変換は避ける、または時間を少なくするスケジュールを設定する

左大転子部後面の褥瘡：この場合、左側への体位変換は、①治癒傾向がみられるまで禁忌、または②時間を少なくする、または③軽い角度で行う。

図2 褥瘡の中の褥瘡：D in D

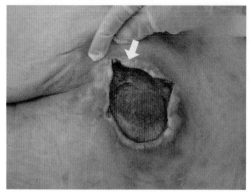

褥瘡の創底部に圧迫が加わっている。

認しながら、状態に応じ、体位変換の頻度や角度、体位に注意しながら、また、その情報を共有しながら実施していく必要がある。

文献
1) National Pressure Ulcer Advisory Panel, European Pressure Ulcer Advisory Panel：Prevention and treatment of pressure ulcers, clinical practice guideline, Washington DC, National Pressure Ulcer Advisory Panel, 2009.
2) 北川敦子, 紺家千津子, 表志津子, ほか：体位変換技術が褥瘡の形状と血流に及ぼす影響. 褥瘡会誌, 5（3）：494-502, 2003.
3) Okuwa M, Sugama J, Sanada H, et al：Measuring the pressure applied to the skin surrounding pressure ulcers while patients are nursed in the 30° position. J Tissue Viability, 15（1）：3-8, 2005.

第 **10** 節

体圧分散マットレス

体圧分散マットレスの種類と特徴

体圧分散マットレスは、「単位体表面に受ける力を、接触面積を広くすることで減少させる、もしくは圧力が加わる場所を時間で移動させることにより、長時間、同一部位にかかる圧力を減少する」ことを目的に使用する[1]。体圧分散マットレスの使用方法、素材、体圧分散方法の観点から種類と特徴について解説する。

使用方法による分類

通常使用しているマットレスや布団の上に重ねて使用する「上敷きマットレス」と、マットレスや布団と入れ替えて使用する「交換マットレス」、またベッド自体に体圧分散の機能が備わっている「特殊マットレス」がある（表1）。マットレスの厚みがあるほど、接触圧が低い傾向にあることから、交換マットレスは上敷きマットレスに比べて体圧分散効果が高いと言える[2]。その一方、厚みがあると身体の沈み込みも大きくなり、動きにくくなる。体圧分散マットレスには圧再分配として、①沈める、②包む、③経時的な接触面積の変化の3つの機能があり、骨突出部など1か所に加わる圧を低くする（図1）。

表1 使用方法からみた体圧分散マットレスの分類

上敷きマットレス	標準マットレスの上に重ねて使用する
交換マットレス	標準マットレスと入れ替えて使用する
特殊マットレス	ベッド自体に体圧分散の仕組みが備わっている

図1 圧再分配のイメージ

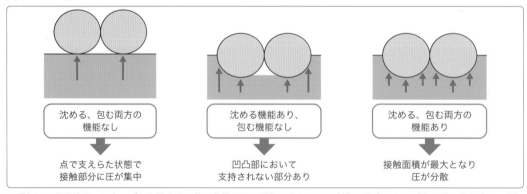

| 沈める、包む両方の機能なし | 沈める機能あり、包む機能なし | 沈める、包む両方の機能あり |
| 点で支えらた状態で接触部分に圧が集中 | 凹凸部において支持されない部分あり | 接触面積が最大となり圧が分散 |

西澤知江，須釜淳子：圧力・ずれを防止する体圧分散用具の選択，治りにくい創傷の治療とケア（市岡滋，須釜淳子，編），79，照林社，東京，2011．より改変

素材による分類

体圧分散マットレスに使用される代表的な素材としてエア、ウレタンフォーム、ゲル、ゴムが挙げられる（表2）。これらの素材を複数組み合わせているものは、ハイブリッドと呼ばれている。

ウレタンフォームでは、切り込みにより変形させることで反発力を調整しているマットレスもある。ウレタンフォーム、ゲル、ゴムといった素材は長期間の使用により劣化する。また、エアは膨張と収縮を繰り返し、接触部位を変化させる。

体圧分散機能による分類

体圧分散マットレスは、機能別に「静止型」「圧切替型」「ハイブリッド型」に分類される（図2）。

1．静止型マットレス

圧再分配として、①沈める、②包むの機能により、身体の接触面を増やすことで接触圧を低減する。マットレスの厚みや素材により、沈み込み（反発力）の程度が異なる。低反発のマットレスでは身体が沈み込み、その人自身の動きが阻害されることがある。

2．圧切替型マットレス

圧再分配の①沈める、②包むに加えて、③経時的な接触面積の変化の機能をもつ。素材はエアで、複数の筒状のセルが交互に膨張と収縮を繰り返すことにより、圧の低減だけではなく「接触部位を変える」ことによって接触時間を低減することが可能となる。セルの構造が一層のみのものを単層式、二層以上を多層式という。静止型マットレスに比べて安定性に乏しい。身体への違和感を最小限とす

表2 体圧分散マットレスの代表的な素材と特徴

エア（空気）	筒状のセル内を空気で膨張させる（エアセル）。空気の量により個々に応じた体圧分散が可能となるが安定性が得にくい
ウレタンフォーム	ポリウレタンに発泡剤を入れている。フォームの反発力により体圧分散の効果が異なる
ゲル、ゴム	ゲル、ゴムで構成されたもので、素材に熱がこもらないため表面温度が低い

図2 体圧分散マットレスの機能

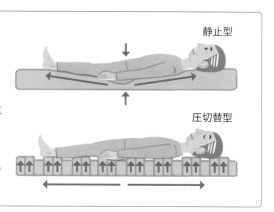

●静止型
身体がマットレスに沈み込むことで、マットレスと身体との接触面積を増やす。

●圧切替型
接触部位を一定時間ごとに変えることで、同一部位にかかる圧を減少させる。

●ハイブリッド型
静止型、圧切替型両方の機能を備えたもので、圧の減少とともに臥床時の安定性にも配慮されている。

静止型

圧切替型

るために「微波動」によって圧の変化を感じにくくしたり、マットレス内圧を上げて過度な沈み込みを防ぐ「拘縮モード」など、膨張方法を調整できるものもある。

3. ハイブリッド型マットレス（図3）

圧切替型と同様、①沈める、②包むに加えて、③経時的な接触面積の変化の機能をもつ。エアセルにより同一部位への圧の低減を図るとともに安定性にも配慮されており、ベッド上でも比較的動きやすい。

図3 ハイブリッド型マットレス

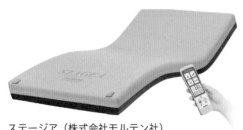

ステージア（株式会社モルテン社）

ステージアの体圧分散性能
上部にマイクロエアセル、下部にそれぞれのマイクロエアセルの動きに連動したフィッティング層を配置することで、体圧分散性能を向上している。

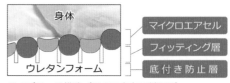

身体
マイクロエアセル
フィッティング層
底付き防止層
ウレタンフォーム

ハイブリッド構造（長さの方向の断面図）

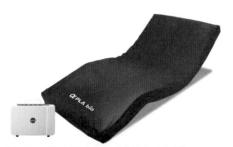

アルファプラ ビオ（株式会社タイカ社）

エアセルとウレタンフォームの2層構造。上層のエアセルはウレタンフォームに底付きしないギリギリまでエア量を減らし、ウレタンフォームと身体の間に指が1本入るだけの厚みで、常に超低圧をキープする。そのため、皮膚にかかる外力を極力軽減することができる。

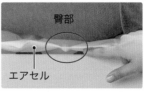

臀部
エアセル

図4 マイクロクライメット対応マットレス

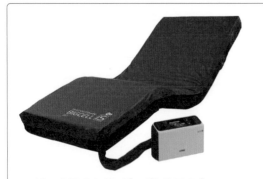

マイクロクライメイト ビッグセルアイズ
（株式会社ケープ）

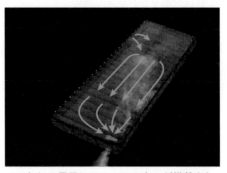

マットレス足元にファンモニターが搭載され、マットレス内の熱や湿気を吸い込み外部へ排出

体圧分散マットレスの特殊機能

1. マイクロクライメット管理（図4）

マイクロクライメットとは、「皮膚とマットレスが接している"皮膚局所"の温度と湿度の状態」のことを指す。マットレス内のファンモニターにより、マットレス表面の温度と湿度を調整することが可能である。こうした機能により、皮膚への湿潤リスクを小さくする。

2. 体位変換機能（図5）スモールチェンジ機能（図6）

素材による圧分散に加えて、身体を傾け圧

図5 体位変換機能付きマットレス

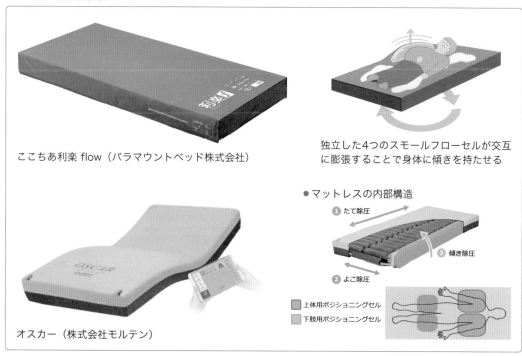

ここちあ利楽 flow（パラマウントベッド株式会社）

オスカー（株式会社モルテン）

独立した4つのスモールフローセルが交互に膨張することで身体に傾きを持たせる

● マットレスの内部構造

① たて除圧
③ 傾き除圧
② よこ除圧

■ 上体用ポジショニングセル
■ 下肢用ポジショニングセル

図6 スモールチェンジ機能搭載マットレス

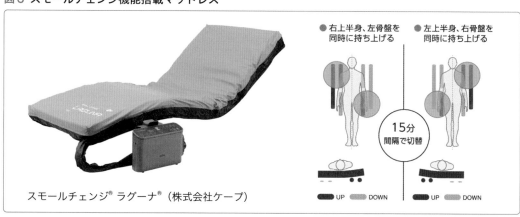

スモールチェンジ® ラグーナ®（株式会社ケープ）

● 右上半身、左骨盤を同時に持ち上げる
● 左上半身、右骨盤を同時に持ち上げる

15分間隔で切替

■ UP ■ DOWN
■ UP ■ DOWN

図7 体圧自動調整・体動監視機能マットレス

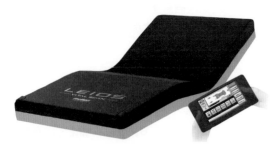

レイオス（株式会社モルテン）

全身の体圧分散状態を表示したり、
体動をモニタリングすることが可能。

が加わる部分を移動させる機能を持つマットレスである。圧切替型エアマットレスにおいて、身体が傾くようにエアセルの膨張と収縮を15〜30分ごとに自動調整している。

3. 体圧自動調整・体動監視機能（図7）

マットレス内のセンサーにより、臥床時の圧分散状態を視覚的に見ることができる。また、体動を監視することができるため、意識レベルの判断や離床の把握にもつながる。

体圧分散マットレスの選択

使用時の体圧だけではなく、これらの種類と特徴を踏まえ、活動性、可動性、表面温度など寝心地や快適性を考慮して選択する。

文献
1) 日本褥瘡学会編：用語集. 褥瘡予防・管理ガイドライン，158-163，照林社，東京，2009.
2) 須釜淳子：褥瘡を予防する 適切な体位と寝具. 褥瘡のすべて－よくわかって役に立つ－（宮地良樹，真田弘美，編著），13-23，永井書店，東京，2001.

褥瘡予防・治療における体圧分散マットレスの必要性

日本褥瘡学会では、褥瘡を「身体に加わった外力は骨と皮膚表層の間の軟部組織の血流を低下、あるいは停止させる。この状況が一定時間持続されると組織は不可逆的な阻血障害に陥り褥瘡となる。」と定義している[1]。これを簡単に言うと、褥瘡は「外力」とその「時間」で発生すると解釈できる。そのため、褥瘡を予防するためには、①外力の大きさを減少させる、②外力の持続時間を短くすることが必要となる。

体圧分散マットレスは、①「沈み込み」や「包み込み」により骨突出部の圧力低減を図る、②圧切替型エアマットレスにおいては、「接触部位を変える」ことによって接触時間を低減することが可能となる。

褥瘡予防ケアにおける体圧分散マットレスの必要性

1980年ごろより体圧分散マットレスの有効性を示す研究が多数行われている。褥瘡発生リスクがある人に対して標準マットレスを使用した群と体圧分散マットレスを使用した群の褥瘡発生率が比較されており、体圧分散マットレスを使用した群のほうが褥瘡発生率が有意に低いことが報告されている[2-9]。

EPUAP/NPIAP/PPPIA褥瘡予防・治療ガイドラインでも、褥瘡発生リスクがある人には標準マットレスではなく高仕様のフォームマットレスを使用することが推奨されている[10]。

わが国では、体圧分散マットレスの整備を

はじめとする、褥瘡対策の体制を整えることが入院基本料の算定要件にも含まれている。褥瘡対策未実施減算施行後の2005年には、体圧分散マットレスを整備することにより褥瘡発生率の低下と経済効果が得られたと報告されている[11]。

以上より、褥瘡発生を予防するためには、体圧分散マットレスの使用は重要なケアと言える。

褥瘡治療における体圧分散マットレスの必要性

褥瘡発生した人に対しては、創傷治療材料や薬剤を使用するだけでなく、褥瘡の直接的な原因である外力の大きさの低減とその時間の短縮を図ることは必須である。

EPUAP/NPIAP/PPPIA褥瘡予防・治療ガイドラインでは、カテゴリ/ステージⅢ・Ⅳの褥瘡を有する人には、より体圧を分散し、ずれを軽減、ベッドの温度・湿度を制御できる空気流動型ベッドなどの特殊な体圧分散マットレスの使用を検討することが推奨されている[10]。ただし、わが国では空気流動型ベッドが使用できる施設は限られているため、後述する対象者の状況に合わせた体圧分散マットレスの選択を参考に検討する。

褥瘡予防・治療における体圧分散マットレスの使用

前項で述べたように、体圧分散マットレス

には、さまざまな形態や素材があり、それに
よって特徴は大きく異なる。そのため、褥瘡
予防・治療に体圧分散マットレスを使用する
場合には、患者の活動性（行動の範囲）や可
動性（体位を変えたり整えたりできる能力）
に加え、病期、ケア環境、介護力、マイクロ
クライメット（皮膚局所の温度や湿度）など
にも目を向け、選択されるべきである。

文献————

1) 日本褥瘡学会編：褥瘡の定義と疫学. 褥瘡ガイ
   ドブック-第2版, 8-17, 照林社, 東京, 2015.
2) Cullum N, McInnes E, Bell-Syer SE, et al：
   Support surface for pressure ulcer prevention.
   Cochrane Database Syst Rev, (3)：CD001735,
   2004.
3) Reddy M, Gill SS, Rochon PA：Preventing
   pressure ulcers：a systematic review. JAMA,
   296 (8)：974-984, 2006.
4) Whittemore R：Pressure-reduction support
   surfaces：a review of the literature. J Wound
   Ostomy Continence Nurs, 25 (1)：6-25, 1998.
5) Nicosia G, Gliatta AE, Woodbury MG, et al：
   The effect of pressure-relieving surfaces on the
   prevention of heel ulcers in a variety of
   settings：a meta-analysis. Int Wound J, 4 (3)：
   197-207, 2007.

6) McInnes E, Jammali-Blasi A, Bell-Syer SE, et
   al：Support surfaces for pressure ulcer
   prevention. Cochrane Database Syst Rev, (4)：
   CD001735, 2011.
7) McInnes E, Jammali-Blasi A, Bell-Syer S, et al：
   Preventing pressure ulcers-Are pressure-
   redistributing support surfaces effective? A
   Cochrane systematic review and meta-analysis.
   Int J Nurs Stud, 49 (3)：345-359, 2012.
8) Chou R, Dana T, Bougatsos C, et al：Pressure
   ulcer risk assessment and prevention：a
   systematic comparative effectiveness review.
   Ann Intern Med, 159 (1)：28-38, 2013.
9) Colin D, Rochet JM, Ribinik P, et al：What is
   the best support surface in prevention and
   treatment, as of 2012, for a patient at risk and/
   or suffering from pressure ulcer sore?
   Developing French guidelines for clinical
   practice. Ann Phys Rehabil Med, 55 (7)：466-
   481, 2012.
10) European Pressure Ulcer Advisory Panel,
    National Pressure Injury Advisory Panel, Pan
    Pacific Pressure Injury Alliance：Prevention
    and Treatment of Pressure Ulcers/Injuries：
    Clinical Practice Guideline. The International
    Guideline (Emily Haesler, Ed.), 2019.
11) 宮原誠：褥瘡対策 マットレス大量導入による褥
    瘡発生率と医療経済効果−病院での経済効果は
    在宅医療に反映できるか. 難病と在宅ケア, 11
    (3)：62-64, 2005.

対象者別の体圧分散マットレスの選択

①自力体位変換できない人の体圧分散マットレスの選択

自力体位変換できない人の褥瘡発生リスクと体圧分散マットレスの使用時期

基本的日常生活自立度、病的骨突出などの個体要因と体位変換や体圧分散マットレスの使用が行われないなどの環境・ケア要因によって、共通要因の1つである外力の大きさや時間を低減させることができず、長時間にわたって同一部位に外力が加わるため、褥瘡発生につながる[1]。

基本的日常生活自立度の「自力で体位変換できるか、できないか」は、ブレーデンスケールの「可動性」やOHスケールの「自力体位変換能力」などで評価する。ブレーデンスケールの可動性3点（やや限られる：少しの動きではあるが、しばしば自力で体幹または四肢を動かす）以下や、OHスケールの自力体位変換能力が「どちらでもない」「できない」の場合、体圧分散マットレスを使用する。

自力体位変換できない人の体圧分散マットレスの選択

体圧分散マットレスの中でも圧切替型エアマットレスには「沈める」や「包む」に加えて「経時的な接触部分の変化」の機能があるため、自力体位変換できない人の場合は、圧切替型エアマットレスの使用が望ましい。ただし、体圧分散マットレスの「沈める」や

「包む」の機能はマットレスの厚みによって変わるため、自力体位変換できない人の場合は、マットレスの厚みがある交換圧切替型エアマットレスまたは上敷圧切替型多層式エアマットレスのほうが上敷圧切替型単層式エアマットレスより適している。なかでも圧切替型多層式エアマットレスは、完全にセルが収縮せず、ベッドの頭側を挙上しても底付きしない構造になっているため、頭側挙上姿勢をとる人にも効果が期待できる[2]。

また、円背や関節拘縮、著しい病的骨突出がある自力体位変換できない人の場合、標準マットレスや単層式圧切替型エアマットレスより、背部や臀部の底付きを予防できる圧切替型多層式エアマットレス（図1）、拘縮モード等を備えている交換圧切替型エアマットレスのほうが褥瘡予防効果を期待できる。

特殊機能をもつ体圧分散マットレスとして、全身の体圧計測を行い、その結果に応じて自動内圧を調整できる交換圧切替型多層式エアマットレスがある（図2）。また、マイクロクライメット（皮膚局所の温度や湿度）を管理できる交換圧切替型エアマットレスもある（p.210、図4）。自力体位変換ができない人は失禁や発汗などを認めうるため、このような機能をもつ体圧分散マットレスの使用も考慮する。

しかし、圧切替型エアマットレスはセルの膨張と収縮によって「経時的な接触面積の変化」が得られる反面、安定性に欠ける。その

図1 圧切替交換型多層式エアマットレス

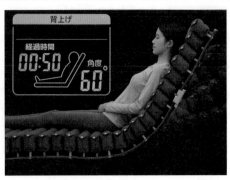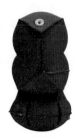

マイクロクライメイト ビッグセル アイズ（株式会社ケープ）

図2 体圧に合わせた自動内圧調整機能付き圧切替型エアマットレス

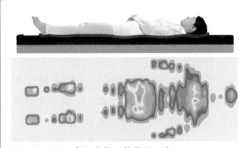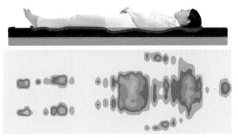

マットレスに寝た直後の体圧データ　　　　　フィードバック（自動調整）後の体圧データ

レイオス（株式会社モルテン）

ため、自力体位変換できない人の中でも、2時間ごとに有効な体位変換を自力で行うことはできないが、声をかければ体位変換ができる人や、しばしば自力で体幹または四肢を動かすことができる人、つまり、可動性3点や自力体位変換能力が「どちらともいえない」人の場合は、動きを妨げる危険性もある。

また、交換フォームマットレスは、「沈める」「包む」の効果はあるものの、接触する部位を変えることはできないため、自力体位変換できない人への褥瘡予防効果は十分とは言えない[3, 4]。ブレーデンスケールの可動性2点（非常に限られる：時々体幹または四肢を少し動かす。しかし、しばしば自力で動かしたり、または有効な（圧迫を除去するような）体動はしない）以下や、OHスケール、

K式スケールの自力体位変換「できない」人には適していない。

文献
1）日本褥瘡学会学術教育委員会：褥瘡発生要因の抽出とその評価．褥瘡会誌, 5（1-2）：136-149, 2003.
2）Sanada H, Sugama J, Matsui Y, et al：Randomised controlled trial to evaluate a new double-layer air-cell overlay for elderly patients requiring head elevation. J Tissue Viability, 13（3）：112-121, 2003.
3）Sauvage P, Touflet M, Pradere C, et al：Pressure ulcers prevention efficacy of an alternating pressure air mattress in elderly patients：E²MAO a randomised study. J Wound Care, 26（6）：304-311, 2017.
4）Cavicchioli A, Carella G：Clinical effectiveness of a low-tech versus high-tech pressure-redistributing mattress. J Wound Care, 16（7）：285-289, 2007.

対象者別の体圧分散マットレスの選択
②クリティカルケア領域の体圧分散マットレスの選択

クリティカルケア領域の患者の特徴

　クリティカルケア領域の患者は、侵襲による生体反応から、血管透過性の亢進による呼吸と循環動態が不安定であること、低栄養から蛋白異化亢進が起こり、皮膚・筋肉の減弱化とるい痩による骨突出、酸素化の障害、鎮静・意識障害による不動、人工呼吸器、補助循環装置などの医療機器の装着など、褥瘡ハイリスクの要因は多くある。そのため、体圧分散マットレスの使用は必須と言える。また、患者の状態は変化しやすく、健康状態が悪化したときに体位変換が不可能となり、体圧分散マットレスを変更することが困難となる。そこで、入院時から患者の病態を予測し、必要な機能を有する適切な体圧分散マットレスを配置することが必要不可欠となる。

クリティカルケア領域の体圧分散マットレスの選択

　患者の病態や状況を予測し、入室時から多様な状況に対応できるマットレスの選択が必要である。クリティカルケア領域では、先に述べた患者の特徴から、体位変換が困難なこともあるため、低圧保持用エアマットレスが必須である。なかでも、交換圧切替型多層式エアマットレスは、マットレスの厚みがあり底付きを回避できる。圧切替型や独立したセ

ル内圧の調整が可能なマットレス[1]は、患者の状態の変化に対応した体圧分散が期待できる。さらに、患者の体圧をモニターで可視化し圧調整を管理できたり、患者の体動を感知し危険を察知するようなロボティックマットレスもあり、褥瘡予防と患者の安全を管理できる（p.212、図7）。

　寝床内環境に着目した商品も販売されている（p.210、図4）。エアマットレスは身体がマットレスに沈み込み接触面積を拡大させることで体圧分散されるが、マットレスとの接触面の皮膚温度が上昇し、熱がこもりやすく、発汗による湿潤環境が惹起され、褥瘡のリスクが高まる。発汗や失禁などによる皮膚の高温や湿潤を認めるため、クリティカルケア領域では、マイクロクライメットの管理にも目を向けた体圧分散マットレスの選択が必要である。

　また、クリティカルケア領域では、活動耐性を高めるために、安全に離床を進めていくことも重要である。活動耐性を高めることが不動状態の改善につながり、褥瘡予防にもつながる。離床を視野に入れ、座位をとることができるベッドフレームがある（図1）。交換圧切替型エアマットレスと合わせて使用することで、褥瘡予防効果が期待できる。

　昨今は、特殊機能を持つエアマットレスが販売されている。これらの機能がクリティカルケア領域の患者の褥瘡予防に効果的かどうかに関する明確なエビデンスはない。今後、

図1 端座位可能なICUベッドと体圧分散マットレスの例

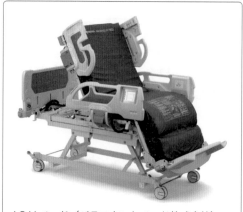

I.C.U.ベッド（パラマウントベッド株式会社）

このようなマットレスが自重褥瘡を予防できるのか検証が望まれる。

文献
1) 山本裕子，仲上豪二朗，森武俊，ほか：エアマットレスにおけるエアセル内圧独立制御による臀部沈み込み防止効果の評価．日創傷オストミー失禁管理会誌，15（3）：239-249，2011．

対象者別の体圧分散マットレスの選択

③周術期の人の体圧分散マットレスの選択

術中の体圧分散マットレス

手術中の体圧分散として、欧米では術中に圧切替型エアマットレスの使用が推奨されているが、わが国では手術中の体位変換や圧切替型エアマットレスを使用することは、手術操作に影響を与えるため使用できないことが多い。手術台にゲル状またはウレタンフォーム素材の体圧分散マットレスやクッションを用いて体位を固定し、体圧、ずれ・摩擦を管理することが必要である。手術はさまざまな特殊体位を強いられる。体位によって体圧が高くなる部位が違ってくるため、体位に応じた体圧分散の対応が求められる。手術台にはウレタンフォームマットレスを使用するが、マットレスの性質が体圧分散の効果に重要である。マットレスの硬さの違いで自重による変形度合の違いが報告されている。低反発の柔らかいクッション（50 N）より、高反発の硬いクッション（175 N）のほうが厚さの形状変化が少ない[1]。このことから、低反発の柔らかいマットレスでは骨突出部が底付きしている可能性がある。それに対して、高反発のマットレスでは沈み込み、体圧分散の効果と底付きの回避が可能である。昨今では、性質の違う素材のウレタンフォームマットレスを合体させたハイブリットのマットレスが開発されている。製品例を図1に示した。ウレタンフォームマットレスの性質を考慮して、適したマットレスの選択が望まれる。術中は、低体温や急激な体温上昇や発汗を伴う場合があり、体温の急激な変化が褥瘡リスク

図1 手術台用マットレス（ハイブリッド）とクッションの例

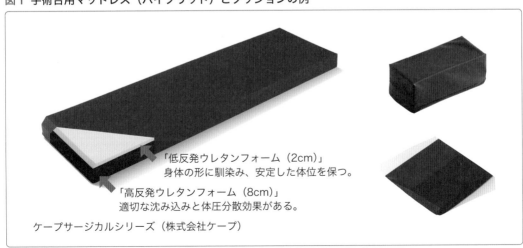

「低反発ウレタンフォーム（2cm）」
身体の形に馴染み、安定した体位を保つ。

「高反発ウレタンフォーム（8cm）」
適切な沈み込みと体圧分散効果がある。

ケープサージカルシリーズ（株式会社ケープ）

を高める[2]。体圧分散と合わせて体温管理をすることも重要である。

術後は、術式、手術時間、生体侵襲の程度、術後経過を予測して、適した体圧分散マットレスを選択する必要がある。さらに、早期離床を念頭に置いて選択することも重要である。6時間以上の手術で低圧保持が必要な場合は、リハビリモードなどセル内圧を調整でき離床を妨げない体圧分散マットレスが適している。また、ガイドラインにはないが、4時間以下の短時間の手術や術後翌日から離床が可能な場合は、ウレタンフォームマットレスで褥瘡予防が可能な場合もある。ウレタンフォームマットレスでは、低反発と高反発の素材をもつマットレスを組み合わせたり、身体の部位別に体圧分散機能を工夫したハイブリッドマットレス（**図2**）や、マイクロクライメットに配慮した製品も開発されている。患者の状態を予測し、体圧分散マットレスの特性を考慮して選択していくことが重要である。

図2 ハイブリッドウレタンフォームマットレスの例

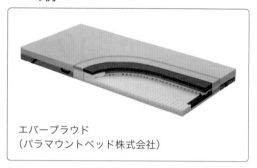

エバープラウド
（パラマウントベッド株式会社）

文献
1）熊谷あゆ美，大野直樹，須釜淳子：体圧分散マットレスの圧再分配機能評価法の開発 ウレタンフォームマットレスの変形を可視化する磁気共鳴画像撮像法の検討．看護理工学会誌，9：136-142，2022.
2）吉村美音，大浦紀彦：最新の周術期褥瘡対策 新たなずれ対策とMicroclimateへの着眼．杏林医会誌，50（1）：47-53，2019.

対象者別の体圧分散マットレスの選択

④終末期の人の体圧分散マットレスの選択

■ 終末期の人の特徴

　終末期といってもがん患者、臓器不全患者、認知症・虚弱高齢者等の疾患によってその経過は異なる（図1）[1,2]。しかしながら、終末期患者の場合は、基本的日常生活自立度の低下に加えて、浮腫、るい瘦に伴う病的骨突出や皮膚のたるみなど褥瘡発生の個体要因を多く保有することが共通点である。さらに、予後数週になると痛みや呼吸困難、全身倦怠感などさまざまな身体症状を有する（図2）[3]。これらの症状はがんだけでなく、臓

図1 終末期患者の機能と経過

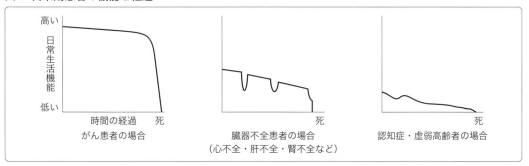

Lynn J：Perspectives on care at the close of life. Serving patients who may die soon and their families：the role of hospice and other services. JAMA, 285（7）：925-932, 2001. より一部改変

図2 主要な身体症状の出現からの生存期間

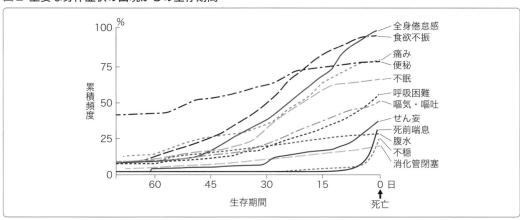

恒藤暁：末期がん患者の特徴，最新緩和医療学，11-24，最新医学社，大阪，2001.より引用

器不全患者の場合にも認められる[4]。

このような症状によって褥瘡予防・治療に必要な標準的ケアである体位変換やポジショニングが十分に行えず、外力の大きさや持続時間の低減が困難になることもある。そのため、それを補える体圧分散マットレスの使用を検討する必要がある。

終末期の人の体圧分散マットレスの選択

終末期の人の場合、活動性、可動性などに加えて、身体症状も考慮して体圧分散マットレスを選択する必要がある。代表的な身体症状がある人の体圧分散マットレスの選択について以下に紹介する。

1. 痛みがある人の体圧分散マットレスの選択

骨転移や圧迫骨折など脊椎に痛みがある場合、臀部の沈み込みで痛みが増強するため、臀部の沈み込みが予防できる交換または上敷圧切替型多層式エアマットレスが望ましい。また、人に触られるだけでも痛みが起こるのではないかという怖さを感じているような場合には、できるだけマットレスの凹凸が少ないものが望ましい。

体位変換によって痛みが増強する場合には、スモールチェンジ[5]を可能にする自動体位変換機能付き体圧分散マットレスの使用も考慮する。機種によってスモールチェンジの方法も異なるため、患者の状態や寝心地度な

図3 スモールチェンジ法を可能にする体圧分散マットレス

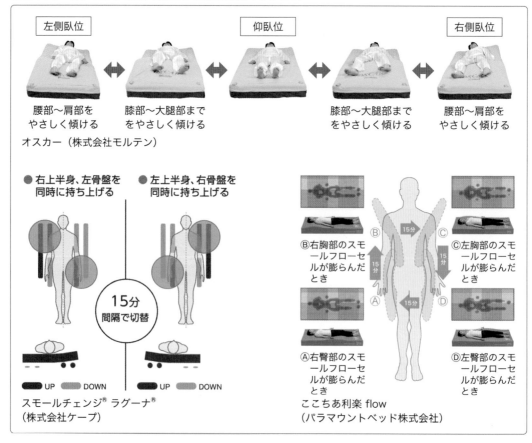

左側臥位　　　仰臥位　　　右側臥位

腰部〜肩部をやさしく傾ける　　膝部〜大腿部までをやさしく傾ける　　膝部〜大腿部までをやさしく傾ける　　腰部〜肩部をやさしく傾ける

オスカー（株式会社モルテン）

●右上半身、左骨盤を同時に持ち上げる　●左上半身、右骨盤を同時に持ち上げる

15分間隔で切替

UP　DOWN　　UP　DOWN

スモールチェンジ®ラグーナ®（株式会社ケープ）

Ⓑ右胸部のスモールフローセルが膨らんだとき　　Ⓒ左胸部のスモールフローセルが膨らんだとき

Ⓐ右臀部のスモールフローセルが膨らんだとき　　Ⓓ左臀部のスモールフローセルが膨らんだとき

ここちあ利楽 flow（パラマウントベッド株式会社）

どに合わせて選択する（**図3**）。

2．呼吸困難がある人の 体圧分散マットレスの選択

　心不全や呼吸不全、肺がんなどによって呼吸困難がある人の場合、頭側挙上しファウラー位で過ごすこともある。そのため、頭側を挙上しても臀部の沈み込みや底付きを予防できる交換または上敷圧切替型多層式エアマットレスの使用が望ましい。

　一方、静止型ウレタンフォームマットレスは「沈める」と「包む」によって外力の大きさの低減を図れるが、接触部位を変えることはできない。また、臀部が沈み込むことによって呼吸困難の緩和を妨げてしまう可能性もあるため、注意が必要である。

3．全身倦怠感がある人の 体圧分散マットレスの選択

　全身倦怠感があると、体位変換することも人に身体に触れられることも苦痛となることがある。また、反対に同一体位に苦痛を感じ

ることもあり、個々の苦痛の増強因子や緩和因子に合わせた体圧分散ケアが求められる。

　全身倦怠感がある人に対しては、体位変換が十分にできないことも考慮して接触部位を変えて外力の時間を短縮できる交換圧切替型エアマットレスの使用が望ましい。また、体位変換や人に触れられることに苦痛がある場合には、先に紹介したスモールチェンジを可能にする自動体位変換機能付き体圧分散マットレス（図3）の使用も考慮する。

文献
1) 関根龍一：総論 いま知りたい！　緩和ケアの最新の考え方と“非がん患者”への緩和ケア．エキスパートナース，35（8）：16-23, 2019.
2) Lynn J：Perspectives on care at the close of life. Serving patients who may die soon and their families：the role of hospice and other services. JAMA, 285（7）：925-932, 2001.
3) 恒藤暁：末期がん患者の特徴．最新緩和医療学，11-24，最新医学社，大阪，2001.
4) Solano JP, Gomes B, Higginson IJ：A comparison of symptom prevalence in far advanced cancer, AIDS, heart disease, chronic obstructive pulmonary disease and renal disease. J Pain Symptom Manage, 31（1）：58-69, 2006.
5) 田中マキ子：ポジショニングの最新．日褥会誌，18（2）：96-103, 2016.

対象者別の体圧分散マットレスの選択

⑤在宅療養中の人の体圧分散マットレスの選択

在宅療養中の人の特徴

褥瘡対策においては、体圧分散マットレスの使用に加えて、定期的な体位変換により同一部位への圧迫を低減している。在宅療養者では、連続した介護力を確保できないことがあり、計画的な体位変換を行うことが困難となる。

在宅療養中の人の体圧分散マットレスの選択

先に述べた特徴から在宅療養中の人には、体位変換機能を有した体圧分散マットレスの使用が推奨される[1]。

圧切替型エアマットレスにおいて、一定時間ごとにマットレス内の空気量を増減しマットレスに傾きをつけることで、体位変換と同じように身体の向く方向や角度を変えている。そのため、同一部位に長時間の圧迫が加わらない。四肢それぞれの部分でセルが膨張することで、身体の傾きを調整する。従来の体位変換では姿勢を保持するためにポジショニングクッション等で身体を支持するが、このマットレスは、クッションを使用せずに傾いた姿勢を保持することが可能である。定期的な体位変換に加えて、内蔵センサーにより圧や蒸れの調整も行う。

体位変換機能付きマットレス、スモールチェンジ機能搭載マットレスの具体的な製品例はp.211の図5、6を参照されたい。

介護力の確保が困難な在宅において、このような機能を活用することで、在宅療養者が同一体位で長時間過ごすことなく体圧分散することが可能となるため褥瘡対策として効果が期待できる。従来のような体位変換時に覚醒することもなく、夜間の睡眠時間を確保できる。その一方で、安易に体圧分散マットレスの機能を頼りにしていると、在宅療養者の体型とマットレスの角度が合わずに不良肢位となることがある（図1）。体幹がマットレスの中心線に沿って臥床できていないことで、マットレスが傾いた際に身体のずれが生じる可能性がある。その際、マットレスの屈曲部分に骨突出部などが沈み込んだまま放置されると、褥瘡発生や悪化につながるため注意が必要である。円背や拘縮があるとマットレスのセルの動作が身体に合わなくなる可能性も指摘されているため[2]、使用中の観察が重要となる。

体位変換機能付きマットレスやスモールチェンジ機能搭載マットレスの使用にあたり、体位変換機能による身体のずれが生じていないか、あるいは安楽が確保できているかなどを観察する。

図1 体位変換機能付きマットレス使用患者

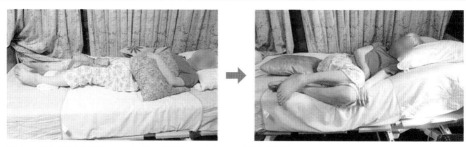

左のように体位を整えていたが、翌朝は右のように姿勢が崩れていた。

文献
1) 二村芽久美, 須釜淳子, 真田弘美, ほか：縦エアセルマットレスにおける自動体位変換機能の評価. 老年看護学, 10 (2)：62-69, 2006.
2) 土屋紗由美, 松本勝, 須釜淳子：寝たきり高齢者におけるスモールチェンジシステム搭載型エアマットレスの適用可能性の検討. 看護理工学会誌, 5 (2)：136-141, 2018.

寝心地・快適性を考慮した体圧分散マットレスの選択

寝心地・快適性を考慮した体圧分散マットレス選択の必要性

体圧分散マットレスは「沈める」「包む」「継時的な接触面積の変化」によって褥瘡予防効果が得られる反面、身体の沈み込み、セルの膨張や収縮などにより、患者にとって浮遊感や不快感につながることもある。マットレスの柔らかさが座位時の不安定感や離床時の活動のしにくさにつながることもある。体圧分散マットレスを選択する際には、褥瘡発生リスクや褥瘡の状態に加えて、それを使用する患者の寝心地や日常生活の快適性などの主観も考慮する必要がある。

寝心地・快適性を考慮したエアマットレス

術後で循環動態が不安定な場合は体位変換を含めた体圧分散が必要になり、低圧保持エアマットレスが選択されることが多い。低圧保持エアマットレスでは、浮遊感や不快感を訴える患者は少なくない。この対策として、セル内圧を独立して調整することで、身体の部位別に体圧管理が可能となった。セルの形状も寝心地に重要な役割がある。圧切替型多層式エアマットレスの中でも二層式のデュアルセルエアマットレス（上層セル分離型二層式エアマットレス）は脊椎や骨突出部に追従し、安静時のずれ、離床時の沈み込みやずれ、座位の安定感が得られる[1]。このことから、上層セル分離型二層式エアマットレスは寝心地を考慮した製品として推奨できる（図1）。さらに、圧切替が3段階で設定されており、座位やリハビリテーション時にはマットレスを硬くしたり、臥床時は体圧分散を強化したり、患者の状況によってマットレスの硬さの調整が可能である。

快適なマイクロクライメットを確保するために、マットレスにこもった熱や湿気を除外する機能が装備されている製品もある。皮膚の湿潤による褥瘡のリスクを軽減することが可能となり、寝心地の快適性と褥瘡予防効果

図1 上層セル分離型二層式エアマットレス

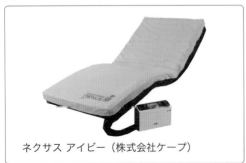

ネクサス アイビー（株式会社ケープ）

図2 ウレタンフォームを上層に配置したハイブリッドのマットレス

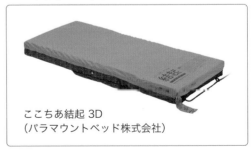

ここちあ結起 3D
（パラマウントベッド株式会社）

が高まる。圧切替型エアマットレスには、ウレタンフォームを上層または下層に配置したハイブリッドのマットレスもある（**図2**）。リモコンやポンプが不要なものは在宅などで簡便に使用にできる。

寝心地・快適性を考慮したウレタンフォームマットレス

ウレタンフォームマットレスは電源が不要で比較的管理しやすいことから、在宅療養患者や自立度が高い患者ではこれを選択することが多い。ウレタンの素材や配置が寝心地や快適性に影響する。低反発のマットレスより高反発のマットレスのほうが、腰の沈み込み、浮遊感、蒸れ感が有意に低いとの報告がある[2]。異なる性質を合体した構造により安定感を得ることができ、患者の寝返りを阻害しないウレタンフォームマットレスもある（**図3**）。ウレタンフォームマットレスは、マットレス表面の素材やシーツの素材を工夫して蒸れを防止している。したがって、体圧分散マットレスを選択する際は、マットレスとシーツの素材を確認する必要がある。

患者の状態や希望も考慮した褥瘡予防

寝たきりの患者や治療中の患者はマットレスが生活の場となる。そのため、褥瘡発生リスクの対応に加え、患者の状態や希望を考慮した体圧分散マットレスの選択をしていくことが必要である。体圧分散マットレスは研究が進み、さまざまな機能を兼ね備えた製品が販売され、選択肢は拡大していると言える。今後は、寝心地と快適性を考慮した体圧分散マットレスの褥瘡予防効果を検証していく必要がある。

図3 患者の寝返りを阻害しないウレタンフォームマットレス

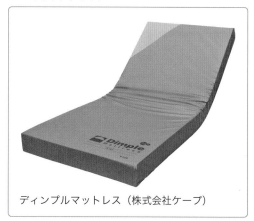

ディンプルマットレス（株式会社ケープ）

引用文献
1) 丸谷晃子, 須釜淳子, 真田弘美, ほか：デュアルフィットエアセルマットレス使用時の褥瘡予防と寝心地の評価－心臓・大血管術後患者におけるランダム化比較試験. 日褥会誌, 13 (2)：142-149, 2011.
2) 松原康美, 大西ひとみ：寝心地評価票による静止型体圧分散マットレスの臨床評価. 日創傷オストミー失禁管理会誌, 19 (4)：403-409, 2015.

体圧分散マットレスの管理

①ウレタンフォームマットレスの管理上の注意点

マットレス使用に伴う劣化「へたり」

ウレタンフォームマットレスは長年使用すると劣化する。劣化の1つとして「へたり」が報告されている。「へたり」とは、マットレスの使用により発生する、物理的に繰り返される圧縮に伴う永久的なへこみを指す（**図1**）。

購入5～10年後のウレタンフォームマットレスは、新品と比較して「へたり」を認めることが多く、そのため体圧値が上昇する[1]。この「へたり」は臀部に最も強くみられる傾向にある[2]。「へたり」の度合いは使用年数ではなく、使用頻度が高かったり、背上げや移乗などの頻度が高いと大きくなりやすい[1]。へたり度合い別の褥瘡発生状況について、へ

たり度合い10%（マットレスの厚みに対するへたりの割合）を越えると褥瘡発生割合が高くなる傾向にある[3]。しかし、現在のところ褥瘡発生に及ぼす影響において、マットレスの使用年数、へたりの程度のカットオフ値は明らかになっていない。

「へたり」を考慮した管理方法

「へたり」の調査は各体圧分散マットレスの耐用年数も考慮して定期的に行うことが望ましい。「へたり」を測定する器具がない場合は、まず臥床している部分、臥床していない部分のそれぞれに触れ、硬さや形状に異常がないか確認する。さらに、シーツを外して

図1 ウレタンフォームマットレスの「へたり」

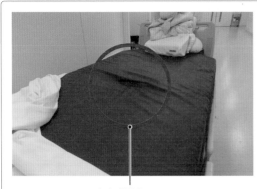

へたり部位にしわが集中している

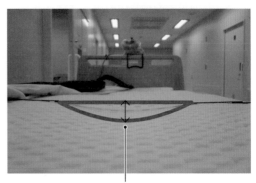

クレーター状に見える

ウレタンフォームの劣化がないか目視する。また、骨突出部および臀部の体圧を測定することが必要である。体圧は、臥位のみではなく、頭側挙上時も測定し評価する。

マットレスの使用頻度、背上げや移乗などの頻度を考慮した「へたり」の度合いを調査するため、マットレスにナンバリングをして使用状況を追跡できるシステムがあるとよい。

■ マットレスの取り扱い、保管上の注意

マットレスを使用しないときには、高温多湿・紫外線を避けて保管する。保管中は長期間の圧迫による「へたり」防止のため、マットレスの平積みやマットレスの上に物を置くことは避ける。また、マットレスが折れることも劣化の原因となるため、折れないようにして保管する。

文献
1) 松原康美：ウレタンマットレスのヘタリと体圧分散効果の調査. 月刊ナーシング, 27（11）：88-93, 2007.
2) Heule EJ, Goossens RH, MuggeR, et al：Using an indentation measurement device assess foam mattress quality. Ostomy Wound Manage, 53（11）：56-62, 2007.
3) 高木良重, 関谷弘子, 町田京子：静止型マットレス使用患者の褥瘡発生状況 へたり度合い別の比較. 日本看護学会論文集 看護管理, 46：414-416, 2016.

体圧分散マットレスの管理
②体圧分散マットレス 整備のポイント

医療機関等において褥瘡対策を進める上で、対象に合った体圧分散マットレス等を使用する体制が整えられていることが条件となっている。

各施設で、一定数の体圧分散マットレスを確保し、必要時に使用できる体制を整えている。体圧分散マットレスは個々の身体的特徴に応じて選択されるため、自施設の患者特性を踏まえて整備することが求められる。

医療機関における 体圧分散マットレスの必要数

医療機関等では、日々変動する患者の状況を踏まえて、体圧分散マットレスを整備している。各マットレスがもつ機能により適用となる範囲が異なるため、複数の種類の体圧分散マットレスが使用できるようにしておくことが望ましい。医療機関全体または部署の特性により、マットレスに求められる機能や必要台数は異なる。そのため、各種マットレスの必要数については独自で算出することになるが、その方法についての十分なエビデンスはない。定点調査としてリスクアセスメント

を実施し各種体圧分散マットレスの必要数を算出したり、体圧分散マットレスの使用状況と対象患者の状況から不足数を算出したりするなど、医療機関ごとに工夫しているのが実情である。

対象の褥瘡発生リスクや身体特性に合わせて体圧分散マットレスを使用することで、褥瘡発生予防や褥瘡の改善につながる。施設ごとに作成している基準等に応じて、褥瘡対策が必要な患者に対して適切に選択できるような体制を整えておくことが必要である。

体圧分散マットレスの 使用形態

使用する体圧分散マットレスにかかる費用は、医療機関が負担する。体圧分散マットレスは、購入、レンタルやリースによる使用などさまざまな形態があり、それらのいずれか、または両者を組み合わせて必要時にすみやかに使用できるような体制をとっておく（表1）。

また、それぞれの患者が使用している体圧分散マットレスについては、電子カルテに搭

表1 体圧分散マットレスの使用形態

購入	医療機関の所有物、メンテナンスにかかる費用は医療機関が負担する
レンタル リース	レンタル/リース業者が所有し、メンテナンスも業者が負担する （レンタルは使用期間のみ支払うため、料金がやや高額）

載された褥瘡管理システム等を活用して把握する。このような情報管理によって、医療機関内における各種マットレスの使用頻度を算出したり、体圧分散マットレスのメンテナンスを行ったりすることが可能になる。

体圧分散マットレスのメンテナンス

　使用している体圧分散マットレスが確実に効果を発揮しているかどうか、定期的に確認することが求められる。電源が必要となる圧切替型エアマットレスについては、きちんと接続されているか、設定どおりに作動しているかなど、目的通りに機能しているかどうか確認する[1]（**表2**）。また、マットレスの下面に手を挿入し、底付きの有無を観察する。

　ウレタン素材のマットレスは長期間の使用により劣化（へたり）が生じるため、体圧分散効果が発揮されているかどうかの評価が必要となる（へたりについてはp.228参照）。

　いずれの体圧分散マットレスにおいても清

表2　圧切替型エアマットレスにおける確認事項

- 電源が入っているか：プラグの接続、電源ランプ点滅の有無
- 送気チューブの状態：エア抜き栓がはまっているか、チューブの閉塞や屈曲の有無
- 設定内容：設定画面（体重、セルの動き、体位変換設定など）

拭や消毒が必要となる。ベッド上で療養している患者も多く、食物やごみの一部だけでなく、体液や排泄物などがマットレス表面に付着している。医療機関で使用する体圧分散マットレスは防水カバーに覆われ、マットレス内部に浸透しないようにしているが、感染対策や衛生面の観点から、アルコール含有の布などで拭き取る必要がある。

文献
1)　西澤知江，酒井梢，須釜淳子：ベッドサイドで何を観る．改訂版 実践に基づく最新褥瘡看護技術（真田弘美，須釜淳子編），48-63，照林社，東京，2007.

患者教育

褥瘡の予防や改善のための患者や家族（介護者）への指導・教育

褥瘡ケアで最も大切なのは予防ケアである。そのため、患者や家族に対して、褥瘡予防方法や悪化の徴候について説明していくことは、褥瘡発生予防や改善のために大変重要である。

WOCN Clinical Practice Guideline[1]では、褥瘡の病態、危険因子、褥瘡評価、創傷治癒の原則、栄養管理方法、スキンケアと皮膚観察方法、排泄管理方法に関する教育内容が項目として記載されている。海外では、脊髄損傷者に対し入院中に治療教育プログラムを実施した結果、皮膚管理能力が向上したとの報告がある[2]。褥瘡が発生する前に、リハビリテーションのプログラムを含め入院中に教育していくことは重要である。

体位変換・ポジショニング、クッションの圧調整の指導

体位変換方法の指導・教育では、ポジショニングや車椅子、座位の姿勢を含めた指導を行う。特に、車椅子のエアクッションの圧調

図1　底付きの確認方法

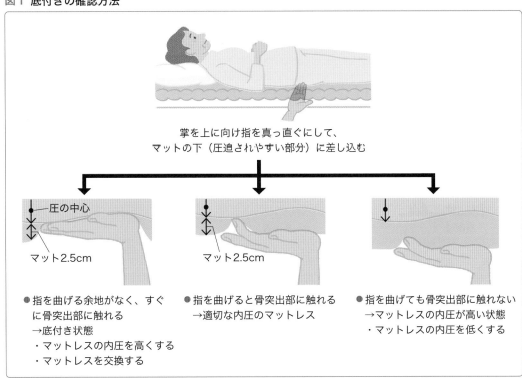

掌を上に向け指を真っ直ぐにして、
マットの下（圧迫されやすい部分）に差し込む

マット2.5cm　　　　　　　マット2.5cm

● 指を曲げる余地がなく、すぐに骨突出部に触れる
　→底付き状態
　・マットレスの内圧を高くする
　・マットレスを交換する

● 指を曲げると骨突出部に触れる
　→適切な内圧のマットレス

● 指を曲げても骨突出部に触れない
　→マットレスの内圧が高い状態
　・マットレスの内圧を低くする

図2 体圧測定器の例

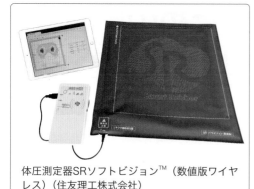

体圧測定器SRソフトビジョン™（数値版ワイヤレス）（住友理工株式会社）

主に臀部、または身体の一部にかかる体圧分布を可視化することができる（数値版の他、半身版、全身版の商品展開もあり）。

整の指導を受けずに使用している患者もいるため、介入が必要である。介入方法としては、エアマットレスの場合には圧の設定が適切かどうか「底付きの確認」（**図1**）の指導が必要である。またその際に、体圧測定することで褥瘡発生リスクの発見が可能となり、褥瘡予防に対する理解の向上に効果的であったとする報告がある[3-7]（**図2**）。

ICT（情報通信技術）を用いた遠隔指導

現在、在宅ケアの中ではICT（information and communication technology：情報通信技術）と遠隔コミュニケーション（telecommunication）を通じて提供される看護である遠隔看護（テレナーシング）が行われつつある。すでに、オンライン診療や服薬指導などの導入も始まっている。

医療者とのコンサルテーションに関しては、医療者が患者の退院前に強化された教育を行い、退院後、毎月電話で褥瘡について確認した群と通常の教育のみ行った群を比較した結果、介入群がコントロール群よりも予防に関する知識が高くなったとする報告がある[6]。また、教育的介入やスクリーニングを組み合わせた対話型音声応答システムである遠隔医療介入機器を用いた報告がある[8]。介入群は女性のみではあるが、有意に褥瘡発生率が低下し、ヘルスケア報告の増加が認められたという結果が報告されている。

また、遠隔操作によるビデオ画像を用いた

図3 テレナーシングのイメージ

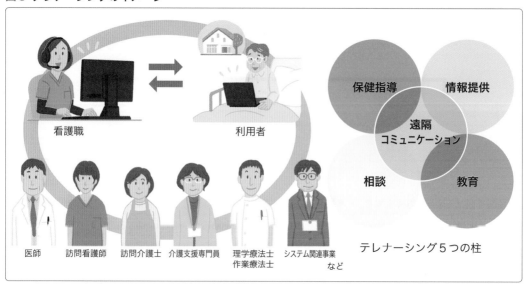

看護職　利用者

医師　訪問看護師　訪問介護士　介護支援専門員　理学療法士 作業療法士　システム関連事業 など

保健指導　情報提供　遠隔コミュニケーション　相談　教育

テレナーシング5つの柱

介入と電話での介入、本人の意思で電話相談を行う方法を比較した報告[9]では、ビデオ画像を用いて検討した群において、褥瘡発生報告が最も多かったが有意差はなかった。しかし、これはビデオを通して医療者の観察回数が多くなったため、発見率が高まった可能性があると考察されている。発見された褥瘡も他の群に比較して、浅い褥瘡の割合が多かったことより、褥瘡の早期発見に効果的であることが示唆される。これらの臨床試験は海外での結果であるが、現在、わが国においてもテレナーシングは拡大しており、システムの活用が導入されつつある（図3）[10]。

視覚的教育方法として、eラーニングによる教育プログラムを実施後、褥瘡についてのテスト結果が実施前より有意に高くなったとする報告がある[11,12]。褥瘡発生率や治癒率に直接結びつかないが、褥瘡に対する知識向上のための教育方法としては効果的であることが示唆される。

文献

1) Wound, Ostomy and Continence Nurses Society-Wound Guidelines Task Force：WOCN 2016 Guideline for Prevention and Management of Pressure Injuries（Ulcers）. JWOCN, 44（3）：241-246, 2017.

2) Robineau S, Nicolas B, Mathieu L, et al：Assessing the impact of a patient education programme on pressure ulcer prevention in patients with spinal cord injuries. J Tissue Viability, 28（4）：167-172, 2019.

3) 佐藤征英, 下畑由美, 中原圭子, ほか：坐骨部褥瘡が治癒した脊髄損傷者の一症例　再発予防に向けての退院調整. 日本看護学会論文集, 成人看護2, 36：390-391, 2005.

4) 堀雅美, 角谷暁子, 折笠博子, ほか：褥瘡形成を繰り返す脊髄損傷患者への援助　再発予防にむけて. 褥瘡会誌, 3（3）：351-354, 2001.

5) 小川奈緒美, 田中秀子, 豊田美和, ほか：脊髄損傷で褥瘡のため入退院を繰り返す患者の治療環境の整え　精神的関わりを通じて. 日創傷オストミー失禁管理会誌, 5（2）：26-30, 2002.

6) Garber SL, Rintala DH, Holmes SA, et al：A structured educational model to improve pressure ulcer prevention knowledge in veterans with spinal cord dysfunction. J Rehabili Res Dev, 39（5）：575-588, 2002.

7) 篠原真咲, 益子恵子, 神永朋子, ほか：当院におけるシーティング外来の現状報告　車いすとクッション, 座圧測定の結果から. 褥瘡会誌, 18（1）：36-40, 2016.

8) Houlihan BV, Jette A, Friedman RH, et al：A pilot study of a telehealth intervention for persons with spinal cord dysfunction. Spinal Cord, 51（9）：715-720, 2013.

9) Phillips VL, Temkin A, Vesmarovich S, et al：Using telehealth interventions to prevent pressure ulcers in newly injured spinal cord injury patients post-discharge. Results from a pilot study. Int J Technol Assess Health Care, 15（4）：749-755, 1999.

10) 日本在宅ケア学会編：第1章 テレナーシングとは. テレナーシングガイドライン, 4, 照林社, 東京, 2021.

11) Brace JA, Schubart JR：A prospective evaluation of a pressure ulcer prevention and management E-Learning Program for adults with spinal cord injury. Ostomy Wound Manage, 56（8）：40-50, 2010.

12) Schubart J：An e-learning program to prevent pressure ulcers in adults with spinal cord injury：a pre- and post- pilot test among rehabilitation patients following discharge to home. Ostomy Wound Manage, 58（10）：38-49, 2012.

第**12**節

アウトカムマネジメント

アウトカムマネジメント

褥瘡対策の質評価指標（図1）

アウトカムマネジメントとは、医療の質向上のための体制や仕組みづくりとも言える。医療の質は、「構造（structure）」、「過程（prosses）」、「結果（outcome）」の枠組みで構成される[1]。「構造」「過程」「結果」は相互に関連し合い、よい構造はよい過程を生み出し、よい過程はよい結果を導く。

「構造」とは、ケアの手段が行われている組織を意味する。例えば、物品配置や人員配置、経営体制などが含まれる。「過程」とは、提供されているケアを意味する。例えば、リスクアセスメントの実施、褥瘡ケア計画の立案、褥瘡ケアの実施などが含まれる[2]。

「構造」と「結果」の要素に、個々の対象の発生要因、基礎疾患、治療などが交絡因子として加わり、「結果」が導かれる。本稿では、褥瘡ケアの「結果」を「褥瘡予防」と「褥瘡治癒促進」とし、「構造」と「過程」別に管理体制を述べる。

構造

1. 多職種で構成する褥瘡対策チームの設置

褥瘡の発生要因は、体圧、摩擦とずれ、低栄養、循環不全など多岐にわたることから、褥瘡に対してはさまざまな視点からアセスメントし、介入する必要がある。

褥瘡対策において、さまざまな職種が協働し、それぞれの専門分野の知識を提供し合い、学際的なケアを行うことが効果的である。

図1 Donabedianパラダイム

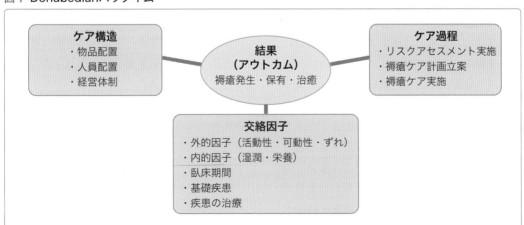

大桑麻由美, 須釜淳子, 真田弘美, ほか：特定機能病院における褥瘡予防ケアの質指標：前向きコホート調査. 褥瘡会誌, 9（1）：56-63, 2007.より改変

褥瘡対策チームを構成する職種は、医師、看護師、薬剤師、管理栄養士、理学療法士、ソーシャルワーカー、ケアマネジャーなどである。

活動内容や活動形式は施設の状況により求められるものが異なるため、個々の施設内で検討すべきである。多くの施設では、週に1回程度の褥瘡回診とカンファレンス、発生率や保有率などのデータ管理、スタッフ教育などが褥瘡対策チーム主導で行われている。

多職種で構成する褥瘡対策チームの設置は、病院において褥瘡予防に貢献し、病院および長期療養施設において褥瘡治癒促進に貢献する。

2. 皮膚・排泄ケア認定看護師の配置および特定看護師の配置と褥瘡ハイリスク患者ケア加算の導入

1）皮膚・排泄ケア認定看護師

認定看護師は専門分野の600時間以上の研修を修了し、認定試験に合格した者に対して日本看護協会により与えられる資格である。

日本看護協会は、認定看護師を、ある特定の看護分野において熟練した看護技術と知識を用いて、水準の高い看護実践のできる者と定義している。認定看護師の役割は、看護現場において実践・指導・相談の3つの役割を果たすことにより、看護ケアの広がりと質の向上を図ることに貢献することである。

皮膚・排泄ケア認定看護師の役割は、褥瘡などの創傷管理およびストーマ、失禁等の排泄管理、患者・家族の自己管理およびセルフケア支援などである。皮膚・排泄ケア認定看護師を配置することにより、患者・家族・集団に対して熟練した看護技術を用いた水準の高い看護の実践が期待できる。皮膚・排泄ケア認定看護師の配置は、病院において褥瘡の予防と治癒促進に貢献する。

2）特定行為研修を修了した看護師

2014年の保健師助産師看護師法の改正により「特定行為に係る看護師の研修制度」が創設された。この制度の目的は、2025年に向けてさらなる在宅医療等の推進を図っていくために、医師の判断を待たずに、手順書により一定の診療の補助を行う看護師を養成することである。特定行為研修は、看護師が手順書により特定行為を行う場合、特に必要とされる実践的な理解力、思考力および判断力ならびに、高度かつ専門的な知識および技能の向上を図るための研修である[3]。

褥瘡ケアに関する特定行為には、「褥瘡又は慢性創傷の治療における血流のない壊死組織の除去」、「創傷に対する陰圧閉鎖療法」がある。特定行為研修を修了した看護師が、これらの技術を医師の指示を待たずにタイムリーに、かつ安全に行うことによって、褥瘡の治癒促進に貢献する[4]。

3）褥瘡ハイリスク患者ケア加算

褥瘡ハイリスク患者ケア加算は、病院に入院中の褥瘡ハイリスク患者について、重点的な褥瘡ケアを行う必要を認め、計画的な褥瘡対策が行われた場合に入院中1回に限り算定できる。

褥瘡ハイリスク患者ケア加算は、褥瘡ケアを実施するための適切な知識・技術を有する専従の褥瘡管理者が、予防治療計画に基づく総合的な褥瘡対策を継続して実施することが要件とされている。

褥瘡ハイリスク患者ケア加算を算定している施設のほうが算定していない施設よりも褥瘡発生率が低く、またDESIGN®の点数の減少が多かったという報告がある[5]。

▌過程

1．包括的なプログラムやプロトコールの使用

　包括的なプログラムやプロトコールとは、ガイドラインやケア指針、施設独自で作成したケアプログラム、クリティカルパスなどである。海外でのガイドラインには、NPIAP（NPUAP）／EPUAP／PPPIAのガイドラインがある。また、わが国の現状に応じたガイドラインとして、日本褥瘡学会教育委員会による『褥瘡予防・管理ガイドライン（第5版）』がある。これらの包括的なプログラムやプロトコールを使用することにより、広い視点での偏りのないケア介入が可能となる。包括的ケアプログラムやプロトコールの使用は、病院や長期療養施設において褥瘡の予防や治癒促進に貢献する。

2．アルゴリズムを用いた体圧分散マットレスの選択

　体圧分散マットレスを選択する際に、ブレーデンスケールなどの褥瘡発生リスクアセスメントツールを基にしたアルゴリズム（図2）[6]を用いることにより、体圧分散マットレスの必要性を適切に判断できる。これにより、必要な患者に適切に体圧分散マットレスが提供できるだけでなく、不要な患者への使用を避けることができる。このことは、体圧分散マットレスによる体動制限や不快感などの防止につながることから、患者のQOLの向上にも役立つ。

　ブレーデンスケールやOHスケールなどの褥瘡リスクアセスメントツールによるアルゴリズムを用いた体圧分散マットレスの選択は、病院や長期療養施設において、褥瘡予防に貢献する。

図2 ブレーデンスケールによる褥瘡ケアアルゴリズム

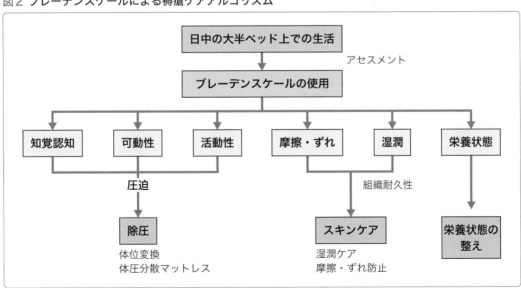

真田弘美，須釜淳子，杉村静枝，ほか：特別養護老人ホームでの褥創ケアアルゴリズムの有効性の検討．第25回日本看護学会集録－老人看護，170-173，日本看護協会出版会，東京，1994．より改変

3．褥瘡リスクアセスメントツールを 含む電子カルテの使用

近年、電子カルテのコンテンツとして褥瘡リスクアセスメントツールが装備されているものが多くある。日常的に使用する電子カルテの中に褥瘡リスクアセスメントツールが装備されていることは、個々の患者の状態の変化に応じたリスクアセスメントの機会を逃さないだけでなく、常に個々の患者の褥瘡リスクを意識することにつながる。

褥瘡リスクアセスメントツールを含む電子カルテの使用は、病院において褥瘡予防に貢献することが期待できる。

4．皮膚・排泄ケア認定看護師などの 専門家による退院支援および在宅 への同行訪問

近年、在院日数の短縮に伴い、褥瘡を保有しながら長期療養施設や在宅療養に移行する対象は多い。病院のみならず、長期療養施設や在宅においても専門職が積極的にかかわることは、褥瘡保有者のQOLの向上に効果的である。

長期療養施設や在宅において、皮膚・排泄ケア認定看護師が褥瘡保有者の退院支援に参画することが、褥瘡の治癒促進に貢献する。また、在宅において、皮膚・排泄ケア認定看護師や理学療法士などの専門家が同行訪問することは、褥瘡治癒促進に貢献する。

図3 褥瘡推定発生率

$$\frac{\text{調査日に褥瘡を保有する患者数}-\text{入院時すでに褥瘡保有が記録されていた患者数}}{\text{調査日の施設入院患者数}}\times100\ (\%)$$

注1：調査日の施設入院患者数：調査日に入院または入院予定患者は含めない
　　　調査日に退院または退院予定患者は含める
注2：1名患者が褥瘡を複数部位有していても、患者数は1名として数える
注3：入院時すでに褥瘡を保有していた患者であっても、新たに入院中に褥瘡が発生した場合は院内褥瘡発生者として取り扱い、褥瘡推定発生率を算出する

図4 褥瘡有病率

$$\frac{\text{調査日に褥瘡を保有する患者数}}{\text{調査日の施設入院患者数}}\times100\ (\%)$$

●ある集団における、ある一時点での特定の疾病や病態を有する人の割合
●分子はある一時点での有病者の数，分母がその時点での集団全体の人数である

注1：調査日の施設入院患者数：調査日に入院または入院予定患者は含めない
　　　調査日に退院または退院予定患者は含める
注2：1名患者が褥瘡を複数部位有していても，患者数は1名として数える

結果

　日本褥瘡学会は、「結果」の指標として、褥瘡推定発生率（**図3**）、褥瘡有病率（**図4**）を推奨している。また、褥瘡の重症度の評価指標として、NPIAP/EPUAPによる褥瘡ステージ分類、日本褥瘡学会が作成した褥瘡状態評価スケールであるDESIGN®を改定した褥瘡の改善度を評価する指標DESIGN-R®2020がある。

文献————

1) Donabedian A：Quality of care: problems of measurement. Ⅱ. Some issues in evaluating the quality of nursing care. Am J Public Health Nations Health, 59（10）：1833-1836, 1969.
2) 大桑麻由美，須釜淳子，真田弘美，ほか：特定機能病院における褥瘡予防ケアの質指標：前向きコホート調査．褥瘡会誌，9（1）：56-63，2007.
3) 厚生労働省：特定行為に係る看護師の研修制度の概要．〔https://www.mhlw.go.jp/stf/seisakunitsuite/bunya/0000070423.html〕，2023/1/5.
4) Kaitani T, Nakagami G, Sanada H：Cost-effectiveness of conservative sharp wound debridement for pressure ulcers offered by wound, ostomy and continence nurses：A propensity score matching analysis. J Wound Technol, 21：6-10, 2013.
5) Sanada H, Nakagami G, Mizokami Y, et al：Evaluating effect of new incentive system for high-risk pressure ulcer patients on wound healing and cost-effectiveness：A cohort study. Int J Nurs Stud, 47（3）：279-286, 2010.
6) 真田弘美，須釜淳子，杉村静枝，ほか：特別養護老人ホームでの褥創ケアアルゴリズムの有効性の検討．第25回日本看護学会集録−老人看護，170-173，日本看護協会出版会，東京，1994.

QOL、疼痛

褥瘡保有者のQOLの評価

QOL評価は身体的・心理的・社会的側面を評価する

　QOL（生活の質：quality of life）には、身体的側面、心理的側面、社会的側面がある。褥瘡保有はこれらのQOLに影響を及ぼしていることから、褥瘡保有者のQOL評価は多側面から全人的に行うことが重要である。

　在宅療養中の高齢者において、褥瘡保有者は褥瘡非保有者よりも身体機能、社会的機能、セルフケア、可動性が有意に低く、身体的痛みが強いとの報告がある[1]。老人施設入居者において、ステージⅡ以上の褥瘡保有と精神的well-beingの低下とが関係していたという報告がある[2]。外来の脊髄損傷患者のメンタルヘルススコアの平均は、褥瘡保有者のほうが褥瘡非保有者に比べて有意に低いことが報告されている[3]。

　褥瘡をもつ患者のQOLに影響を及ぼす要因として、表1の要因がある[4]。

表1　褥瘡をもつ患者のQOLに影響する要因

1．身体面への影響が限界を与えること
2．褥瘡の症状による影響
3．患者のニーズと医療や介護的な介入による影響との不一致
4．健康全般への影響
5．心理的影響
6．原因の認知による影響（予防ケアが不十分だったことに対する怒り）
7．知識への欲求
8．社会的影響
9．ヘルスケア提供者との関係性
10．経済的問題
11．その他

QOLは尺度を用いて評価する

　QOLは多面的かつ個別的・主観的な概念である。QOLを評価するためにさまざまな測定尺度が開発されている。

　疾患あるいは治療に影響される側面を含むQOLの概念として、健康関連QOL（health related quality of life：HR-QOL）がある[5]。健康関連QOLを評価する包括的測定尺度（患者の病気あるいは状態に関係なく包括的な使用を意図した測定尺度）の1つにSF-36（Medical Outcome 36-Item Short-Form）がある。SF-36は、身体機能、日常役割機能−身体、身体の痛み、全体的健康感、活力、社会生活機能、日常役割機能−情緒、心の健康の8つの項目で構成されている[5]。

　慢性創傷を有する患者のQOLを評価する尺度として、wound-QOL尺度がある[6]。wound-QOL尺度は、17項目5段階評価で構成される主観的尺度である（表2）。

　褥瘡保有者のQOLを評価する尺度としてPU-QOL-P尺度[7]がある。症状（3項目）、身体機能（4項目）、心理的幸福（2項目）の9項目で構成される尺度である（表3）。

　褥瘡を有する脊髄損傷患者のQOLを評価する尺度としてSCI-QOL PrU[8]がある。SCI-QOL PrUは、7項目の主観的評価で構成されている（表4）。

表2 慢性創傷保有者のQOLを評価する尺度（wound-QOL尺度）の評価項目

1．疼痛	9．創傷の悪化や新たな創傷発生への恐れ
2．におい	10．創傷への打撃の恐怖
3．退院の妨害	11．活動への支障
4．睡眠への影響	12．階段を昇ることの困難
5．創傷処置の苦痛	13．日々の活動への支障
6．創傷による不幸	14．余暇活動の制限
7．長期間治癒しないことへのフラストレーション	15．周囲の人との活動の制限
8．創傷への不安	16．他人に依存していると感じる
	17．経済的影響

表3 褥瘡保有者のQOL評価尺度（PU-QOL-P尺度）の評価項目

症状	疼痛（12段階評価） 滲出液（8段階評価） におい（6段階評価）
身体機能	睡眠（7段階評価） 移動と可動性（9段階評価） 日々の活動（6段階評価） 倦怠感（5段階評価）
心理的幸福	感情のwell-being（15段階評価） 自意識と外見（7段階評価）

表4 褥瘡を有する脊髄損傷患者のQOL評価尺度（SCI-QOL PrU）の評価項目

1．褥瘡による生活の質の低下
2．褥瘡からの回復による活動制限
3．褥瘡による不快感
4．褥瘡治療の時間
5．褥瘡による寝たきり
6．褥瘡による社会生活の阻害
7．褥瘡による仕事の能力の低下

文献

1) Franks PJ, Winterberg H, Moffatt CJ：Health-related quality of life and pressure ulceration assessment in patients treated in the community. Wound Repair Regen, 10 (3)：133-140, 2002.

2) Degenholtz HB, Rosen J, Castle N, et al：The association between changes in health status and nursing home resident quality of life. Gerontologist, 48 (5)：584-592, 2008.

3) Blanes L, Carmagnani MI, Ferreira LM：Quality of life and self-esteem of persons with paraplegia living in São Paulo, Brazil. Qual Life Res, 18 (1)：15-21, 2009.

4) Gorecki C, Brown JM, Nelson EA, et al：Impact of pressure ulcers on quality of life in older patients：a systematic review. J Am Geriatr Soc, 57 (7)：1175-1183, 2009.

5) ピーター・M・フェイヤーズ，デビッド・マッキン著，福原俊一，数間恵子監訳：QOL評価学－測定，解析，解釈のすべて．中山書店，東京，2007.

6) Augustin M, Conde E, Zander N, et al：Validity and feasibility of the wound-QOL questionnaire on health-related quality of life in chronic wounds. Wound Repair Regen, 25 (5)：852-857, 2017.

7) Rutherford C, Brown JM, Smith I, et al：A patient-reported pressure ulcer health-related quality of life instrument for use in prevention trials (PU-QOL-P)：psychometric evaluation. Health Qual Life Outcomes, 16 (1)：227, 2018.

8) Kisala PA, Tulsky DS, Choi SW, et al：Development and psychometric characteristics of the SCI-QOL Pressure ulcers scale and short form. J Spinal Cord Med, 38 (3)：303-314, 2015.

褥瘡保有者の痛みの評価

褥瘡保有者のQOLを阻害する要因の１つに痛みがある。痛みは、その発生源の組織や神経の損傷や炎症などによる痛覚への刺激により発痛物質が分泌され、それが痛覚を刺激し、神経を伝わり大脳で痛みとして認知される[1]。

痛みの種類には侵害受容性疼痛と神経障害性疼痛がある。侵害受容性疼痛は、内臓痛と体性痛に分類される。体性痛は、筋肉や骨、皮膚、粘膜、関節、皮下組織に由来する痛みで、炎症、機械的刺激などによって筋肉の虚血やスパズムが起こり、痛みが生じる。神経障害性疼痛は、神経が障害されることによって起こる痛みで、末梢神経の損傷による痛みと中枢神経を発生源とする痛みに分類される。

褥瘡保有者が感じる痛みには、疾患や拘縮による痛みと、褥瘡自体による局所的な痛みがある。褥瘡保有者のQOLを維持、向上するためには、個々の褥瘡保有者の痛みを知り、それらを緩和するための治療やケアが求められる。

すべてのステージの褥瘡において痛みの評価を行う

褥瘡ステージⅡ〜Ⅳの褥瘡保有者の75％が緩やかな痛みを、18％が耐えがたい痛みを感じており、浅い褥瘡であっても痛みを感じている[2]。また、深い褥瘡ほど強い痛みがあると報告されている[3]。DTIなどの炎症期の褥瘡や感染のある褥瘡は、強い痛みを生じることがある。

このように、すべての深さの褥瘡において痛みが発生する可能性があるため、すべての深さの褥瘡において痛みの評価が必要である。

処置時および安静時を含めた処置以外のときにも評価する

褥瘡の痛みの原因には、ドレッシング材交換（剥離時、洗浄時、貼付時）、体位変換、創や創周囲皮膚への接触や摩擦、創の炎症・感染などがある。褥瘡保有者の87.5％がドレッシング材交換時に痛みを感じ、84.4％が安静時にも痛みを感じている。また、褥瘡保有者の42％が絶え間なく痛みを感じている[2]。さらに、活動時にも就寝時にも日常的に痛みを感じている[4]。したがって、褥瘡の痛みの評価は、処置時だけでなく安静時にも行う必要がある。

主観的疼痛評価スケールを用いて評価する

主観的疼痛評価スケールを用いることによって、主観的な感覚である痛みの程度を数値で客観的に捉え、痛みの変化を把握することができる。

主観的疼痛評価スケールには、視覚的アナログ尺度（visual analog scale：VAS、図１）、数値的評価尺度（numerical rating scale：NRS、図２）、フェイススケール（Wong-Baker faces pain rating scale：FRS、図３）、マクギル痛み質問票（McGill pain questionnaire：MPQ、図４）などがある。

図1 視覚的アナログ尺度（Visual analog scale：VAS）

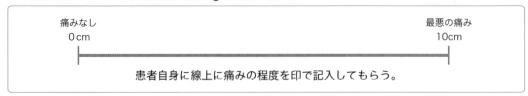

痛みなし
0cm

最悪の痛み
10cm

患者自身に線上に痛みの程度を印で記入してもらう。

図2 数値的評価尺度（Numerical rating scale：NRS）

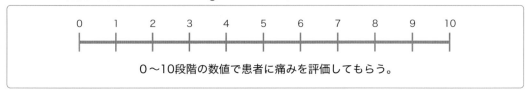

0　1　2　3　4　5　6　7　8　9　10

0〜10段階の数値で患者に痛みを評価してもらう。

図3 フェイススケール（Wong-Baker faces pain rating scale：FRS）

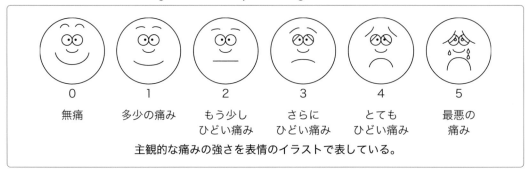

0	1	2	3	4	5
無痛	多少の痛み	もう少しひどい痛み	さらにひどい痛み	とてもひどい痛み	最悪の痛み

主観的な痛みの強さを表情のイラストで表している。

VAS、NRS、FRSは痛みの強さを数値で表すスケールである。MPQは感覚的、感情的、評価的の3つの概念枠組みからなる20項目で構成され、痛みを性質と強さの側面から評価する。

ただし、これらの評価スケールの数値の高さは痛みの強さの絶対値ではなく、その対象にとっての相対値に過ぎないことに注意する必要がある。すなわち、数値が高いほど痛みが強いことを意味するが、対象同士で痛みを比較することはできない。数値に捉われすぎず、褥瘡を保有する患者の痛みの強さを受け止める姿勢をもつことが重要である。

また、これらの評価スケールを使用することができない場合や、痛みを言葉で表現する

ことが困難な小児や高齢者の場合は、表情の変化、身体をよじるなどの動作、睡眠状況、バイタルサインの変化など、痛みによる身体的反応を評価するとよい。

文献
1) 梅田恵, 射場典子編：緩和ケア改訂第2版 看護学テキストNiCE, 南江堂, 東京, 2018.
2) Szor JK, Bourguignon C：Description of pressure ulcer pain at rest and at dressing change. J Wound Ostomy Continence Nurs, 26（3）：115-120, 1999.
3) Dallam L, Smyth C, Jackson BS, et al：Pressure ulcer pain：assessment and quantification. J Wound Ostomy Continence Nurs, 22（5）：211-218, 1995.
4) Jackson D, Durrant L, Bishop E, et al：Pain associated with pressure injury：A qualitative study of community-based, home-dwelling individuals. J Adv Nurs, 73（12）：3061-3069, 2017.

図4 マクギル痛み質問票（McGill pain questionnaire：MPQ）

患者氏名 ＿＿＿＿＿＿＿＿＿＿　日付 ＿＿＿＿＿　時刻 ＿＿＿＿＿　午前／午後

痛みの
評価指数：感覚的 ＿＿＿＿＿　感情的 ＿＿＿＿＿　評価的 ＿＿＿＿＿　その他 ＿＿＿＿　合計 ＿＿＿＿　現在の痛みの強度 ＿＿＿＿
　　　　　　　　　　　（1-10）　　　　　　（11-15）　　　　　（16）　　　　（17-20）　　　　　　　　　　　（1-20）

1・ちらちらする
　・ぶるぶる震えるような
　・ずきずきする
　・ずきんずきんする
　・どきんどきんする
　・がんがんする

2・びくっとする
　・びかっとする
　・ビーンと走るような

3・ちくりとする
　・千枚通しで押し込まれるような
　・ドリルでもみ込まれるような
　・刃物で突き刺されるような
　・槍で突き抜かれるような

4・鋭い
　・切り裂かれるような
　・引き裂かれるような

5・つねられたような
　・圧迫されるような
　・かじり続けられるような
　・ひきつるような
　・押しつぶされるような

6・ぐいっと引っ張られるような
　・引っ張られるような
　・ねじ切られるような

7・熱い
　・灼けるような
　・やけどしたような
　・こげるような

8・ひりひりする
　・むずがゆい
　・ずきっとする
　・蜂に刺されたような

9・じわっとした
　・はれたような
　・傷のついたような
　・うずくような
　・重苦しい

10・さわられると痛い
　・つっぱった
　・いらいらする
　・割れるような

11・うんざりした
　・げんなりした

12・吐き気のする
　・息苦しい

13・こわいような
　・すさまじい
　・ぞっとするような

14・いためつけられるような
　・苛酷な
　・残酷な
　・残忍な
　・死ぬほどつらい

15・ひどく惨めな
　・わけのわからない

16・いらいらする
　・やっかいな
　・情けない
　・激しい
　・耐えられないような

17・ひろがっていく（幅）
　・ひろがっていく（線）
　・貫くような
　・突き通すような

18・きゅうくつな
　・しびれたような
　・引きよせられるような
　・しぼられるような
　・引きちぎられるような

19・ひんやりした
　・冷たい
　・凍るような

20・しつこい
　・むかつくような
　・苦しみもだえるような
　・ひどく恐ろしい
　・拷問にかけられているような

現在の痛みの強度
0　痛みなし
1　ごく軽い痛み
2　心地悪い痛み
3　気が滅入る痛み
4　ひどい痛み
5　激烈な痛み

短期的	リズミック	持続的
瞬間的	周期的	一　定
一時的	間欠的	常　時

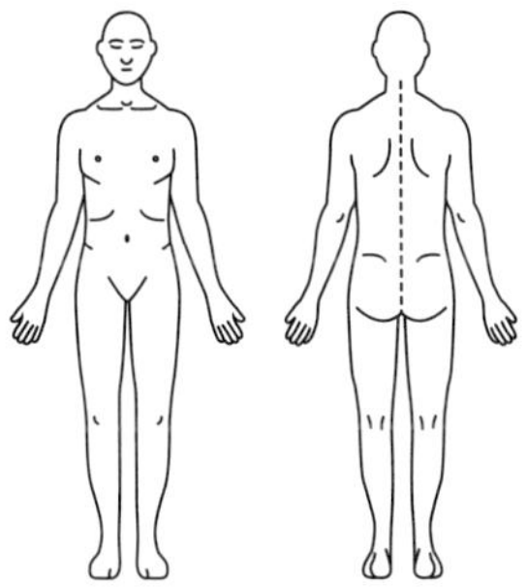

・体表
・内部

備　考

日本疼痛学会，日本ペインクリニック学会編：標準 痛みの用語集，252-262，南江堂，東京，1999．
Melzack R：The McGill Pain Questionnaire：major properties and scoring methods. Pain, 1（3）：277-299, 1975.
以上2文献より改変

褥瘡の痛み緩和のための治療・ケア

常に痛みの緩和を意識する

褥瘡の痛みは、すべての深さにおいて絶え間なく生じている可能性がある。高齢者や小児などは褥瘡の痛みを訴えられない場合も多いため、医療従事者は痛みの緩和を常に意識する必要がある。処置時だけでなく、日常の体位による創部の圧迫や摩擦による痛みにも配慮し、ポジショニングや生活援助を行う。

湿潤環境を保つ

褥瘡治療に用いられるドレッシング材や外用薬は、それ自体に疼痛緩和効果はないが、閉鎖環境による外的刺激からの保護や、創面を湿潤環境に保つことによる疼痛の緩和が期待できる。精製白糖・ポビドンヨード配合軟膏は基剤がマクロゴールであるため創の乾燥により疼痛が誘導されることがある。同じく感染制御を目的として用いられるスルファジアジン銀クリーム（ゲーベン®クリーム）の基剤はプロピレングリコールで親水性であるため乾燥による疼痛が少ない。

処置時の痛みに配慮する

褥瘡のドレッシング材の交換やデブリードマンなどの処置時は、特に強い痛みを感じる機会となる。痛みを感じさせることが予測される処置の前には、鎮痛薬を使用するとよい。身体状態を考慮し、苦痛を感じにくい体位を選択するとともに、処置時間を短くする

ことも重要である。

ドレッシング材の剥離時の痛みを予防するためには、非固着性のドレッシング材を選択する。剥離する際の痛みを少なくするために、リムーバーなどを用いるとよい。医療用テープやドレッシング材を剥がす際には、皮膚を手で押さえながらゆっくりと愛護的に剥がす。医療用テープは、180度反転させて剥がし、フィルムドレッシング材は水平方向に引き伸ばしながら剥がすと痛みが少なく、皮膚へのダメージも少ない。

消毒薬には、ポビドンヨード、過酸化水素水（オキシドール）など、粘膜や創傷部位への使用により痛みが発生するものがある。塩化ベンザルコニウム、塩化ベンゼトニウム、グルコン酸クロルヘキシジンなどは、比較的刺激症状が弱いため、殺菌効果を考慮して選択する。

創の洗浄には、冷水ではなく微温湯を用い、創部を擦らないようにする。水道水の使用により痛みを感じる場合には、生理食塩水を使用する。

痛みが発生する外用薬には、壊死組織除去剤であるブロメラインがある。壊死組織除去後には使用を中止することや、創周囲の皮膚に付着しないよう留意する。

痛みは主観的な感覚であるとともに、痛みの感覚はそのときの環境や状況に影響を受ける性質がある。褥瘡保有者が不安を感じないように処置前や処置中の説明や言葉かけ、日常的な苦痛の訴えの傾聴などを行い、信頼関係をつくることも重要である。

索 引

和 文

あ

アウトカムマネジメント………237
亜鉛……………………………138
浅い潰瘍…………………61,92
アスコルビン酸………………138
圧切替型エアマットレス
　………………………215,224
圧切替型多層式エアマットレス
　………………………215,226
圧再分配……………203,208
圧抜き……………………192,196
圧迫……………………………2,58
圧迫創傷…………………………8
アルギニン……………………138
アルギン酸塩…………………85
アルプロスタジルアルファデクス
　——創を縮小させる場合……70
　——肉芽形成を促進させる場合
　　………………………………69
　——びらん、浅い潰瘍を呈する
　　褥瘡………………………61
アルブミン……………………125

い

維持水分量……………………132
痛みの緩和……………………248
痛みの評価……………………245
医療関連機器圧迫創傷……8,185
医療材料………………………81
陰圧式体位固定具……………204
陰圧閉鎖療法………………38,120

う

ウレタンフォームマットレス
　………………………227,228
運動療法………………………149

え

栄養管理………………………124
栄養サポートチーム…………141
栄養補給…………………………43
エコー…………………………105
壊死組織………………………72,98
壊死組織除去効果………………73
壊死組織融解性ポケット………74
エスカー………………………72,98
エネルギー……………………131
遠隔看護………………………234
遠隔コミュニケーション……234
塩化ベンザルコニウム…………76
円座……………………………158
炎症………………………………68
炎症期……………………………69
円背……………………………215

お

黄色ブドウ球菌…………………66
応力………………………………2
置きなおし……………………192
オシロメトリック法…………174
汚染…………………………77,97
おむつ…………………………180

か

快適性…………………………226
回転皮弁………………………112
外用薬…………………………34,54
外力…………………………74,188
外力性ポケット…………………74
外力低減ケア…………………186
角化細胞………………………62,70
活動係数………………………131
カデキソマー・ヨウ素
　——明らかな感染・炎症を伴う
　　場合………………………68

え

　——壊死組織がある場合……72
　——滲出液が多い場合………63
　——臨界的定着による創傷治癒
　　遅延が疑われる場合…66
ガラス板圧診法………………174
カルシウムイオン………………85
がん終末期患者………………199
関節可動域訓練………………201
関節拘縮……20,149,189,197,215
間接法…………………………193
感染…………………………68,97
感染制御…………………………56
感染徴候…………………………68

き

基剤………………………………54
基礎エネルギー消費量………131
基礎代謝量……………………141
吸水動態…………………………64
吸水能……………………………63
急性期褥瘡………………25,58,90
急性呼吸窮迫症候群…………201
教育……………………………233
局所血流の改善作用……………62
局所治療………………………54,103
局所的反応……………………105
虚血……………………………72,98
筋萎縮……………………………20,151
銀含有親水性ファイバー………86
　——肉芽形成を促進させる場合
　　………………………………98
　——ポケットを有する場合…100
　——臨界的定着により創傷治癒
　　遅延が疑われる場合…97
銀含有ハイドロコロイドドレッシ
　ング材…………………………86
銀含有ポリウレタンフォーム…86

近赤外線療法‥‥‥‥‥‥‥‥‥154

筋線維芽細胞‥‥‥‥‥‥‥‥‥ 70

筋皮弁‥‥‥‥‥‥‥‥‥‥‥‥115

筋膜皮弁‥‥‥‥‥‥‥‥‥‥‥115

く

空気室構造クッション‥‥‥‥‥146

空気流動型ベッド‥‥‥‥‥‥‥213

グラム陰性桿菌‥‥‥‥‥‥‥‥ 66

グラム陽性球菌‥‥‥‥‥‥‥‥ 66

クリティカルケア領域の患者‥217

グルコン酸クロルヘキシジン‥ 76

車椅子上座位‥‥‥‥‥‥‥‥‥ 41

車椅子用クッション‥‥‥‥41,42

クワシオルコル‥‥‥‥‥‥‥‥130

け

経口摂取‥‥‥‥‥‥‥‥‥‥‥134

携帯型（接触圧）計測器‥‥‥157

経腸栄養‥‥‥‥‥‥‥‥‥‥‥134

経皮的電気神経刺激‥‥‥‥‥151

外科的再建術‥‥‥‥‥‥‥37,111

外科的治療‥‥‥‥‥‥‥‥37,103

血管外漏出‥‥‥‥‥‥‥‥‥‥ 91

血管外科手術‥‥‥‥‥‥‥‥‥203

血管新生作用‥‥‥‥‥‥‥‥‥ 69

血管新生促進作用‥‥‥‥‥‥‥ 62

血流障害‥‥‥‥‥‥‥‥‥‥‥ 72

ゲル化炭化水素‥‥‥‥‥‥‥‥ 56

ゲルとウレタンの混合クッション
‥‥‥‥‥‥‥‥‥‥‥‥‥‥146

嫌気性菌‥‥‥‥‥‥‥‥‥‥‥ 66

健康関連QOL‥‥‥‥‥‥‥‥‥243

こ

高圧洗浄‥‥‥‥‥‥‥‥‥‥‥ 98

交換圧切替型エアマットレス
‥‥‥‥‥‥‥‥50,215,223

交換圧切替型多層式エアマットレ
ス‥‥‥‥‥‥‥‥‥‥215,217

交換静止型フォームマットレス‥ 50

厚生労働省危険因子評価（票）
‥‥‥‥‥‥‥‥‥165,189

高接触圧‥‥‥‥‥‥‥‥‥‥‥151

酵素‥‥‥‥‥‥‥‥‥‥‥‥‥ 63

高電圧パルス電流刺激‥‥‥‥153

紅斑‥‥‥‥‥‥‥‥‥‥‥‥60,91

交流電流刺激‥‥‥‥‥‥‥‥‥153

呼吸困難‥‥‥‥‥‥‥‥‥‥‥199

骨突出‥‥‥‥‥‥‥‥‥‥189,196

コラーゲン加水分解物‥‥‥‥138

さ

サーモグラフィ‥‥‥‥‥‥‥174

細菌感染‥‥‥‥‥‥‥‥‥‥‥ 66

細菌培養検査‥‥‥‥‥‥‥‥‥ 66

座位姿勢‥‥‥‥‥‥‥‥‥‥‥143

座位姿勢変換‥‥‥‥‥‥‥‥‥144

在宅患者訪問褥瘡管理指導料‥‥ 2

在宅ケア‥‥‥‥‥‥‥‥‥‥‥234

在宅版褥瘡発生リスクアセスメン
トスケール‥‥‥‥‥‥‥‥167

在宅療養者‥‥‥‥‥‥‥‥‥‥224

細胞増殖因子‥‥‥‥‥‥‥‥‥ 63

サプリメント‥‥‥‥‥‥‥‥‥124

酸化亜鉛

　——DTIが疑われる場合‥‥‥ 59

　——急性期褥瘡‥‥‥‥‥‥‥ 58

　——持続する発赤、紫斑を呈す
　　る褥瘡‥‥‥‥‥‥‥‥‥ 60

　——水疱を呈する褥瘡‥‥‥‥ 61

　——びらん、浅い潰瘍を呈する
　　褥瘡‥‥‥‥‥‥‥‥‥‥ 61

酸素化脂肪酸溶液‥‥‥‥‥‥‥ 44

し

シート状の（体圧分布）測定装置
‥‥‥‥‥‥‥‥‥‥‥‥‥157

視覚的アナログ尺度‥‥‥‥‥245

色調変化‥‥‥‥‥‥‥‥‥‥‥ 58

止血凝固第Ⅳ因子‥‥‥‥‥‥‥ 85

自己融解‥‥‥‥‥‥‥‥‥63,72

自重圧の開放‥‥‥‥‥‥‥‥‥192

自重関連褥瘡‥‥‥‥‥‥‥‥‥‥ 8

姿勢反射‥‥‥‥‥‥‥‥‥‥‥193

姿勢変換能力‥‥‥‥‥‥‥‥‥144

湿潤環境‥‥‥‥‥‥‥‥‥‥55,81

湿潤環境下療法‥‥‥‥‥‥‥‥ 63

湿潤閉鎖環境‥‥‥‥‥‥‥‥‥‥ 2

実態調査‥‥‥‥‥‥‥‥‥‥‥‥ 8

指導‥‥‥‥‥‥‥‥‥‥‥‥‥233

紫斑‥‥‥‥‥‥‥‥‥‥58,60,91

ジメチルイソプロピルアズレン

　——DTIが疑われる場合‥‥‥ 59

　——急性期褥瘡‥‥‥‥‥‥‥ 58

　——持続する発赤、紫斑を呈す
　　る褥瘡‥‥‥‥‥‥‥‥‥ 60

　——水疱を呈する褥瘡‥‥‥‥ 61

　——疼痛を伴う場合‥‥‥‥‥ 62

　——びらん、浅い潰瘍を呈する
　　褥瘡‥‥‥‥‥‥‥‥‥‥ 61

死滅‥‥‥‥‥‥‥‥‥‥‥‥‥ 76

弱酸性洗浄剤‥‥‥‥‥‥‥‥‥179

充血‥‥‥‥‥‥‥‥‥‥‥‥‥ 91

周術期の管理‥‥‥‥‥‥‥‥‥103

重症集中ケアを必要とする患者
‥‥‥‥‥‥‥‥‥‥‥‥‥201

重心移動‥‥‥‥‥‥‥‥‥‥‥193

集中治療後症候群‥‥‥‥‥‥‥201

集中治療室‥‥‥‥‥‥‥‥‥‥ 48

集中治療中の患者‥‥‥‥‥‥‥185

主観的包括的栄養評価‥‥‥‥126

手術中の体圧分散‥‥‥‥‥‥‥219

手術部位感染‥‥‥‥‥‥‥‥‥122

手術療法‥‥‥‥‥‥‥‥‥‥‥103

腫脹‥‥‥‥‥‥‥‥‥‥‥‥‥ 68

出血凝固期‥‥‥‥‥‥‥‥‥‥ 69

手動ティルト・リクライニング機
構付車椅子‥‥‥‥‥‥‥‥145

受動的吸水……………… 64
主薬……………………… 54
循環動態………………… 217
上敷圧切替型多層式エアマットレ
　ス…………… 50,215,222,223
上敷圧切替型単層式エアマットレ
　ス……………………… 50
上敷静止型エアマットレス…… 50
消毒……………………… 76
上皮化…………………… 70
情報通信技術…………… 234
静脈栄養………………… 134
上腕筋囲………………… 126
上腕筋面積……………… 126
上腕三頭筋部皮下脂肪厚… 126
上腕周囲長……………… 125
食事摂取率……………… 126
食事摂取量……………… 126
褥瘡患者管理加算……………… 2
褥瘡ケア計画…………… 237
褥瘡状態………………… 29
褥瘡推定発生率………… 241
褥瘡対策チーム………… 21,238
褥瘡対策未実施減算……………… 2
褥瘡の中の褥瘡………… 205
褥瘡ハイリスク………… 217
褥瘡ハイリスク患者ケア加算
　………………… 2,203,238
褥瘡発生リスク………… 29
褥瘡有病率……………… 241
褥瘡予防・管理のアルゴリズム
　………………………… 29
褥瘡予防用クッション… 41
自力体位変換できない人…… 215
自力体位変換能力……… 20,189
シリコーンフォームドレッシング
　材……………………… 44
神経筋電気刺激………… 151

人工呼吸器……………… 217
人工呼吸器関連肺炎…… 201
人工呼吸器装着患者……… 48
滲出液………… 26,63,81,93
滲出液吸収作用………… 63
親水性基剤……………… 56
親水性ファイバー……… 85
　――滲出液が多い場合… 93
　――疼痛を伴う場合…… 100
　――肉芽形成を促進させる場合
　………………………… 98
　――びらん・浅い潰瘍… 92
　――ポケットを有する場合… 100
親水性フォーム………… 84
親水性ポリマー………… 81
親水性メンブラン……… 86
　――滲出液が多い場合… 93
　――創の縮小を図る場合… 98
　――疼痛を伴う場合…… 100
　――肉芽形成を促進させる場合
　………………………… 98
　――びらん・浅い潰瘍… 92
深達度…………………… 108
伸展皮弁………………… 112
浸透圧…………………… 64
振動刺激療法…………… 154
浸軟……………………… 180
深部損傷褥瘡…………… 59,90
深部損傷褥瘡疑い……… 2,24

す

水圧……………………… 78
推奨の強さ………………… 3
水治療法………………… 98,152
水分含有量……………… 72
水疱…………………… 58,61,91
水溶性基剤……………… 56
数値的評価尺度………… 245
スキンケア……………… 178

スキン-テア…………… 182
ストレス係数…………… 131
ストレッチング………… 149
すべり機能つきドレッシング材… 46
スモールチェンジ…… 192,201,222
スモールチェンジ機能搭載マット
　レス…………… 211,224
スラフ…………………… 72,98
スルファジアジン銀
　――明らかな感染・炎症を伴う
　　場合………………… 68
　――壊死組織がある場合… 72
　――急性期褥瘡………… 58
　――滲出液が少ない場合… 65
　――疼痛を伴う場合…… 62
　――臨界的定着により創傷治癒
　　遅延が疑われる場合… 66
ずれ………………… 58,74,182
ずれ力…………………… 2,192

せ

静止型マットレス……… 209
成熟期…………………… 69
精製白糖・ポビドンヨード
　――明らかな感染・炎症を伴う
　　場合………………… 68
　――滲出液が多い場合… 63
　――創を縮小させる場合… 70
　――肉芽形成を促進させる場合
　………………………… 69
　――ポケットを有する場合… 74
　――臨界的定着により創傷治癒
　　遅延が疑われる場合… 66
生理食塩水……………… 78
脊髄損傷者……………… 156
接触圧…………………… 144
接触圧計測器…………… 157
接触皮膚炎……………… 77
接触面積………………… 208

セラミド……………………179
仙骨座り……………………148
洗浄…………………………78,179
洗浄機能付き陰圧閉鎖療法機器
………………………………121
全身管理……………………5
全身状態……………………29
全身的反応…………………105
全層欠損創…………………59
せん断応力…………………196
穿通枝皮弁…………………115

そ

総エネルギー必要量………131
創感染………………………68,77
創傷衛生……………………78
創傷治癒……………………81
創傷治癒過程………………56,69
創傷被覆・保護材…………81
増殖期………………………69,70
創の収縮作用………………62
創の縮小……………………98
足関節上腕血圧比…………111,174
阻血性障害…………………8
底付き………………………158,234
組織間液……………………63,93
組織損傷……………………58
疎水性基剤…………………56

た

体圧自動調整・体動監視機能マッ
トレス………………………212
体圧分散ウレタンフォーム…204
体圧分散機能………………190
体圧分散クッション………146
体圧分散マットレス………49,208
体位変換……………………47,188
体位変換間隔（頻度）……47,194
体位変換機能付きマットレス
………………………………211,224
退院支援……………………240

体重減少率…………………125
ダイナミック型クッション……146
多核白血球…………………63
単位体表面…………………208
単回使用機器………………121
単純縫縮……………………112
蛋白異化亢進………………217
蛋白質・エネルギー低栄養状態
………………………………130
蛋白分解酵素………………98

ち

超音波診断法………………174
超音波洗浄…………………98
超音波療法…………………153
長時間手術…………………203
腸内細菌……………………66
直流電流刺激………………153
直流微弱電流刺激…………153
貯留滲出液…………………105

て

低圧保持……………………220
低圧保持エアマットレス……226
低栄養………………………134
定着…………………………66,77,97
ティルト機構………………144
デキストラノマー
　　──壊死組織がある場合……72
　　──滲出液が多い場合……63
デキストリンポリマー……72
デブリードマン……………105
テレナーシング……………234
転位皮弁……………………112
電気刺激療法………………40,151,153
電動ティルト・リクライニング機
構付車椅子…………………145

と

疼痛…………………………62,68,100
特殊体位手術………………204
ドップラー法………………174

トラフェルミン
　　──創を縮小させる場合……70
　　──肉芽形成を促進させる場合
　　　………………………………69
　　──ポケットを有する場合…74
トレチノイントコフェリル
　　──滲出液が少ない場合……65
　　──疼痛を伴う場合………62
　　──肉芽形成を促進させる場合
　　　………………………………69
　　──ポケットを有する場合…74
ドレッシング材……………36,81
　　──乾燥した創を湿潤させる 84
　　──抗菌効果のある銀を含む 86
　　──滲出液を吸収し保持する 84
　　──創面を閉鎖し湿潤環境を形
　　　成する………………………81
　　──疼痛を緩和する………87

に

肉芽…………………………26
肉芽形成……………………69,98
肉芽形成促進作用…………66
肉芽形成促進薬剤…………69
肉芽組織……………………62
二次ドレッシング…………81
日常生活動作………………20
乳剤性基剤…………………57
尿失禁………………………180

ぬ・ね・の

ぬめり………………………26,67
寝心地………………………226
能動的吸水…………………64

は

パークベンチ体位…………204
バイオフィルム……………66,78
ハイドロコロイド…………46,81
　　──滲出液が少ない場合……93
　　──創の縮小を図る場合……98
　　──疼痛を伴う場合………100

――びらん・浅い潰瘍 …… 92
――発赤、紫斑 ………… 91
ハイドロジェル ……………… 84
――壊死組織がある場合 …… 98
――滲出液が少ない場合 …… 93
――創の縮小を図る場合 …… 98
――疼痛を伴う場合 ……… 100
――びらん・浅い潰瘍 …… 92
――発赤、紫斑 ………… 91
ハイブリッド型マットレス … 210
バイポーラ …………………… 107
白色ワセリン ………………… 56
――急性期褥瘡 …………… 58
――持続する発赤、紫斑を呈す
る褥瘡 ……………… 60
――水疱を呈する褥瘡 …… 61
発生予測 ……………………… 161
発生リスク …………………… 161
ハムストリングス …………… 148
バリア機能 ………… 66,179
パルス洗浄・吸引療法 ……… 152
反応性充血 …………………… 91

ひ

非固着性ガーゼ ……………… 57
微弱電流刺激 ………………… 151
ビタミンD ………………… 126
引っ張り応力 ………………… 196
必要栄養量 ……………… 124,132
ヒト塩基性線維芽細胞増殖因子
……………………………… 69
皮膚潰瘍 …………… 55,58
皮膚潰瘍治療薬 ……………… 34
皮膚観察 ……………………… 173
皮膚管理能力 ………………… 233
皮膚灌流圧 …………………… 111
皮膚血流増加作用 …………… 62
皮膚変化 ……………………… 173
皮弁再建 ……………………… 115
病原微生物 …………………… 76

病的骨突出 ………… 182,215
表皮形成促進作用 …………… 62
表皮剥離 ……………………… 25
びらん …………… 58,61,92
ピロー ………………………… 189

ふ

フェイススケール …………… 245
深い褥瘡 ……………………… 62
腹臥位手術 …………………… 204
腹臥位療法 …………………… 201
ブクラデシンナトリウム
――創を縮小させる場合 …… 70
――肉芽形成を促進させる場合
……………………………… 69
――びらん、浅い潰瘍を呈する
褥瘡 ………………… 61
プッシュアップ ……………… 144
物理療法 ……………………… 151
部分圧 ………………………… 192
部分層損傷 …………………… 182
ふやけ ………………………… 180
プラスチベース ……………… 56
不良姿勢 ……………………… 158
ブレーデンスケール …… 163,189
ブレーデンQスケール ……… 167
フローティングベッド ……… 201
ブロメライン ………………… 72

へ

平常時体重 …………………… 125
へこみ ………………………… 228
へたり ………………………… 228
便失禁 ………………………… 180

ほ

蜂窩織炎 ……………………… 68
ポケット ………… 74,100,106
ポジショニング ……………… 188
ポジショニングクッション … 189
補助循環装置 ………………… 217
補助食品 ……………………… 124

補水作用 ……………………… 57
発赤 ……………… 60,68,91
ポビドンヨード
――明らかな感染・炎症を伴う
場合 ………………… 68
――褥瘡の消毒 …………… 76
ポリウレタンフィルム … 45,81
――DTI疑い …………… 91
――急性期褥瘡 …………… 90
――水疱 …………………… 91
――発赤、紫斑 …………… 91
――外用薬塗布時の被覆 …… 57
ポリウレタンフォーム ……… 84
――滲出液が多い場合 …… 93
――創の縮小を図る場合 …… 98
――疼痛を伴う場合 ……… 100
――びらん・浅い潰瘍 …… 92
――発赤、紫斑 …………… 91

ま

マイクロクライメット ……… 211
マクギル痛み質問票 ………… 245
マクロゴール基剤 …………… 56
マクロファージ ……………… 63
摩擦 …………………………… 182
マッサージ …………………… 158
マラスムス …………………… 130
慢性炎症 ……………………… 78
慢性皮膚創傷 ………………… 66

み・む・め・も

ミセル ………………………… 179
ムコ多糖類 …………………… 66
メンテナンスデブリードマン … 108
毛細血管拡張 ………………… 91
毛包上皮 ……………………… 70

ゆ

遊離植皮術 …………………… 112
油脂性基剤 …………………… 56
油脂性洗浄剤 ………………… 180
指押し法 ……………………… 174

よ

ヨードホルム

　——明らかな感染・炎症を伴う

　　場合·····················68

　——壊死組織がある場合······72

ら・り

ラップ療法···················101

リスクアセスメント·······161,237

リスク評価···················5

緑膿菌·····················66

臨界的定着···············66,77,97

臨界的定着疑い···········2,26,67

る・ろ

るい痩·················182,217

ローテーション···············204

ロボティックマットレス········217

欧　文

ABI（ankle brachial index）

·····················111,174

AC（arm circumference）······125

ADL·····················20

AF（active factor）············131

AMA（arm muscle area）·······126

AMC（arm muscle circumference）

·····················126

ARDS（acute respiratory distress

syndrome）··················201

bacterial balanceの概念········97

bacterial burden ·············97

BEE（basal energy expenditure）

·····················131

CFU（colony forming unit）····77

CMCナトリウム··············85

colonization·············66,97

contamination··············97

CONUT（controlling nutritional

status）··················127

critical colonization·············66

CT·····················105

D in D·····················205

DESIGN-R®2020············23,28

DTI（deep tissue injury）··2,24,59

DTI疑い··············2,24,173

eラーニング···············235

eschar·····················72,98

exudate·····················93

FRS（Wong-Baker faces pain

rating scale）·············245

HOFA（hyperoxygenated fatty

acids）·····················44

HR-QOL（health related quality

of life）··················243

ICT（information and communication

technology）··············234

infection·····················97

iNPWT（incisional negative

pressure wound therapy）···122

K式スケール ···········166,189

L-カルノシン···············138

MDRPU（medical device related

pressure ulcer）···········8,185

MNA®（mini nutritional assessment）

·····················126

moist wound healing ········63

MPQ（McGill pain questionnaire）

·····················245

MRI·····················105

n-3系不飽和脂肪酸··········138

NMES（neuromuscular electrical

stimulation）··············151

NPWT（negative pressure

wound therapy）·········38,120

NRS（numerical rating scale）··245

NST（nutrition support team）

·····················141

O/W型·····················57

OHスケール···········165,189

PEM（protein-energy malnutrition）

·····················130

PICS（post intensive care

syndrome）··················201

PU-QOL-P尺度···············243

QOL（quality of life）··········243

SCIPUSスケール（spinal cord

injury pressure ulcer scale）167

SCI-QOL PrU···············243

self load related pressure ulcer···8

SF（stress factor）············131

SF-36（Medical Outcome 36-Item

Short-Form）··············243

SGA（subjective global

assessment）··············126

slaugh·················72,98

SPP（skin perfusion pressure）

·····················111

SSI（surgical site infection）···121

TEE（total energy expenditure）··131

telecommunication···········234

TENS（transcutaneous electrical

nerve stimulation）··········151

TSF（triceps skinfold thickness）

·····················126

UBW（usual body weight）····125

VAS（visual analog scale）····245

wet to dryドレッシング法······98

wound hygiene··········56,66,78

wound-QOL尺度···············243

褥瘡ガイドブック　第3版
褥瘡予防・管理ガイドライン(第5版)準拠

2012年9月5日　第1版第1刷発行	編　集	一般社団法人 日本褥瘡学会
2015年8月25日　第2版第1刷発行	発行者	有賀　洋文
2023年6月5日　第3版第1刷発行	発行所	株式会社 照林社
2024年7月29日　第3版第2刷発行		〒112-0002

東京都文京区小石川2丁目3-23
電　話　03-3815-4921（編集）
　　　　03-5689-7377（営業）
https://www.shorinsha.co.jp/
印刷所　共同印刷株式会社

検印省略（定価はカバーに表示してあります）
ISBN978-4-7965-2590-9
©日本褥瘡学会（Japanese Society of Pressure Ulcers）/2023/Printed in Japan